의역삼침법
醫易三針法

의역삼침법

醫易三針法

羅祥熏 지음

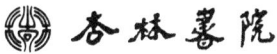 杏林書院

이 책을 펴내며

이 책은 한의학에 입문하는 초심자에게는 의학(醫學)공부에 대한 방향제시가 될 것이며, 이미 한의학의 내용을 알고 있는 분들에게는 기존 진단학(診斷學)의 복잡성과 모호함을 깨고 다른 각도에서 인체를 들여다보는 안목을 제시하여 실제 임상에서의 진단과 치료에 보탬이 된다는 점에서 의의가 있을 것이다.

의역삼침법은 자연에서 해답을 찾은 자연의학서이기에 치료하는 원리는 단순함과 명확성에 있다. 단순함과 명확성은 바로 명리진단이 수리학(數理學)으로 구성되어 있기 때문이다. 의역삼침 입문에 있어서 가장 기본적으로 알아야 할 사항은 천간(天干)에 해당하는 10글자와 지지(地支)에 해당하는 12글자이다. 이 스물두 자만 알고 있다면 누구든지 쉽게 접근이 가능한 학문이며, 결국 자연현상이 天干 10數와 地支 12數의 반복운동이며 인체도 이러한 반복운동의 영향권에 속해 있음을 깨달을 수 있기 때문이다. 그 다음으로 사주를 작성하는 방법을 알면 된다. 근래에는 인터넷을 통해 생년월일시만 입력하면 사주를 세울 수 있으니 큰 어려움은 없을 것이다. 마지막으로 체질분석이란 사주(四柱)를 통하여 오장육부 중에서 어느 장부가 약하고 실한지 파악한다는 것이다. 분석하는 방법은 이론편에 설명이 되어 있으므로 순서에 따라 직접 해보면 된다. 만약 의역삼침을 공부하는 데 있어서 난해하거나 어려운 부분이 있다면 의역삼침카페[www.daum.net/3acu]를 이용하면 된다.

머리말

의역삼침법은 나의 스승이신 東吾 박용욱 선생이 정립한 학문이다. 선생은 진단학에 명리학을 도입하여 나타난 증상에 얽매이지 않고 병의 근본원인을 진단할 수 있는 길을 새롭게 열었다. 그리고 사암침법을 연구 정리하여 침은 1寫 2補만을 사용[침 3개]함에도 불구하고 종래의 침법보다 단순하면서도 높은 치료확률을 나타내 보이니 이것을 의역삼침법이라 명명한 것이다.

우주 삼라만상을 자연이라 하고 자연은 음양오행의 운동변화법칙이니 음양오행은 만물에 미치며 만물과 인간이라 함은 인간이 이러한 자연의 환경구조 속에서 가장 뛰어난 생명체라는 뜻이니 인간이 만물의 영장이라는 것은 여기에 기인하며 영장이라는 의미는 인간의 정신과 육체의 활동이 이러한 대자연의 활동 조건에 가장 밀접하게 부합하고 있다는 뜻이 될 것이다. 하여 인간을 상담하고 치료하는 의학도로서는 인간을 존재하게 한 자연 즉 음양오행의 운동변화법칙을 아는 것이 인간의 정신과 육체의 구조를 아는 것과 같으니 선현들은 이 대자연이라는 절대적 학문을 후학들에게 가르쳐 왔던 것이다.

필자는 이 학문을 연구하는 과정에서 수많은 서책을 접하였으나 자연 속에서 생명의 이치를 추리하고 장부의 생리기능과 자연의 운동변화법칙을 일치시켜 진단하고 치료하는 일관된 서책은 찾을 수 없었다. 하여 이러한 나의 학문적 갈증이 이 강론서를 쓰게 한 연유가 된 것이니 독자제현은 잘못된 부분에 대해서는 학문적 질책이 있기를 바라고 공감대가 있는 부분에 대해서는 함께 연구하여 항차 선인들이 이룩한 민족의학의 애민정신이 이어지길 간절히 바란다.

戊子年 孟春之節에 牛從
羅祥熏

목차

의역삼침법

이 책을 펴내며 —— 5
머리말 ——————— 7

제1장 總論

   1. 의역삼침법 ———————————————————— 13
   2. 음양오행론(陰陽五行論) ———————————————— 16
       木論 / 火論 / 土論 / 金論 / 水論
   3. 하도락서(河圖洛書) ——————————————————— 33
       하도락서의 수리학적 해석
   4. 天干 地支의 생성 ———————————————————— 38
   5. 월률분야장간[12地支 암장법] ————————————— 41
       삼합(三合) / 방합(方合) / 형(刑)
   6. 五運六氣 ————————————————————————— 45
   7. 장부관계론 ——————————————————————— 47
   8. 四柱작성 방법 ————————————————————— 50
   9. 체질판단 점수표 ———————————————————— 52
  10. 체질분석 방법 ————————————————————— 54
       자연원리 오행소속표 ———————— 62
       의역삼침법 침뜸 조견표 ———— 63
       오장육부의 병후 ———————— 64

제2장 各論

1. 木의 세력이 旺한 경우 ——— 69
2. 火의 세력이 旺한 경우 ——— 111
3. 土의 세력이 旺한 경우 ——— 155
4. 金의 세력이 旺한 경우 ——— 213
5. 水의 세력이 旺한 경우 ——— 253

제3장 經穴解說

1. 수태음폐경 ——— 291
2. 수양명대장경 ——— 295
3. 족양명위경 ——— 301
4. 족태음비경 ——— 311
5. 수소음심경 ——— 317
6. 수소양삼초경 ——— 321
7. 족태양방광경 ——— 326
8. 족소음신경 ——— 340
9. 수궐음심포경 ——— 347
10. 수소양삼초경 ——— 351
11. 족소양담경 ——— 357
12. 족궐음간경 ——— 365
13. 임맥 ——— 370
14. 독맥 ——— 375

[연구논문] 의역삼침법에 대한 연구 · 정창현 ——— 381

제 1 장

총론
總論

1. 의역삼침법

의역삼침법(醫易三針法)의 총론을 밝히자면 의역(醫易)은 의학(醫學)과 철학(哲學)의 접목이다. 철학은 인간세계의 정신학 부분이며 의학은 육체학이다. 현대의학이 정신과 몸을 분리해서 치료하는 것에 대해서 의문을 가지고 합치해서 치료해 보자는 것이 의역학(醫易學)의 기본 입장이다. 왜냐하면 자연법에 적용하여 치료해 보니 정신과 육체가 둘로 나누어진 것이 아니라 자연처럼 하나의 체계로 되었다는 것을 알았기 때문이다.

1. 의역삼침법이란 무엇인가?

의역삼침법은 사주(四柱)로 진단하고 침(針) 3개로 만병(萬病)을 다스린다는 것이며, 뜸이나 약의 치료방법도 삼침(三針)으로 시술하는 원리와 같으니 뜸도 3개의 穴 이상을 취하지 않으며 약재도 10가지 이상을 쓰지 않으니 이미 자연학의 원리를 통해 병의 원인을 찾을 수 있다는 것이다.

그렇다면 왜 四柱가 병의 원인을 찾을 수 있는 근거를 갖고 있는 것일까? 그것은 바로 우주의 공간운동은 정확한 시간의 질서에 의해서만 유지되기 때문이다. 어떠한 因子라도 시공간이 일치된 지점에서 生을 맞이하면 그 시점에서부터 우주운동의 질서를 따라야 한다는 것이다. 하여 우주운동의 질서를 안다는 것은 인체를 바로 안다는 것이며 四柱는 그 시간의 시점을 근거로 하기 때문에 四柱에 의해 인체를 판독 한다는 것은 그리 어려운 일이 아니다.

　　무엇보다 의역삼침법은 정신세계와 그 개개인 주변의 인간관계와 신체 조건을 동시에 파악할 수 있기 때문에 환자의 건강을 상담하고 치료하는 데 더욱 용이한 것이다. 혹자들은 일견 의학도가 무슨 짓이냐? 할지 모른다. 그러나 四柱는 현재 비록 학문의 변방으로 유배당해 있지만 그 독자적인 행보만으로도 수천 년을 개인의 과거와 미래사를 정확히 예측함으로 인해 인정할 수밖에 없는 동양학의 한 뿌리를 감당해 왔던 것이 사실이며, 오히려 이러한 사주명리학(四柱命理學)을 경원시하는 의학상담의 현실은 정신세계나 인간관계 속에 원인을 두고 발병한 많은 병증을 도외시 해왔던 것이다. 하여 병을 얻게 된 원인이 마음으로부터 비롯됨이 많았음을 필자는 이 학문의 연구를 하는 과정에서 너무나 많이 보았으며 안타까웠다.

　　따라서 의역삼침법을 통하여,

1. 병증의 원인이 정신(精神)과 육체(肉體) 중 어느 쪽에서 먼저 시작 되었는가? 를 살피며
2. 氣와 血 중 어느 곳에서 병의 원인이 되었는가? 를 살피며
3. 어느 장부가 허(虛)하고 실(實)한데서 왔는가? 를 살피며
4. 마지막으로 한열조습(寒熱燥濕)의 조화를 살피는데, 사주명리학과 병증 그리고 관형찰색(觀形察色)이 일치함을 많이 보아 왔다.

　　침 치료는 사암침법을 보완한 것으로 건측에서 1사(寫) 2보(補)로 침 3개를 사용하고 있다. 특히 경혈(經穴)은 각 경락의 오수혈을 바탕으로 하니 부작용이 없다는 것이며, 의역진단을 통해 一針 사법(寫法)만을 시술하여도 치료 효과가 있다. 침은 사암침법의 표준인 50mm(1寸 6分)으로 영수횡자법(迎隨橫刺法)으로 시술하며 3, 6, 9 보법(補法)과 2, 4, 8 사법(寫法)의 염전보사법(捻轉補寫法)으로 시술한다.

2. 한의학은 자연과학이다.

한의학에서 말하는 인체란 한마디로 사람의 정신(精神)작용과 장부(臟腑)활동을 말한다. 이는 해와 달 그리고 지구라는 삼위의 관계 즉 자연을 과학적으로 접근한 학문이라는 뜻이다. 왜 인간이 만물의 영장이 되었겠는가. 그것은 바로 인간의 신체조직과 생리가 자연현상과 일치하며 자연운동이 인간의 생각과 같기 때문이 아니겠는가? 하여 자연변화 현상을 끊임없이 연구하여 생태계가 서로를 배려하는 마음으로 공존할 때 영장된 권리는 참답게 누려지는 것이며 인간은 이를 선도해야 할 의무를 갖게 되는 것이다. 이것이 서양의 분석학과 명확히 다른 점이며 의학도가 자연을 연구하여 만사에 헌신해야 될 이유에 해당되는 것이다.

3. 의역삼침법이 나아가고자 하는 방향

"3"이라는 숫자는 좁게는 개수를 가리키나 넓게는 삶 즉 사람이 살아 있는 동안이라는 총체적인 의미를 말한다. 삼침법은 의학에 관심 있는 자라면 누구나 배우고 쉽게 전수시킬 수 있게 편성되어 있으며 이는 민족의학이 세계의학 곧 인류건강에 공헌하고자 하는 정신을 바탕으로 이룩되었다는 뜻이다. 고로 이 학문은 끝이 아니며 미래의학을 새롭게 해석해 나가자는 시작인 것이다. 삼침법을 통해 온고이지신(溫故而知新)의 결실이 이루어지기를 간절히 바란다.

2. 음양오행론(陰陽五行論)

음양론의 기원은 태양의 주위를 공전하는 지구가 자전을 통해 낮[태양빛을 받는 부분]과 밤[태양빛을 받지 않는 부분]으로 나뉜 데서 찾아야 한다. 음양론의 기원을 일반적으로 태극에서 찾아 陰이 陽으로 陽이 陰으로 변화하는 것처럼 설명하고 있으나 이는 음양의 상대적 개념을 명확하게 파악하지 못한데서 오는 오류이다.

즉 음이 양으로 변하는 것이 아니라 변하지 않는 지구 지표면이 陰으로 표현되고 陽으로 표현 된다는 뜻이다. 太極은 易에서도 "形質已具乃曰太極"이라 하였으니 이미 오행의 生 長 成 收 固[생 장 성 수 고] 즉 木火土金水 오행자체를 太極이라 하는 것이며 그 태극에 나타난 음양은 음이 양으로의 변화가 아니라 오행의 운행변화 속에 이미 포함 되어있는 상대적 개념으로서 오행의 운행변화와 함께 이루어진 것이다.

부연하자면 태극인 오행이 있고 이 오행이 각기 음양으로 나누어져 자연이치를 확연하게 드러내 보이는 것이니 이는 河圖에 오행이 內外의 짝을 이루어 표시된 바와 같고 오행과 음양인 두 개념이 합하여져 현상계의 이치를 파악 가능하게 하는 것과 같다.

저간의 소식을 들어보면 陰陽이 五行을 낳았다는 일부의 학설들이 있는 모양인데 이는 太極만 보고 河圖를 깊이 궁구하지 않은데서 오는 잘못인 것이다.

결론을 말하자면 陰은 陰이고 陽은 陽이며 오행 중 木은 생장의 木이고

火는 환경의 火며 土는 변화의 土이고 金은 수렴의 金인 것이며 水는 응집의 水라는 것이다.

다만 이러한 것들이 지상 만물의 현상계에 복합적으로 응집 분열되는 과정에서 각기의 특성과 역할이 나타난다는 것이다. 이렇게 설명하는 이유는 음양은 음양인 것이고 오행은 오행인 것인데 陰陽이 발전해서 五行이 되었다는 것은 잘못된 인식이라는 것을 밝히고자 하는 것이다.

이러한 각기 다른 본질을 갖는 음양과 오행이 사물의 속성을 파악 하는데 함께 이해되어야 한다는 것은 중요하면서도 공감된 사실이며 음양과 오행의 개념을 정확하게 파악하지 못하고 自然과 人體 그리고 萬象을 이해하고자 한다면 그 오류의 폐해는 실로 감당하기 어려워질 일이다.

하여 필자는 河圖洛書에서 보여주는 음과 양의 黑白점 그리고 오행의 명확한 이해가 동양학의 핵심적인 내용이며 출발점이라는 것을 믿어 의심치 않는다. 陰陽은 나타나지 않는 곳이 없고 말하여 없는 곳이 없으니 실로 그 관계성을 명확하게 인지해야만 할 것이다.

【 木 論 】

木은 역(易)에 의하면 "太始生木"이라 하여 "有形未有質曰太始"라 하였으니 한마디로 이야기하면 木은 우리 눈에 보이는 형체가 나타나 성장하는 과정 전반을 木이라 하는 것이다. 木이 3의 수(數)를 갖는 것은 형체(形體)를 갖는 동안[삶의 전반에 걸쳐]의 모든 생장형태를 말하는 것이다. 여기에서 우리는 木이 형체생장의 총괄적인 數를 제시한다는 차원에서 木을 이해하고 받아들여야 할 것이다. 즉 木은 인체의 간담(肝膽)을 대표하는 부호인데, 간담이 생명활동을 하는 동안 유지되다가 土金의 작용으로 변형되어 딱딱하게 굳게 되면 사망에 이르는 이치이다.

木의 本은 용출(湧出)이다.

용솟음쳐 나아가려 하는 본질을 가지고 있다는 것이며 이러한 木이 가장 중요시 하는 것은 주변 환경이다. 木은 생명 생장의 활동이기 때문에 土의 변화와 水의 원천[精-정]과 火의 열량, 즉 이러한 환경을 바탕으로 木의 本이 바르게 된다는 것이다. 그런데 木의 환경에 土가 부족하면 木이 태과(太過)하게 되며 과도한 용출력을 보이게 되니 이것을 발생(發生)이라 하고, 水의 원천지기(源泉之氣)가 부족하여 용출력이 약화되는 것을 위화(委和)라 하는 것이다. 하여 木의 바른 생장활동에 저해(沮害)가 되는 것을 위화라 하는데, 위와 같은 요인이 없이 木의 용출력이 잘 표현되면 木이 木답다 하여 조화를 이루어 성장한다는 뜻으로 부화(敷和)라는 표현을 쓰는 것이니 부화란 土의 조화성을 따라 바르게 뻗어가는 것을 말한다.

水는 1로서 水를 먼저 논해야 함에도 불구하고 木을 먼저 논하는 것은 뒤의 水論에서 상세히 논하고자 한다.

甲木은 直이니 곧게 뻗는 것이다. 生長 湧出이 木의 本이라 하였음은 앞서 말한 바와 같다. 이러한 연고로 오행 중 木을 형상할 때 나무와 비슷한 점이 많다고 보아 나무를 木으로 취상(取像)한 것이다. 그러나 나무가 오행 중 木의 본질을 모두 나타내고 있다는 것은 아니며 특히 나무가 불을 살게 한다는 뜻으로 木生火를 논한다면 나중엔 상당한 학문적 오류에 빠진다는 것을 알아야 한다. 이하 모든 오행의 취상함이 다 이와 같으니 오류의 시작은 자연원리학의 정확한 개념이 부재한 곳에서 오는 것이다. 이 부분은 相生과 相 剋편을 좀 더 참조하기 바란다.

木을 나무에서 취상한 연유는 자연계의 생태계 중에 木을 설명할 수 있는 형상에 나무가 가장 가깝더라는 것이다. 왜냐하면 나무는 다른 오행취상의 생태계인 불이나 흙, 쇠나 물과는 달리 생명 성장활동을 지속적으로 나타내고 있기 때문인 것이다.

오행 중 木은 생명을 대표하는 부호이다. 오행 중 오직 木만이 생장 생명활동의 本이며 오행 중 나머지는 木의 생명활동을 보좌하는 조연 역을 맡고 있다고 해도 과언이 아닌 것이다. 水論을 보면 水는 지구요 무극(無極)이니 지구의 활동은 水에서 水로 즉 무극(無極)에서 無極으로 순환하는 과정이라고 설명되어 있다. 이 과정에서 나타난 생명의 형상 즉 생태계는 형상유지의 氣를 가지고 土의 변화작용을 거쳐 1의 水로 돌아간다는 것이다.

그렇다면 1水의 작용이 주연이고 나머지가 조연이 아니겠느냐고 반문할 것이다. 당연한 질문이어야 한다. 그러나 3의 木과 4의 金이 보여주는 형체가 1의 水에는 없다는 것이다. 1의 水는 보이지 않는 곳에서 보이지 않는 곳으로 순환하지만 보이는 것을 가지고[形으로] 보이지 않는 것[象으로]을 논증해 가는 것이 학문의 본질이기 때문에 형체를 가진 木論을 처음에 내세우게 되는 것이며 木이 주연이다 라고 論하니 순차에 혼란이 없기를 바란다. 자연현상이 이러하니 木의 생명의 실상, 즉 눈에 보이는 형상의 실체와 그들의 불급을 잘 살펴야 원초적인 철학의 문제인 "사는 것과 죽음의 문제" "나[我]인 존재의 문제" 등의 관계성을 알 수가 있게 되는 것이다. 생명은 주변의 환경을 중시하게 되고 운기학(運氣學)도 이 환경변화의 축을 알기위해 시작되지만 차후 하나씩 논하기로 하고 생명의 木이 환경과 어떤 관계성을 맺는지 살펴보기로 하자.

甲木

甲木은 환경의 주체인 丙火가 나타남을 첫 번째로 좋아하며 끊임없는 후원자인 癸水를 좋아한다. 己土를 좋아하는 이유는 조금 다른데, 甲에서 시작하면 戊에 이르러 木의 生長이 성(成)에 이르려고 하는데 木의 용출하는 특성상 木은 土의 변화를 싫어한다. 이 변화현상을 주도하는 것이 戊土이니 당연

싫어하나 己土에 오면 상황이 바뀐다. 왜냐하면 木의 생장이 자라고 꽃피워 열매를 맺는 것은 水의 無極을 거쳐 다시 자신을 펼쳐내는 太極의 환경 속에서 순환되고 있음을 木이 己土의 자애로운 설득을 통해 깨닫게 되기 때문이다.[오운육기학편 참고]

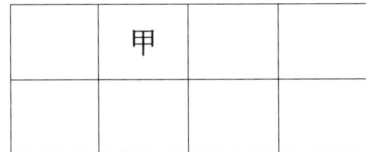

甲木 日干이면 丙火 壬癸水 己土가 어울리는 사주를 최상으로 꼽는게 이것이며 己土와의 대화 없이 戊土 庚辛金이 나타나는 것을 꺼리는 것 또한 이 때문이다. 己土 외에는 타협을 하지 않는 木의 특성을 소나무를 보며 생각해 보면 쉽다.

곧자란 소나무 火土水가 어울렸고
굽자란 소나무 庚辛金이 다녀갔네.
곧으니 타협 없고 앞만 보니 일등이다
己土 없는 철부지 교만할까 두렵네.

乙木

乙木은 曲이며 취상은 풀[草]이다. 나무로 대변하는 것이 甲木 이라면 乙木은 오행 木의 본성을 갖고 있으나 그 취상은 풀이라는 것이다. 즉 乙木이 火水土의 환경을 만나면 더욱 번성하지만, 甲木과 다르게 火水土중 누구 하나가 빠진 결함이 있다 하더라도 상관하지 않는 이유는 曲이니 이미 자라남이 굽자라는 특성을 가지며, 이는 곧 환경에 대한 적응력이 뛰어나기 때문인 것이다.

乙木 日干을 가진 자가 성공하는 사람이 많은데 이는 생장활동의 本에

환경 적응력까지 갖춘 이유라 설명해도 과언이 아닌 것이다. 乙木은 水가 많을 때 丁火만 와도 온실의 꽃이 되고 火土가 치열하면 외롭지만 사막의 선인장이 되며 庚金과도 합하여 형상이 변화하는 것도 꺼리지 않는다. 들판에 나아가 끝없는 초목을 보며 생각해보면 그들이 많은 말들을 쏟아내고 있음을 느낄 수가 있다. 단 가장 꺼리는 것은 두려움이 없는 辛金이다. 乙 日干의 사주에 辛金이 나타나면 격(格)이 떨어지는 것이 이러한 연유이다.

　　이리보아도 저리보아도 내 세상 풀 세상
　　甲木이 나타나면 타고 오르는 칡넝쿨
　　戊土가 나타나면 잔디로 덮으리
　　己土엔 쌀, 보리 키우는 곡식의 풀이 되고
　　水가 탕탕하면 부평초 되리
　　누가 낫[辛金] 들어 치지만 않는다면

【 火 論 】

火는 지구(地球)라는 혹성이 태양계에 뛰어들면서 지구가 광열(光熱)이라는 환경(環境)을 만들었다는 것이며, 環境의 環은 둥글고 귀하다라는 뜻으로 天을 가리키며 境은 경계를 뜻하는 말로 넓게는 태양계의 九星이 이에 속하며 작게는 태양이 지구와 달에 미치는 영향을 경계라 하는 것이니 2火는 태양이며 환경의 본인 것이다. 따라서 木을 生長 시키는 바탕이 되는 것도 2火의 환경이니 바꾸어 말하자면 지구의 본인 1의 水를 光熱이라는 2의 火가 3의 木이라는 형상을 드러내도록 돕지만 자라나게도 하는 것이다.

　　즉 火는 1水가 3木을 生할 수 있도록 水生木도 하고 土의 변화와 연합하여 木을 成長 시키는 것도 2火 환경의 작용임을 알아야 한다. 火는 수직의 光과 입체적인 熱작용으로 지구의 한성(寒性)을 풀어헤쳐 지구라는 위성이 현재의 생태계를 존재 유지하게 하는 熱 分散力이다. 그리하여 火는 인간이 말하는 대자연의 2대 조건인 水와 火라고 하는 수화기제[水火旣濟-水升火降]의 개념에서 파악 되어야 한다.

火의 本은 분산(分散)이다.

광열(光熱)로 한(寒)을 풀어헤치려는 본질(本質)을 가지고 있으며 이는 대자연의 순행법도이다. 火가 이러하니 당연 꺼리는 바는 대자연의 환경에 역행하는 바다. 火의 광열이 태과(太過)하여 과도한 분산력을 보이게 되면 혁희[赫曦-日光이 폭사하는 것]라 하며, 분산력이 불급(不及)한 것을 복명(伏明)이라 하는데 복명은 火의 부족으로 환경을 이끄는 역할이 잘 표현되고 있지 않은 상태이니 음지에 자라는 식물의 위축됨이 이와 같다. 火의 분산력이 생장활동에 알맞은 도움을 주는 것을 승명(升明)이라 한다.

丙火

오행 火는 불에서 취상하였으나 丙火는 日光이며 光熱이다. 丁火가 불이며 작열(灼熱)로 뜨겁다면 丙火는 순열로 다사로우니 火의 本인 환경의 本中의 本인 것이다. 이러한 丙火는 주변과 상관없이 스스로 만족하는 특성을 가지고 있다. 火의 환경은 木의 순환 생장을 주 목표로 하고 있기 때문에 木이 나타나면 그 만족도는 더 높아지는 것이니 火는 木을 반기며, 변화의 土와 金이 木의 생명을 수장하도록 격려하는 이유는 이것이 모두 다 넓게 木의 과정이라고 보기 때문에 열매 맺는 가을 金에도 역시 만족하는 것이다. 허나 환경의 주된 활동은 水로 인해 크게 방해를 받으니 壬癸水를 싫어하며 특히 辛金을 꺼린다. 丙火가 辛金을 만나 水로 가자는 설득을 당해 丙辛合水로 가면 격이 떨어지는 이치가 그것이다.

丙火 없이 초목이 자라겠는가?
또한 결실 하겠는가?
丙火는 이러한 마음뿐이니
壬癸水와 辛金의 방해만 없다면
一片丹心을 지키리.

丁火

丁火는 취상한 불 그 자체이다. 뜨거운 열정을 갖고 있으며 헌신적이다. 光明正大한 것을 좋아하니 가끔 지나치게 청백(淸白)하다는 오해도 받는다. 결국 옳고 그름을 확연히 드러내고자 하는 것이 불의 本性이다. 오행 중 火의 本이 환경이니 불급이 아니면 모든 생태계에 따뜻함과 밝음을 베푸는 것이 丁火인 것이다. 丁火는 당연 생명계인 木을 좋아하고 金 또한 꺼리지 않는다. 庚金을 만나면 庚金의 강건함을 부드럽게 하고 辛金을 만나면 빛을 발하게 한다. 다만 己土의 育[기르는 것]은 경쟁자 차원에서 꺼리며 癸水의 방해를 가장 싫어한다.

만백을 사랑하는 열정은
심장에서 왔도다
丁火 있으면 울안에 기쁨이 넘치니
아가페의 헌신은 丁火의 몫이다
丁火를 배우려 하되
癸水가 되어 거스르지 마라

【土論】

土는 易에 "太極生土"이니 "形質已具乃曰太極"이라 하였다. 즉 土는 태극이며 태극은 변화의 주체이다. 이미 形과 質을 갖추어 四時를 변화시키는 것이 태극이니 여기에서 변화란 지구의 자전과 공전을 말하는 것이다. 하도 낙서의 도판에 보면 중앙에 축을 두고 변화[지구 자전과 공전]를 주관하는 土의 틀을 쉽게 볼 수 있을 것이다.

土의 本은 중화(中和)이다.

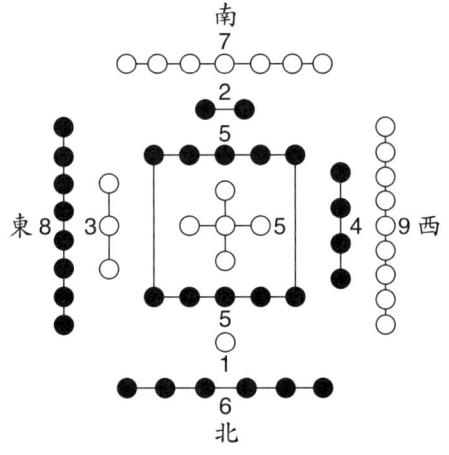

하도의 中央土

하도에 나타난 土는 중앙에서 四方을 이끄는 모습으로 사계절을 주도하고 있는 모습을 드러내고 있다.

1의 水는 지구이며 응집의 본체이고, 2의 火는 태양이며 지구 환경의 본체이며, 5의 土는 지구 변화의 본체인 것이다. 지구에서 발생하는 사물의 형체 발생과 소멸의 경로는 1水에서 3木으로 3木에서 4金으로 4金에서 1水로 이동하니 사물의 주체는 1水 3木 4金이며 사물의 객체가 되는 것이 바로

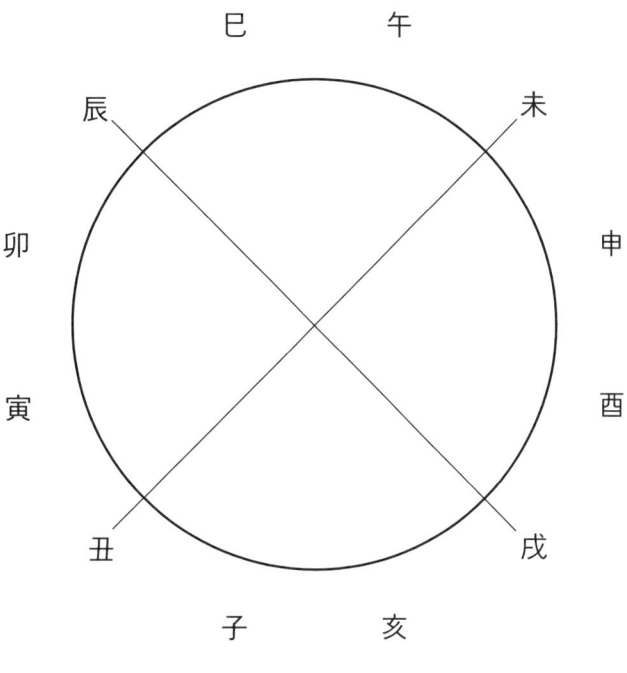

12地支에서의 土

地支에 나타난 土는 四方에 걸쳐져 각 계절의 환절기(換節期)에 머무르며 변화를 주도하는 모습을 볼 수 있다.

2火와 5土인 것이다. 5土는 바로 이러한 이유로 객체임에도 불구하고 운기학[오운육기]에서는 주체자로 등장하게 되는 것이며 운기학은 기후변화를 연구하는 학문이기 때문에 土의 변화가 주체자가 되고, 반면에 명리추명학인 易學은 생명의 생성 소멸을 주체로 한다는 것이 다르다.

위 그림에서 四方 土가 각 계절에 따라 변화의 양(量)과 질(質)이 다른 것이니 각 地支에서 사방 土를 제시한 이유는 사방의 사계절이 확연하게 구분지어지는 반면 土는 이를 수행하는 객체자의 역할을 분명히 보이고자 함이다.

이 오행의 불변이라는 주체적인 틀 속에서 원인진단학(原因診斷學)이 가능한 것이며, 그리하여 운기학에서 변화라는 객체를 통한 진단은 정확성이 떨어질 수밖에 없다. 왜냐하면 인간과 동식물은 모두 환경의 영향을 받지만 인간은 만물의 영장으로서 환경의 적응력이 가장 뛰어나므로 기후조건의 변화에 동식물과 달리 능동적으로 대처할 수 있는 점이 크게 다르기 때문이다.

다시 土의 本으로 돌아가면,
土는 변화의 본체이며 中和이다. 중화란 중용의 변화로 이해하면 쉽다. 중화가 太過하면 비대해지기 쉬우니 이를 돈부(敦阜)라 하며, 不及한 것을 비감(卑監)이라 한다. 위와 같은 요인이 없이 土의 중화력이 잘 표현되는 것을 비화(備化)라 하는데 여기에서 備란 잘 준비된 것이란 뜻이니 土中 未土化를 비화중에 으뜸으로 치는 것은 四方 土中 未土만이 土가 갖는 중화의 특성을 가장 잘 지니고 있기 때문이다.

戊土

戊土의 특성은 변화가 주체이지만 우직함에서 그 취상을 찾으니 戊土를 산에 비유하는 것이며, 土의 山은 풍수지리에서도 그 연을 두고 있어 土를 제외한 다른 오행들의 산과 확연히 다르니 평지돌출하여 직립한 木의 산이나 서울에 있는 관악산처럼 활활 타오르는 듯한 火의 산이거나, 산이 연맹하여 맥을 이루는 金의 산이거나 가다가 푹 꺼진 듯 보이는 水의 산과는 사뭇 다른 형태의 산이니 土의 산은 삼도를 끼고 토성처럼 완만함과 돈후함을 보이는 지리산을 꼽는 것이다.

이처럼 戊土는 변화에서도 우직함을 그 으뜸으로 하니 火도 좋고 金도 싫지 않은 것이다. 그러나 木의 기운이 왕하여 戊土의 本인 변화를 완강히 거부하는 것을 무척 싫어하니 중화(中和)가 그 本임을 쉽게 알 수 있는 것이다.

우직함은 착함의 시작이라
戊土를 모두가 어찌 좋아하지 않겠는가?

깊은 충정 몰라주는 木만이 서운하고
木의 本인 水가 범람함을 꺼리는 것을
탓하지 마시게.

己土

四方의 土中 辰土는 木의 생장(生長)을 돕고 戌土는 金의 수장(收藏)을 돕는 土니 변화의 本을 丑未土에서 취하는데 그중 丑土는 결빙되어 火의 환경이 아니면 역할을 다 수행하지 못하는 바가 있으나 未土는 홀로서도 변화를 완성 시킬 수 있으니 이것이 未土를 己土의 본향(本鄕)으로 삼는 연유이다. 未土는 巳午火와 더불어 화국(火局)에 위치하고 지구 지축의 본각을 유지하여 지구의 생명활동을 실질적으로 선도해 가는 역할을 火와 함께 이끌어가고 있으니 火가 없이 未土만으로도 환경과 변화의 역할을 동시에 이룰 수 있는 능력을 갖추었다는 것이다. 이를 火土共存이라 한다.

土의 本을 中和라 하고 이 중 조화로운 것을 비화(備化)라 하였으니 未土備化란 말은 이곳에서 나온 말이다. 己土는 당연 사물을 조화롭게 변화 육성시키는 힘이 있으니 土를 제외한 사물이 모두 未土에 의지하는 것은 쉽게 알 수 있는 바이다. 未土는 乙木의 무성함과 壬水의 범람을 다만 꺼린다.

己土의 자애로움 누가 따르겠는가?
엄마의 품처럼 언제나 아늑하다
생명의 끝과 시작이 이곳에서 드나드니
활짝 열어둔 문이 환하고 개운하다
乙木아 壬水야 명심하고 있느냐?

【金論】

金은 3의 木을 시원(始原)인 1의 水로 보내는 과정이다. 土의 변화와 연합하여 木의 生長力을 중지시키는 것을 金이라 하는 것이다. 이유인즉 木의 생장력의 形만 존재한다면 종(種)의 영속성이 사라진다는 개념과 같기 때문이다. 하여 꽃피고 열매 맺는 과정을 金이라 보면 쉬운데 金의 열매는 이미 木이 내재되어 나타나는 形이라고 봐야 한다.

金의 本은 수장(收藏)이다.

木의 생장을 거두어들여 포장하고자 하는 본질을 갖고 있으며 金의 수렴, 견고성이 太過하여 수장력이 과도한 것을 견성(堅成)이라 하며, 수장력이 不及한 것을 종혁(從革)이라 한다. 위와 같은 요인이 없이 金의 수장력이 잘 표현되면 심평(審平)이라 하는데 審은 집안에 숨겨진 일을 감시하여 밝혀낸다는 뜻으로 잘 살핀다는 의미이니 이미 강건함이 本이며 平은 土의 변화와 연합하여 수장한다 라는 의미이다.

庚金

庚金은 강건함이니 그 취상을 쇠라 하더라도 원광석에서 庚金을 찾는 이유이다. 庚金은 丁火를 반기니 木 생장의 수장에 제련이 필요한 이치와 같다. 乙木이 싫지 않고 다만 甲木을 꺼리는 것은 수장 견고의 어려움 때문이니 丙火가 두렵지 않고 土와 水가 다 두렵지 않으나 甲木이 있어 木의 기운이 왕해지거나 火가 연합하여 치열할 때는 수장의 本을 견뎌내기 어려운 것이니 庚金 日干에는 이를 살필 일이다.

> 庚金의 강건함을 수근거릴 필요 없다
> 生死가 한 고리인줄 庚金에서 알았으니

收藏의 수고로움을 덜어주고 싶구나.
火여 火여 庚金이 가는 길
甲木과 입맞추어 붙잡지 마시게.

辛金

辛金은 맵고 예리하며 두려움이 없다. 화려하며 뽐내고 싶어 하나 收藏의 旺地로 이 모두를 감추니 은밀의 本이다. 辛金은 丁火를 반기나 과한 것을 무척 꺼리며 戊土에 매몰될까 두렵고 甲乙木이 함께 오는 것을 싫어한다. 癸水가 오면 쉽게 몸을 의탁하는 이유는 腎精의 일부가 腎陽의 命門之火를 만드는데 필요한 오행 金으로서의 의무를 다함이다.

辛金의 빛이여 보석이여
조개가 자기 살을 바쳐 진주를 만들듯이
영롱하여 귀한 것은
木 생명을 품은 이유일세
포태한 여인이 이와 같더라.

【 水 論 】

2의 火가 태양의 광열(光熱)이며 분산(分散)을 주도한다는 것은 앞에서 밝힌 바이다. 1의 水는 지구 자체인 것이다. 지구는 대략 45억 년 전 모습을 드러내는데 1차 우주 빅뱅이 시작된 이후 대략 100억 년 후에 한 질량의 정점을 바탕으로 우주대공의 한랭(寒冷)한 곳에서 거대한 운석들이 모여들어 형체를 이루었다는 것이 지금까지의 정설이다.

하여 지구는 1의 水 즉 寒에서 출발하고 있으며, 이것이 태양계에 들어와 물리적 힘의 균형에 의해 현재에 위치하게 되는 것이다. 따라서 지구의 운동 변화는 1의 水가 다시 1의 水로 반복되는 과정이라고 보아야 한다.

그렇다면 왜 1水를 먼저 논하지 않고 3의 木을 먼저 논하였겠는가를 생각해야 한다. 木論에서 언급되었지만 3의 木은 有形의 시작이며 形의 生長 과정의 모든 것을 木이라 한다는 것이다. 풀어 말하면 생태계의 모든 사물의 생명 영위활동이 木이기 때문에 우리는 木의 3[삼, 삶]에 집중되어 사물의 판단과 문명을 양산해 가고 있다는 것이다. 3의 木이 환경조건을 중시하는 것은 이 때문이며 3의 木이라는 이 형태변화의 과정 속에서 오행의 속성을 선명하게 파악할 수 있는 것이다. 즉 1의 水인 지구의 寒冷과 2의 火인 태양의 光熱이 수화기제(水火旣濟)의 완성을 통해 3의 木을 드러내며[예: 寒熱의 교차에 의해 바람이 태동한다], 생태계의 현상계가 소멸한다는 것은 죽음이 아니라 바람이 차차 잠잠해지고 사라졌다 다시 나타나는 것처럼 4의 수장(收藏)의 고(固)에 머물다가 1水로 힘을 응축하여[土 變化작용] 다시 3의 木으로 형체를 갖게 된다는 것이다.

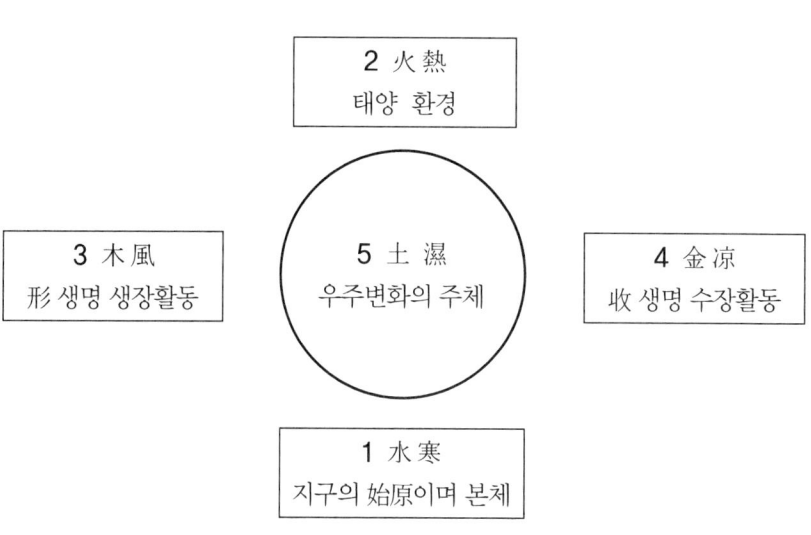

오행의 본질

앞의 도면을 보면,

1의 水가 3의 木으로 형체를 갖추게 되는 것을 보게 되는 것이며 의학(醫學)에서 간신동원(肝腎同源)의 표현은 여기서 비롯되는 것이다. 즉 水와 火는 3의 木 이전의 1의 水 2의 火 이지만 無形의 象을 가리키며 3의 木에 와서야 그 象[눈에 보이지 않는 것]의 결집을 形[눈에 보이는 것]으로 드러내게 되는 것이다. 1과 2 그리고 5土의 변화는 象이라 보면 되고 3의 木 生長과 4의 金 收 藏을 形으로 보면서 오행의 운행과 역동성을 파악하면 쉬워진다. 이와 같은 연유로 1의 水는 지구이며 시원이며 무극(無極)이며 응집(凝集)의 본체라고 보아야 한다고 하는 것이다.

水의 本은 응고(凝固)이다.

水는 응집력이 本이기 때문에 動하지 않는 것이 水인데, 水의 寒이 태과하여 오히려 응집력을 보이는 것을 유연(流衍)이라 하는 이유는 衍이 行안에 水를 가두고 있는 형국이라 흐르고 행하는 것을 가두어 더욱 응집되니 이를 유연이라 하는 것이다. 응고력이 불급(不及)한 것을 학류(涸流)라 하는데 涸은 水源이 폐색(閉塞)되어 흐르지 못하는 상태이니 水가 지하에 머무는 것을 학류라 하는 것이며, 위와 같은 요인이 없이 水의 응고력이 잘 표현되면 정순(靜順)이라 하는데 靜은 動할 수 있지만 아직 시기가 미급 하여 動하지 못하는 것을 말하며 順은 성질이 순함을 뜻하니 임의의 환경조건이 주어지면 언제든지 쉽게 動할 수 있는 상태를 말한다.

壬水

물 중에서도 바다를 오행의 水에 취상하는 것은 깊이와 넓이로 모두를 받아들이고 타 오행과 다투려는 마음 없는 것이 바다를 닮았다는 것이다. 바다는 쉼 없이 움직이며 내부엔 강한 응집력을 갖고 있다. 壬水는 이와 같아 丙丁火가 와도 물결마다 보석이 되고 金이 오면 더 풍요로워진다. 다만 고요한 수행이 덕목이라 戊己土의 변화를 싫어한다. 지구에는 水에서 水로 순환되는 운동의 반복을 통해 萬象이 나타났다 사라지는데 그 본체가 모두를 하나로 응집하는 壬水의 힘이다.

　　　쉬운데 어렵구나
　　　壬水의 깊고 넓음이여
　　　수행자의 묵상이 壬水가 되었구나
　　　만상을 손에 담아 염주알로 풀어내리.

癸水　　총명하고 지혜롭기는 癸水를 따를 수 없다고 하였다. 옹달샘에서 취상하니 곧 감로수라. 항시 한가함을 즐기니 己土의 변화를 꺼린다. 丁火가 오면 月光을 받아 밤에도 빛을 잃지 않으니 어찌 丁癸沖이 두려우랴. 甲乙木이 연합하고 丙丁火가 득세하면 지하수가 되어 흐르니 응집의 인내를 여기에서 볼 수가 있다.

　　　己土가 와서 탁해질까 싫구나
　　　홀로 가는 길 침묵으로 일관할 뿐
　　　가엾다 보는 이들 도리어 우스운 건 내공의 힘이라.
　　　화려한 건 돌아보질 않았으니
　　　나를 마시는 자가 지혜를 얻으리.

▶ 五行論에서 本, 平, 太過, 不及을 설명하며 사용한 용어들은 한동석 선생의 "우주변화의 원리"를 따랐음을 밝히며 차후 "우주변화의 원리"를 해설하여 본 책의 독자와 함께 토론의 장을 마련하고자 하니 본 저서의 뒷면에 나와 있는 카페주소를 참고 하면 도움이 될 것이다.

3. 河圖洛書

하도락서(河圖洛書)는 孔子가 관심을 가지고 연구하기 이전부터 수천 년을 수만 인에 의해 논증되어 왔으나 아직도 밝혀야 할 부분이 많은 동양학의 정수(精髓)이며 中心이니 그 원대무변의 진리를 말로 다 할 수 있으리요만 꼭 한마디로만 하자면 하도낙서는 지구에서 일어나는 모든 자연 현상의 이치와 변화를 설명해 놓은 두 개의 도판(圖版)인 것이다. 필자는 하도락서를 연구해 가면서 수많은 논문과 서책을 접하였지만 후학이 받아 연구하기에는 너무 난해한 해석들이 난무하므로 이 글을 통해 바로 잡고자 한다.

하도락서는 지구(地球)를 연구하는 것으로부터 출발해야 한다. 왜냐하면 黑白점으로 이루어진 이 두 개의 도판은 지구에서 일어나는 자연현상계를 설명하고 있다는 자명한 이유에서인 것이다. 그렇다면 우주 대공에서 하나의 혹성으로 존재하는 지구는 지구 자체만의 힘으로만 유지되는 것일까? 아닌 것이다. 내 자신의 존재가 가족과 친구들과 이웃 넓게는 국가와 세계 속에서 공존하듯이 지구 또한 가까이는 해[日]와 달[月] 그리고 태양계에 소속된 수성-금성-지구-화성-목성[태양에 가까운 순서로 표기됨-여기에서 土 자리에 지구가 놓이게 되는 것은 변화에 의해 지구의 생태계가 생성 소멸함을 나타내는 것]이 共存하는 것이다. 그리고 멀리는 지구가 소속된 태양계와 태양계가 소속된 은하계의 중심별인 북극성[자미성]에 지축의 기울기[약 23.5도]가 맞추어져 있는 것이다. 이러한 이유로 하도락서는 지구와 가장 밀접한 관계를 갖는 태양과 지구의 위성인 달 그리고 북극성의 움직임을 통한 力學的 관계 속에서 이해되어야 하는 것이며 두 개의 도판은 이것을 이해하기 위해 수리학적인 관점에서 해석해 나가야 한다는 뜻이 암시된 도면임을 쉽게 알 수 있다. 정리하자면 하도락서는 지구에서 일어나는 자연현상을 태양과 달[日+月=易]의 관계 속에서 수리학적 해석을 바탕으로 쉽게 알 수 있다는 뜻을 담고있다 라는 것으로 표현되는 것이다.

먼저 河圖를 보면,

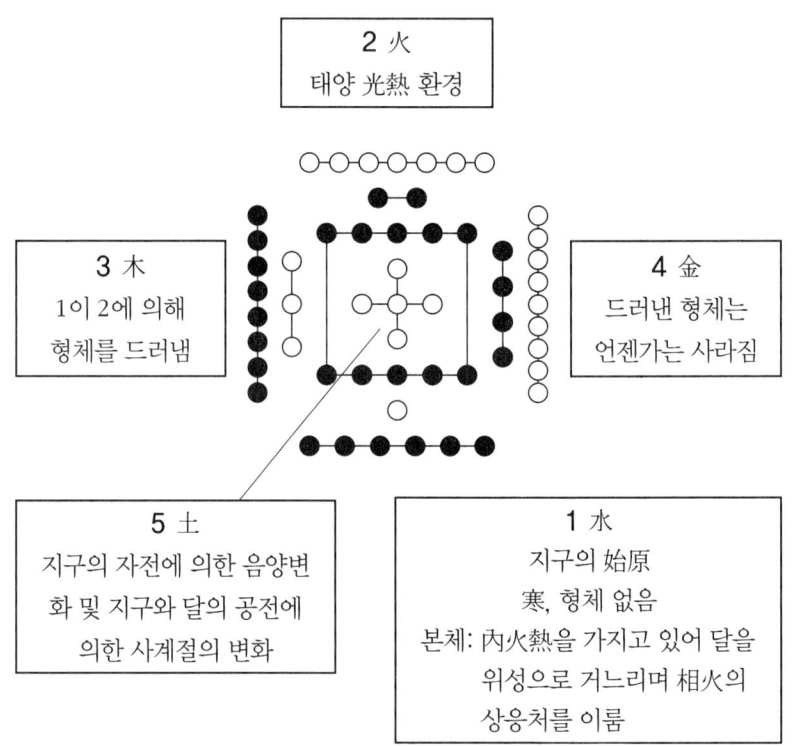

이와 같이 河圖는 불변의 理法을 나타낸 相生圖이며 生은 "믿고 맡기고 돕는다"는 자연현상의 의미 그대로 해석해야 하는 것이다.

洛書를 들여다보면,

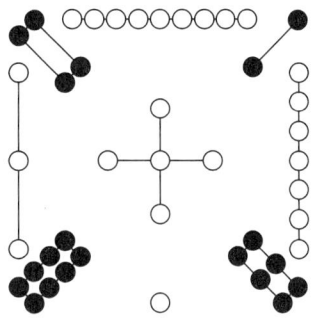

河圖에서 보여준 理法[象]이 形을 유지하는 氣法에 바탕을 두고 金火交易을 통해 相剋圖를 그리고 있음을 알 수 있다. 洛書는 현재 지구가 나타내는 모습 그대로를 전개한 것이며 지구에 나타난 생태계의 형체는 氣[형체를 유지하는 에너지로 자전에 의한 자장과 공전의 변화에 의해 발생]에 의해 유지되는 것이니 剋이라는 것은 "本을 유지하기 위해 氣를 조절하며 필요로 한다"라는 개념으로 파악되어야 할 것이다.

河圖洛書의 數理學적 해석

河圖洛書에 나타난 수리학적 해석은 1부터 5數를 어떻게 해석하느냐 하는 것에 있으며 이를 바로 아는 것이 사실은 동양학의 요체를 꿰는 지름길이다. 하도락서에서 나타난 1은 3에서 4로 가는 主體와 2와 5가 연합하는 客體로 나누어 생각하면 쉽다. 1은 無形이지만 形의 기미(幾微)를 갖고 있는 무극의 의미이며 3과 4는 현상계의 생성과 소멸을 말한다. 이때 환경의 本인 태양의

2와 지구와 달의 공전과 자전에 의해 일어나는 5의 변화요건이 하도낙서에 나타난 수리학의 본질이니 이는 오행을 논한 앞부분과 같다.

河圖에 나타난 相生의 數理學적 해석

▶ 水生木: 1이 3을 돕는 것은 2의 요건이다. 만물은 3으로 유지되고 성장한다. 눈에 보이는 만상은 3이며 3이 생태계를 총괄하는 數다.
　　[정맥을 따라 신장에서 걸러진 혈액은 간에 저장된다]

▶ 木生火: 3木은 2火의 요건에 맡겨 성장한다.
　　[肝에서 해독된 淸血은 심장으로 보내진다]

▶ 火生土: 2火는 5 변화의 土를 믿고 연합한다.
　　[심장에서 동맥을 타고 나간 혈액은 비장에 의해서 통솔된다]

▶ 土生金: 5土는 4에 3을 수장(收藏)하는 것을 돕는다.
　　[비장에서 만들어진 피는 肺氣를 움직인다]

▶ 金生水: 4는 1에서 1로 돌아가는 자연현상을 믿고 수행한다.
　　[폐의 숙강지기(肅降之氣)는 心熱을 끌어내려 신장을 도와 腎陽이라는 命門之火를 만든다]

洛書에 나타난 相剋의 數理學적 해석

▶木剋土: 3의 生은 5의 中인 변화를 필요로 한다.
　　　[간장혈은 5의 中和를 받아들여 혈액을 변화시킨다]

▶土剋水: 5의 변화는 1의 응집을 통해 변질되는 것을 방어한다.
　　　[비장의 生血은 신장의 寒을 받아들여 부패하지 않는다]

▶水剋火: 1의 응집은 2火에 의해 발현 된다.
　　　[신장은 심장의 열에 의해 氣化를 시작한다]

▶火剋金: 2의 발산은 4의 수장을 필요로 한다.
　　　[심장의 血은 肺氣의 선도에 따라 이동한다]

▶金剋木: 4는 3의 生을 거두어들이는 것을 목표로 한다.
　　　[폐기는 肝血을 통제한다]

4. 天干과 地支의 생성

자연 속에는 오행이 있고 각 오행에는 음양이 있어 이를 10數[5(오행)×2(음양)]인 자연수를 만들었는데 이를 문자로 바꿔 쓰고 天干이라 하였으니 木에 甲乙, 火에 丙丁, 土에 戊己, 金에 庚辛, 水에 壬癸라고 표기하였다. 상형문자의 시원이 그러하듯이 이는 사물에서 취상하여 만든 인간 상호간의 약속된 표기이며 우리는 이를 문자문명이라고 한다. 그리고 地支는 지구가 자전하며 태양을 1공전[1년]할 때 달이 자전하며 지구를 벗어나지 않고 12공전하였다는 것을 표현하고 있다.

음양, 천간의 10數, 12지지의 최소공배수를 구하면

$$2[음양] \times 5[오운] \times 6[육기] = 60數 = 60甲子$$

하도락서의 수리학을 통하여 아래의 사실들을 사색해 볼 수 있다.

- 회갑[60의 순환], 甲子 ⇒ 肝腎同原, 癸 亥 ⇒ 無極
- 시간의 톱니바퀴를 통해 공간변화 파악
- 달력-조수간만의 차, 밀물썰물[18~19회 × 2 = 36~38도]
- 호흡 [18~19회] × 음양이 체온을 만들고
- 체온의 저하는 한증을 유발하고 탁혈 ⇒ 성인병 및 암

- 체온이 38도를 상회하면 熱證을 유발
- 체온은 맥박을 만들고
- 맥박수[72~76/분] × 오행= 360 = 1년
- 인체생명유지활동의 동력
- 달의 12개월의 공전 × 음양 = 24시간, 24절기
- 24 × 3[생태현상계의 총괄 數, 계절의 數] = 72 × 5 = 360
- 하도 10數 + 낙서 9數 = 19 × 19 = 361
- 361은 인체 經穴의 총수
- 지구에서 보는 태양은 丙火 7數이며
- 오행 木火土金水 + 日, 月 = 일주일
- 주역은 음양을 3괘로 묶어 象을 표현하고 다시 上卦와 下卦를 묶어 현상계를 64괘로 설명한다.

하여 하도락서나 운기학에서 6부터 10數를 모두 다루지 않고 1부터 5數까지를 파악하게 한 것은 幾微[象]가 현상이 되는 것이니 현상이전의 기미(幾微)를 아는 것이 사실은 현상계를 파악하는 직관력을 갖게 하기 때문에 1부터 5의 생수(生數)에서 증폭된 6부터 10까지의 성수(成數)의 설명은 피한 것이며 河圖와 洛書의 유기적인 자연변화의 법칙인 19數까지의 해석도 여기에서는 줄이는 바이다.

　　지상의 모든 생명체의 활동은 해와 달과 지구의 관계 속에서 일어난다. 그리고 1분은 60초, 1시간은 60분, 1년은 12달, 하루는 12시간이 낮과 밤으로 나누어지니 24시간, 절기역시 24절기로 이루어질 수밖에 없는 대자연의 필연성은 결국 오행의 음양과 지구의 위성인 달이 만들어낸 환경에서 오는 것이다.

▶ 地支의 巳午와 亥子는 體로 나타내지 않고 用으로 나타내었다.

	木		火		土		金		水	
	양	음	양	음	양	음	양	음	양	음
天干	甲	乙	丙	丁	戊	己	庚	辛	壬	癸
地支	寅	卯	巳	午	辰戌	丑未	申	酉	亥	子
장부	담	간	소장	심장	위	비장	대장	폐	방광	신장

천간지지, 장부의 음양오행 배속

5. 月律分野藏干[12地支 暗藏法]

河圖에 보면 음수(陰數)의 합이 25 그리고 양수(陽數)의 합이 30으로 되어있다. 陽數는 태양의 영향으로 陰數는 지구자체의 內力으로 이루어져 이것이 오운육기의 즉 運氣學의 출발점인데 태양의 光熱은 하강하고 지구의 寒冷은 상승하여 태양의 陽數가 지구에 하강하는 원리에 의해 12地支가 이루어지는데 지구 내핵의 열에 의해 달이 30일을 주기로 지구를 공전하는 이치가 여기에 있다. 하여 지구가 태양을 1공전 할 때 달이 지구를 12번 잔여일[5년에 2회 윤달이 이루어지는 이치]을 공전하는데 이것이 12개월의 12地支이며 하루를 낮과 밤으로 나누어 12시간으로 사용하게 되는 이치이다. 하여 地支의 암장(暗藏)에는 당연히 天干의 30數가 나타나게 되며 암장을 天干의 文字로 나누어 표기하는 이유인 것이며 30의 數는 5행으로 분류할 때 5가 아닌 6으로 분류되니 이것이 운기학의 相火개념이 태동하는 연유가 된 것이다.

12地支의 암장에 나타난 天干의 文字 표기

12地支	월률분야장간 (月律分野藏干)
子	壬水 10일 癸水 20일
丑	癸水 9일 辛金 3일 己土 18일
寅	戊土 7일 丙火 7일 甲木 14일
卯	甲木 10일 乙木 20일
辰	乙木 9일 癸水 3일 戊土 18일
巳	戊土 7일 庚金 7일 丙火 16일
午	丙火 10일 己土 10일 丁火 10일
未	丁火 9일 乙木 3일 己土 18일
申	戊土 7일 壬水 7일 庚金 14일
酉	庚金 10일 酉金 20일
戌	辛金 9일 丁火 3일 戊土 18일
亥	戊土 7일 甲木 7일 壬水 14일

월률분야장간표

월률분야장간표를 다시 요약하면

- 四生方 → 寅申巳亥 [動]
- 四旺方 → 子午卯酉 [靜]
- 四墓方 → 辰戌丑未 [變]

이와 같이 집약되는데 四生方은 오행이 시작된 의미이며 모두 16, 7, 7일[합이 30]로 이루어지고 四旺方은 본 계절에 왕함을 나타내며 20, 10일[합이 30]로 이루어지고 四墓方은 모두 土의 변화를 말하는 것으로 각 18, 3, 9일[합이 30]로 구성되어 있는데 묘(墓)라 하는 것은 四生에서 시작되는 끝점을 나타내는 것이니 旺支를 거쳐 여기에 이르는 것을 五行의 一生이라 하는 것이며 三合은 生旺墓를 말한다. 예를 들면 木은 亥月에 생하여 卯月에 왕하고 未月에 이르러 끝나니 亥卯未가 오행중 木의 一生을 나타낸다는 말이다.

【三合】

三合은 오행의 일생을 말하니

- 亥卯未: 木의 一生
- 寅午戌: 火의 一生
- 巳酉丑: 金의 一生
- 申子辰: 水의 一生

【方合】

方合은 계절의 방위에 연합됨을 말하니

- 寅卯辰 : 木局 [春]
- 巳午未 : 火局 [夏]
- 申酉戌 : 金局 [秋]
- 亥子丑 : 水局 [冬]

이와 같이 사주 原局에 三合과 方合이 나타나면 해당 오행의 氣運이 강해진다는 의미이다. 12地支는 위에 나타난 天干의 문자 표기와 숫자로써 해석되어져야 하는 이유가 이것이다.

【 刑 】

三刑

- 寅巳申 – 生支만 모여 刑을 이룬다는 뜻이니 生은 動이고 動은 사고를 뜻한다.
- 丑戌未 – 墓支만 모여 刑을 이룬다는 뜻이니 卯는 오행의 끝점이자 변화이니 병이 깊어져 수술 및 장기치료를 해야 하는 의미를 담고 있다.

自刑

같은 오행이 겹쳐 스스로 집착하는 것을 나타낸다.

- 辰辰 – 信에 집착하여 인색해지기 쉽다. [당뇨]
- 酉酉 – 청결에 집착하여 결벽증이 일어난다.
- 午午 – 지나친 열정으로 몸을 혹사하여 혈압을 상승시킨다.
- 亥亥 – 생각이 많아 허상을 쫓게 된다. 비장을 상하게 하여 빈혈(貧血)을 야기한다.
- 子卯 – 無禮之刑이라고도 하는데 타인의 감정을 배려하지 않는 돌발적인 형으로 胃와 大腸을 약하게 한다.

6. 五運六氣[運氣學]

오운육기는 하도(河圖)에 나타난 理法에서 자연수 10數의 合을 통해 이해해야 한다. 하도의 數는 陰數 25와 陽數 30으로 나뉘는데 이것을 다시 오행으로 나누면 오운육기가 되고 태양과 지구 그리고 달과의 관계 속에서 일어나는 기후변화 현상을 오운육기로 설명하려는 것이 運氣學이다.

운기학이 土를 변화의 주체로 하는 이유는 生을 수장(收藏)하여 다음 生을 잉태하기 위한 과정으로 지구본연의 운동인 水의 순환운동에 총체적으로 관여한다고 보기 때문이다. 天干의 合과 地支의 冲에 의해 運氣가 설명되어지는 이치도 이 때문이며 지구 내핵의 열과 대기권의 수증막이 상응하여 지구에 相火라는 현상이 일어나는 것에 주의를 기울여 이해하면 운기학은 쉽게 알 수 있다. 相火란 相火熱을 말하고 이는 地氣의 六氣중 하나이니 지구상에 일어나는 대기권내(大氣圈內)의 熱을 말하는 것으로 子午 少陰君火를 끌어내려 계절의 변화 가운데 여름을 가을로 인도하는 과정에서 발생하는데 이는 태양의 光熱이 하강하여 지구의 내막을 거치면서 결집된 복사열과 지구 내부의 熱이 상응하여 발생한다.

[天干의 변화]

甲己[土]
乙庚[金]
丙辛[水]
丁壬[木]
戊癸[火]

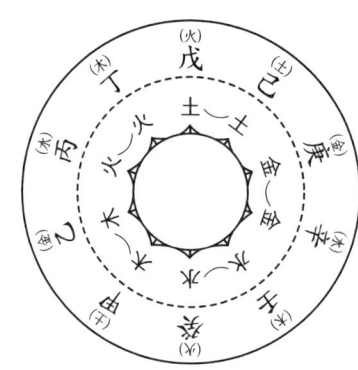

[地支의 변화]

丑未 太陰 濕土
寅申 少陽 相火
卯酉 陽明 燥金
辰戌 太陽 寒水
巳亥 厥陰 風木
子午 少陰 君火

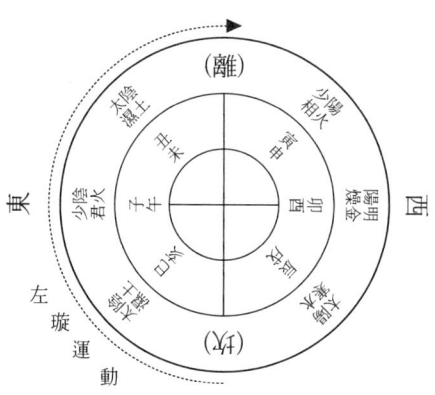

運氣學은 이와 같이 지구에 나타나는 기후현상을 파악하는 학문으로 오행을 주체적으로 직관하는 命理추명학과는 사뭇 다르며 命理가 우주공간에서 시공간을 추리하여 인체의 근원을 판단하는 것인데 반하여 運氣學은 기후가 영향을 미친다는 객체학이니 기후에 능동적으로 대처하는 인간의 입장에서 보면 30%의 비중을 갖는다는 것이 필자의 견해이다. 운기학적인 진단은 기후에 인체가 똑같이 반응할 때 그 확률이 높아질 것이나 인체는 태어난 그 시점의 기후가 각기 달라 획일적으로 반응하지 않는 것이니 태어난 시공간을 유추하여 四柱로 진단 치료하는 방법이 더 높은 확률을 가질 수밖에 없는 연유가 된다.

7. 장부(臟腑)관계론

臟과 腑, 臟과 臟 그리고 腑와 腑의 관계는 河圖의 相生과 洛書에 나타난 相剋의 이치 속에서 파악되어야 한다. 그리고 이를 쉽게 알고자 한다면 하루의 생활을 통해 인체가 어떻게 반응하는지 살펴보면 될 것이다.

먼저 인간은 氣智開[註: 필자의 생각]를 하고 일어나 숨을 쉬고 먹는다. 숨은 폐에 이르러 비장의 生血을 받아 宗氣(종기)를 만들고[土生金] 음식은 식근육과 胃 근육의 연동운동을 통하여 끌어내리고 바수어져 변화 된다[木剋土].

변화된 영양물은 십이지장을 거쳐 소장에 이르는데 이때 3대 영양소인 단백질은 이미 胃에서 위산이 분해 변화시키고 십이지장에 연결된 담관과 췌장관이 각기 담즙과 인슐린이라는 소화액을 내보내 담즙은 지방을 분해하고 인슐린은 탄수화물을 당으로 바꾸어 소장에서 쉽게 영양과 수분을 분별하여 비장으로 보내지면[火生土] 비장은 이 영양과 수분을 氣化시켜 혈액을 만든다.

소장은 분별후 남은 찌꺼기를 대장으로 보내는데 大腸은 수분을 일부 흡수 저장하여 소장의 분별과정에서 발생한 熱을 식히니 肺와 한 짝이 되어 肺는 心熱을 공랭(空冷)식으로 식히며 大腸은 小腸의 熱을 수냉(水冷)식으로 식혀주니 이것이 장부관계에서 火가 金을 필요로 하는 火剋金의 관계인 것이다.

또한 대장은 이러한 조박(糟粕)을 내보내는 최후의 장소로서 강력한 근육운동을 필요로 하는 것이니[특히 上行결장과 橫行결장 S선결장 그리고 직장] 이 金이 木을 필요로 하는 金剋木의 현상인 것이며 木이 근육을 담당하는 것은 주지의 사실이다. 덧붙여 대장의 괄약근이 金剋木을 통해 강력하게 응축되는 것은 인체의 정신지기(精神之氣)에서 혼백(魂魄)을 안정시키는 근간이니 사관혈에 합곡혈(合谷穴)과 태충혈(太衝穴)을 중시하여 몸을 안정시키는 근거도 여기에 있는 것이다.

이제 비생혈(脾生血)하여 일어난 肺의 종기(宗氣)는 무엇을 하고 있다는 것일까? 심장을 공랭식으로 보좌하던 상부지관인 폐의 종기(宗氣)는 심장의 박동을 통해 혈액이 나아갈 때 앞장서서 끌어주는 선도력을 주재하게 되니 "기행즉혈행(氣行則血行)"은 이를 말함이며, 심장은 혈관 내벽을 따라 혈관의 삼투압(滲透壓) 작용을 일으키는 비장에게 믿고 맡기니 이것이 火生土이며, 심장의 동맥(動脈)을 타고 나온 산소가 풍부한 혈액으로 피로해진 근육을 활력(活力)시키니 이것이 木 근육의 피로를 심장에 믿고 맡기는 이유이다[木生火].

전신에 유포된 혈액은 피로물질로 대변되는 이산화탄소를 싣고 정맥을 따라 신장(腎臟)에서 걸러지는데 이때 신혈(腎血)에서 肺의 宗氣를 받아[金生水] 신양(腎陽)의 작용이 일어나지만 신장의 신세뇨관에서 걸러지는 혈액은 결국 심열을 필요로 받아들여[水剋火] 온전해지니 이것이 腎陽의 바른 작용이며 命門之火의 총체적인 발현이다.

신장에서 걸러진 혈액은 간으로 보내지며 나머지는 방광에 오줌이라는 형태로 쌓이니 오줌은 음식물의 찌꺼기가 아닌 혈액의 부산물인 것이며, 방광은 이를 저장하여 밖으로만 내보내는 역할을 하는 저장고가 아니라 다시 이 부산물을 2차 심사하여 혈액으로 보내질 것을 타진하는 것이니 이를 주관하는 것은 生血한 비장이 마지막까지 혈액을 감독하는 이치에서 생겨난 것이다[土剋水].

신장으로부터 건네받은 혈액은 간이 저장 하는데 간은 먼저 혈액에 지방이 있는가를 살펴 이를 제거하여 담즙에 저장하고 혈액의 일부를 가지고 음식물로부터 섭취하지 못한 영양소를 만들어내니 간이 화학공장이라는 것은 이를 말함이자 土의 변화력을 이때 필요로 하는 것이니 이를 木剋土라 한다. 생산된 영양은 혈액에 氣化되어 섞이고 이 모두를 심장으로 믿고 보내 맡기니 이것이 木生火이다.

　　인체는 이외에도 오행의 상생상극작용이 내밀하게 유기적으로 이루어져 복합성을 띠게 되니 어찌 인체의 신비를 몇 줄의 글로 다 표현했다 할 수 있으리요. 다만 천학비재한 필자의 졸견을 독자제현께서 질책하고 탁견으로 발전시켜 후학들에게 길잡이가 되 주었으면 하는 바램 만감이고 만감이다.

오행이 서로 어떤 모습으로 형체를 띠는 것인가? 단순하게만 살펴보아도

- 水生木 : **뼈**는 스스로의 움직임을 갖지 못하니 근육에 맡겨 動을 얻는다.
- 木生火 : 근육은 혈관이 지나가며 혈액의 영양에 의해 자양된다.
- 火生土 : 근육과 혈관은 살에 의해서 보호된다.
- 土生金 : 살이 형체를 유지하는 것은 피부의 소관이다.
- 金生水 : 전신의 피부세포는 大氣를 호흡 흡수하여 골수를 자양하니

위와 같은 모습을 볼 수가 있는 것이다.

8. 四柱작성 방법

사주(四柱)란 년주(年柱), 월주(月柱), 일주(日柱), 시주(時柱)를 사주, 즉 네 기둥이라 한다. 年柱란 출생한 년도를 말하며, 月柱는 출생한 달, 日柱는 출생한 날의 일, 時柱는 출생당시의 시간을 말한다. 여기에서 사주의 작성방법은 개괄적인 내용만을 설명하고 있으므로 사주 작성에 관한 자세한 사항은 사주관련 책이나 웹사이트를 참고하면 된다.

년주(年柱) 세우는 법

年柱를 세울 때 가장 중요한 점은 입춘(立春)이 한 해를 시작하는 기준이 되므로 비록 음력 1월생이라 하더라도 입춘절입(立春節入) 여부를 살펴보아 입춘이전이면 전년도에 출생한 것이 되는 것이니 주의해야 한다.

월주(月柱) 세우는 법

만세력에서 출생한 생년월을 찾아서 출생한 달을 기입한다. 주의할 점은 매월의 절입(節入)구간에 출생달이 해당하는 경우는 절입일시(節入日時)를 따져서 절입 이전이면 전월(前月)을 기입하고 절입시간이 지났으면 해당 월을 그대로 기입한다.

일주(日柱) 세우는 법

만세력에서 출생한 생년월일을 찾아서 출생한 날의 일진(日辰)을 기입한다.

시주(時柱) 세우는 법

일간(日干)을 참고하여 만세력 뒤편에 나와 있는 시간지조견표(時干支早見表)를 참고하여 기입한다.

* 四柱구성 기록은 우측(右側)에서 시작하여 年月日時 順으로 좌측(左側)을 향하여 종서(縱書)로 작성한다.

9. 체질판단 점수표

체질판단은 우선 木火土金水 다섯 가지 오행 중 무슨 오행이 가장 왕한가를 찾는 것이 가장 중요하다. 기본적으로 가장 왕한 세력에 해당하는 장부가 實한 것으로 본다. 단 주의할 점은 여덟 글자가 각각 동등한 세력을 갖는 것이 아니고 자리에 따라 그 가중치가 다르다는 점이다[표 참조]. 천간(天干)을 식물로 비유하면 줄기나 가지에 해당하며 지지(地支)는 뿌리에 해당한다고 본다. 즉 天干은 기능, 현상, 작용을 나타내며, 地支는 기능이나 현상, 작용이 있게 한 본체이자 근본인 것이다. 따라서 天干보다 地支가 중시되며 地支 중에서도 월지(月支)가 가장 영향력이 크며 그 다음으로 일지(日支), 그 다음으로 년지(年支)와 시지(時支) 순서로 점차 그 영향력이 작아진다. 따라서 전체 세력을 100으로 본다면 地支가 70, 天干이 30의 비율을 차지한다. 地支 중에서도 月支가 30, 日支가 20, 年支와 時支가 각각 10을 차지한다. 이와 같은 원칙에 근거하여 八字의 세력을 따져 오행 중 어느 세력이 가장 강한가를 확인한다.

그렇다면 이 점수판은 어디에 근거한 것인가? 앞서 말하기를 보이는 것에서[形] 보이지 않는 이치를 파악하는 것이 학문의 본질이라 하였는데 만물의 영장인 인체를 지구에서 취상하여보니 7:3의 비율로 이루어져 있으며 지구가 태양계에 속하나 지구를 주체로 하고 태양을 환경으로 파악할 때는 地支가 本이 되니 70數로 하였는데 이는 실제로는 지구가 태양을 돌지만 지구에서 볼 때는 태양의 이동으로 파악되는 것과 같다. 地支는 지구요 天干은 태양으로 이 둘의 연합현상으로 나타나는 현상계의 점수이니 변화와 수장은 여기에 표현하지 않았다. 나타낸 數는 1, 2, 3, 7, 8이니 수화기제(水火旣濟)에 의한 현상계의 틀을 보는 것이다.

시	일	월	년	
7	8	8	7	◀ 天干
10	20	30	10	◀ 地支

[표] 天干地支의 위치에 따른 점수표

10. 체질분석 방법

▶ 1단계 : 四柱를 정확하게 작성한다

사주의 정확성은 체질분석시 가장 기초적이고 중요한 부분이다. 사주가 잘못 작성되면 체질 또한 틀려지고 임상에서 좋은 결과를 가져올 수 없기 때문이다. 따라서 사주 작성은 반드시 실제로 태어난 생년월일을 기준으로 해야 한다.

▶ 2단계 : 오행기행도를 작성한다

시	일	월	년
時干 (시간)	日干 (일간)	月干 (월간)	年干 (년간)
時支 (시지)	日支 (일지)	月支 (월지)	年支 (년지)

[표 1]

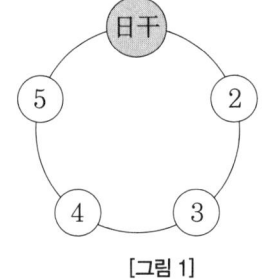

[그림 1]

오행기행도(五行氣行圖) 작성은 "일간(日干)"의 오행을 기준으로 한다. 즉 日干의 위치에 무슨 오행이 있는지를 살펴 해당오행을 오행기행도의 日干에 먼저 작성하고, 나머지 2, 3, 4, 5에 해당하는 오행은 日干의 오행이 生하는 相生법칙의 순서대로 적는다. [각 日干의 오행배속은 오행소속표를 참고]

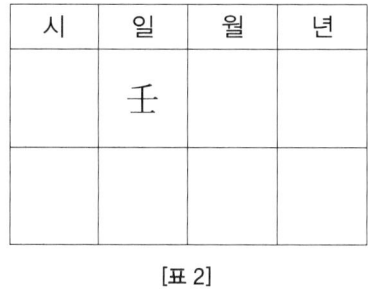

[표 2]

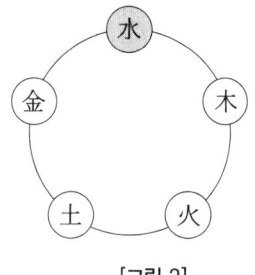

[그림 2]

[표 2]를 보면 日干이 壬水로 되어 있다. 따라서 오행기행도의 시작은 水부터 시작하여 相生순서인 水 → 木 → 火 → 土 → 金 순서대로 적어 넣는다. 만약 日干이 甲으로 왔다면 甲은 木에 속하는 오행이므로 日干의 자리에 木부터 시작하여 相生순서인 木 → 火 → 土 → 金 → 水 순서대로 작성하면 된다. 즉 日干의 위치에 무슨 오행이 오는지에 따라 오행기행도는 달라질 수 있다. 오행기행도를 작성하는 이유는 각 五行의 세력분포 및 장부(臟腑)간의 상호 관계를 쉽고 정확하게 파악하기 위함이다.

▶ 3단계 : 각 오행의 자체세력을 오행기행도 옆에 적는다.

시	일	월	년
己 (7)	壬 (8)	丙 (8)	乙 (7)
酉 (10)	申 (20)	戌 (30)	酉 (10)

[표 3]

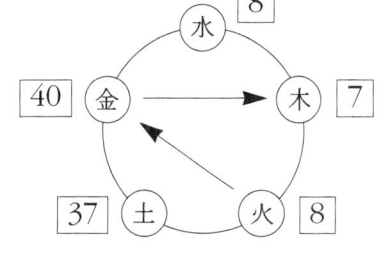

[그림 3]

[그림 3]과 같이 각 오행의 자체세력을 오행기행도에 적는다. 먼저 水부터 살펴보면 水에 해당하는 오행은 日干에 壬水 하나만 있어 水의 자체세력은 8점이 된다. 木은 乙木 7점이며, 火는 丙火 8점이 된다. 土는 月支 戌土와 天干에 己土가 있어 37점[戌30, 己7]이며, 金은 자체세력이 40점[申20, 酉10, 酉10]이 된다.

▶ 4단계 : 각 오행의 최종점수를 계산한다.

[그림 3]을 보면 金의 자체세력이 40점으로 가장 높은 점수를 차지하고 있다. 일반적으로 자체세력의 점수가 큰 오행이 가장 강한 세력이 되는 경우도 많지만 자체세력이 크다고 해서 항상 강하다고 볼 수 없으므로 정확한 세력구분은 相生법칙에 따라 生의 주고, 받음을 계산 후 최종적으로 세력이 많이 남는 오행이 가장 강한 세력이 된다. 따라서 각 오행마다 최종적인 세력 계산이 필요하며 그 순서는 日干의 오행부터 시작한다. 최종적인 세력구분은 처음으로 이 학문을 접하는 경우에는 필요하지만 앞으로 임상사례 분석을 반복해 나갈수록 이러한 과정을 거치지 않고도 바로 세력구분이 가능하니 복잡하다는 생각은 할 필요가 없다.

ㄱ. 木의 최종점수

水는 자체세력 8점에서 木에게 7점을 주어[水生木] 水는 1점만 남게 되고 木은 14점이 된다. 여기에서 木이 水로부터 8점이 아닌 7점만 生으로 받을 수 있음에 주의해야 한다. 즉 生을 받는 조건은 "해당 오행의 자체세력=자신의 그릇 크기"에 따라 결정되는데 위의 경우와 같이 木은 자체세력이 7점이므로 水로부터 7점의 生만 받을 수 있는 것이다. 따라서 木은 자체세력 7점에 水로부터 7점의 生을 더해 총 14점의 세력으로 커지고 있다. 그러나 木은 다시 火를 生하기 위해[木生火] 8점의 세력이 빠져나가 木의 최종점수는 6점이 된다.

ㄴ. 火의 최종점수

火는 자체세력 8점에 木으로부터 8점의 生을 받아 총 16점이 되지만 다시 土를 生하기 위해[火生土] 모든 세력이 빠져나가므로 남는 세력이 없다. 즉 火로부터 生을 받는 土의 자체세력이 너무 커서 火는 火의 모든 세력이 土로 빠져나가 약해지고 있음을 알 수 있다.

ㄷ. 土의 최종점수

土는 자체세력 37점에 火로부터 16점의 生을 받아 총 53점이 되지만 다시 金을 生하기 위해[土生金] 40점[金의 자체세력]이 빠져 나가므로 최종점수는 13점이 된다.

ㄹ. 金의 최종점수

金은 자체세력 40점에 土로부터 40점의 生을 받아 총 80점이 되며 다시 水를 生하기 위해[金生水] 8점의 세력이 빠져 나간다 하더라도 최종점수는 72점이 되어 오행 중에서 가장 세력이 왕(旺)하다고 할 수 있다.

ㅁ. 水의 최종점수

水는 자체세력 8점에 金으로부터 8점의 生을 받아 총 16점이 되며 다시 木을 生하기 위해[水生木] 7점의 세력이 빠져 나가므로 최종점수는 9점이 된다.

▶ 5단계: 가장 강한 오행과 약한 오행 구분

4단계에서 최종점수를 보면 金의 오행이 72점으로 가장 세력이 강하다는 것을 알 수 있으며 따라서 金이 剋하는 오행과 金을 剋하는 오행을 쉽게 찾을 수 있다. 相剋관계에 의하면 金이 剋하는 오행은 木이며 金을 剋하는 오행은 火가 되는데, 세력이 강한 金[폐,대장]으로부터 剋을 당한 木[간,담]은 약해지며 또한 火는 마땅히 金을 剋하여 견제하고 조절을 해야 하나 金의 세력이 너무 강하여 오히려 역극[相侮]을 당한 火[심장,소장]도 약해지게 된다. 따라서 金 세력이 가장 강하므로 금실증(金實證)이라 하며 반대로 木과 火의 오행이 약하므로 목화허증(木火虛證)이라 한다.

▶ 6단계 : 氣血과 장부의 허실을 구분한다.

[체질판단 점수표 참고]

음양의 세력을 따져보아 기혈(氣血)의 허실(虛實)과 장부(臟腑)의 허실을 구분한다. 체질판단 점수표를 참고하여 천간과 지지가 차지하는 세력의 점수를 합쳐서 양[氣]에 속하는 점수의 분포가 많을 때는, 즉 전체 100이라는 세력 중에서 양[氣]이 차지하는 점수가 51점 이상이 되는 경우는 인체의 부(腑)와 氣가 실한 것으로 본다.

예를 들면, 사주의 구성에서 金의 세력이 가장 크면서 陽에 속하는 천간지지(天干地支)의 합이 51점 이상이 되는 경우는 金의 陽이 세다고 보며, 인체의 장부로는 대장이 실하고 陽이 세므로 氣가 실(實)하다고 판단한다. 마찬가지로 金의 세력이 가장 크면서 陰에 속하는 천간지지가 51점 이상이 되는 경우는 금의 陰이 세다고 보며 인체의 장부로는 폐가 실하고 陰이 세므로 血이 실하다고 판단한다.

시	일	월	년	
토/-	수/+	화/+	목/-	오행/음양
己	壬	丙	乙	◀ 天干
酉	申	戌	酉	◀ 地支
금/-	금/+	토/+	금/-	오행/음양

[표 4]

ㄱ. 氣血의 허실

[표 4]를 보면 음에 해당하는 문자는 천간(天干)에 乙木과 己土가 있으며 지지(地支)에는 酉金 두 개가 있어 음의 세력은 총 34점[음의 오행: 乙木 7, 己土7, 酉金10, 酉金10]이 된다. 또한 양의 세력은 전체 판세가 100이므로 100에서 34점을 뺀 66점[양의 오행: 戊土30, 申金20, 丙火8, 壬水8]이 양의 세력이 된다.

ㄴ. 장부(臟腑)의 허실(虛實)

[표 4]에 의하면 양에 속하는 천간지지가 66점을 차지하였으므로 "陽이 세다" 또는 "氣가 세다"고 표현한다. 따라서 4단계에서 이미 金의 세력이 가장 강하다는 결론이 내려졌으므로 이 체질은 "金의 氣가 세다"라고 하며, 인체의 장부로는 "대장의 氣가 實하다"고 판단한다. 반대로 음의 세력은 34점으로 양에 비해 세력이 약하므로 "木火의 血이 약하다"라고 하며, 인체의 장부로는 "간과 심장의 血이 허하다"고 판단한다. 정리하자면 이 체질은 金의 氣가 실(實)하고, 木火의 血이 허(虛)한 것이다.

▶ 7단계 : 체질판단에 따른 치료방법

침혈(針穴)은 의역삼침법의 침뜸 조견표를 참고한다. 한 穴位만을 사용할 수도 있고, 또는 두 개, 세 개의 혈위를 사용할 수도 있는데 기본은 세 혈위를 사용하는 것이다. 그래서 이를 三針法으로 명명한 것이다.

한 혈위를 쓰는 경우는 대개 가장 실한 장부의 기운을 瀉하는 것이다. 따라서 첫 번째 침은 瀉하는 것이다. 나머지 두 혈위는 剋과 侮[역극]를 당하여 허한 상태에 있는 두 장부의 氣運을 補하는 것이다. 따라서 두 번째, 세 번째 침은 補하는 것이다. 이는 오행상극이론을 따른 것으로 가장 실한 장부의 기운을 먼저 덜어내고 그 다음에 허한 장부의 기운을 보충하는 것이다.

예를 들면, 木氣가 가장 실한 경우는 간담의 기운이 가장 왕성하므로 간담을 瀉하고, 土氣와 金氣가 각각 극모(剋侮)를 당하여 비위와 폐대장의 기운이 허약하므로 비위와 폐대장을 補한다. 취혈은 기본적으로 건측에 자침한다. 침 치료는 九六迎隨補瀉를 원칙으로 하며 자침시 가능하면 경락을 따라 횡자(橫刺)로 취혈 하는 것이 효과적이다.

- 취혈의 원칙 ⇒ 건측에 자침 / 영수염전보사(迎隨捻轉補瀉)

건측의 의미는 인체를 좌우로 나누었을 때 아픈쪽[환측이라 칭함]의 반대편을 가리킨다. 예를 들면, 우측 편두통이 있을 경우, 체질판별에서 木의 세력이 가장 왕(旺)하고[木실증] 사주구성상 음과 양의 세력 중에서 양이 차지하는 점수가 51점 이상일 경우에는 木이 실하고 木의 氣가 실하여 초래된 편두통이라 진단할 수 있다.

木의 氣가 세다는 의미는 담경이 실한 것이므로 담경을 瀉하는 경혈을 선택한다. 우측 편두통이므로 좌측에 있는 담경의 족임읍을 瀉해주면 되는 것이다. 만약 木실증인데 전체 세력 중에서 음이 차지하는 점수가 51점 이상인 경우는 木의 血이 세다고 보아 간경락이 실한 것이므로 간경을 瀉하는 경혈을 선택한다. 우측 편두통이므로 좌측에 있는 대돈을 瀉해주는 것이다.

木의 세력이 왕하면 오행상극이론에 따라 木剋土를 당한 土가 허해져 土를 보하고, 氣가 세므로 土의 氣를 보해야 하는데 이 경우 胃경락에서 족삼리를 補해주는 것이며, 金은 木을 견제하고 剋해야 하나 반대로 역극[相侮]을 당하여 金도 허해져 있으므로 金의 양경락인 상양을 보해주면 된다.

이와 같은 원리에 따라 [표 4]에 대한 체질치료는 아래와 같다.

- 金氣 瀉 ⇒ 金의 氣가 실하다는 것은 대장이 실한 것이므로 대장경락의 상양혈을 瀉한다.[瀉法]
- 木火血 補 ⇒ 木火의 血이 허하다는 것은 木간과 火심장이 허한 것이므로 태충[木]과 소부[火]를 補한다.[補法]

• 뜸 치료 ⇒ 태충, 내관 양혈(兩穴)에 5장씩 매일 시행함

뜸은 직접구(直接灸)를 원칙으로 한다. 직접구란? 뜸쑥을 이용하여 쌀알크기 또는 쌀알크기보다 약간 작게 만들어 해당 경혈자리에 직접 붙여 쑥을 태우는 것이다. 임상사례에서는 해당 경혈에 각각 5장씩 뜸을 뜨게 되어 있으나 증상정도에 따라 뜸뜨는 횟수를 각 자리마다 자신의 나이 숫자만큼 늘려도 상관이 없다.

지금까지 체질판단 점수표에 따라 체질을 분석하는 방법에 대하여 설명하였으며 체질분석의 정확성은 위와 같은 순서에 따르더라도 약 70에서 80%는 누구나 똑같은 결론을 내릴 수 있을 것이다. 그러나 나머지 20~30%에 해당하는 부분은 결국 격국용신(格局用神)을 판단하여 통변하는 命理분야의 설명이 필요한 바 이에 대한 내용 및 체질에 근거한 침법의 임상적용, 뜸 그리고 방제의 원리는 오프라인 강의를 통해 풀어가고자 한다.
[www.daum.net/3acu]

▶ 체질에 따른 경혈 선택은 뒤편에 나오는 의역삼침법 조견표를 참고.
　의역삼침법에서 현재 상용하고 있는 경혈은 약 30개이며, 의역삼침법 침뜸 조견표에 수록되어 있다.

【自然原理五行所屬表】

	木	火	土	金	水
天干	甲乙	丙丁	戊己	庚辛	壬癸
地支	寅卯	巳午	辰戌 丑未	申酉	亥子
臟腑	담 간	소장 심장	위 비	대장 폐	신장 방광
藏	魂	神	意	魄	精 靈
本	용출 결단	분산 상승	변화 중화	수장 견고	응집 저장
官	눈	혀	입	코	귀
華	손톱	얼굴	입술	피모	머리카락
體	근육. 힘줄	혈관	살	피부	뼈(골수)
情	노함	기쁨 웃음	생각	근심 슬픔	공포
性	仁	禮	信	義	智
勞	걷는것	보는것	앉는것	눕는것	서있는 것
數	3.8	2.7	5.0	4.9	1.6
音	角(Mi)	徵(Sol)	宮(Do)	商(Re)	羽(La)
味	신맛	쓴맛	단맛	매운맛	짠맛
色	靑	赤	黃	白	黑
質	溫	熱	平	凉	寒
氣	風	暑	濕	燥	寒
季	春	夏	四季	秋	冬
方位	東	南	中央	西	北
作名	ㄱ,ㅋ	ㄴ,ㄷ,ㄹ,ㅌ	ㅇ,ㅎ	ㅅ,ㅈ,ㅊ	ㅁ,ㅂ,ㅍ

【醫易三針法 침뜸 조견표】

五行	氣 血	장부	氣血특성	뜸	經穴
木	血	간	소기다혈	○	대돈 [태충 곡천]
	氣	담	다기소혈	×	족임읍 [양릉천]
火	血	심	다기소혈	×	소부 [신문]
	氣	소장	소기다혈	○	양곡 [후계 소해]
土	血	비	다기소혈	×	태백 [삼음교 음릉천]
	氣	위	다기다혈	○	족삼리 [내정]
金	血	폐	다기소혈	×	경거 [척택]
	氣	대장	다기다혈	○	상양 [합곡 곡지]
水	血	신	다기소혈	×	음곡 [태계 용천]
	氣	방광	소기다혈	○	족통곡 [지음 위중]
相火	血	심포	소기다혈	○	내관 [노궁]
	氣	삼초	다기소혈	×	외관 [지구]

* 참고: 12正經은 운기학이 기후변화를 주체로 인체에 반영된 모습이며, 임독맥은 日 月의 상징이니 運氣學이 인체에 30% 영향을 미치는 이치이며 변화는 자체가 객체이니 진단 치료는 오행이 주체자가 된다.
** [ ]안의 經穴은 대체해서 사용할 수 있음.

【五臟六腑의 病候】

五行	虛實	證　　狀
木	虛症	不眠(불면) 善太息(선태식) 易驚(이경) 頭眩(두현) 嘔吐(구토) 視物不淸(시물불청) 目眩耳鳴(목현이명) 雀目內障(작목내장) 面靑(면청) 爪枯(조고) 頭暈(두운) 嘔吐淸涎(구토청연) 筋急拘攣(근급구련) 陰囊引痛(음낭인통) 肢體痲木(지체마목) 小腹脹痛(소복창통) 指痛(지통)
木	實症	心中煩熱(심중번열) 淋濁尿血(임탁뇨혈) 喘息(천식) 角弓反張(각궁반장) 吐酸(토산) 陰內痛(음내통) 寒熱往來(한열왕래) 胸脇滿痛(흉협만통) 口苦(구고) 目眩(목현) 耳聾(이농) 易怒(이노) 扁頭痛(편두통) 目外眥痛(목외자통) 黃疸(황달) 吐苦水(토고수) 不眠(불면) 慾寐(욕매)
火	虛症	心悸(심계) 怔忡(정충) 健忘(건망) 恐怖(공포) 多夢(다몽) 遺精(유정) 自汗(자한) 盜汗(도한) 不眠(불면) 轉倒(전도) 心中鬱鬱不樂(심중울울불락) 心中暴痛(심중폭통) 卒倒(졸도) 肢冷(지냉) 亂言(난언) 大便泄瀉惑下痢赤白(대변설사 혹 하리적백) 小腹痛(소복통) 尿不利(뇨불리) 尿意頻數(뇨의빈삭) 小便靑白(소변청백)
火	實症	心煩不眠(심번불면) 喜笑不休(희소불휴) 獨言(독언) 譫語(섬어) 面赤口渴(면적구갈) 小便黃赤(소변황적) 尿血(뇨혈) 胸部痛如鍼刺(흉부통여침자) 吐血(토혈) 衄血(뉵혈) 引飮(인음) 小腹脹(소복창) 小便赤澁(소변적삽) 涇中痛(경중통) 惑尿血(뇨혈) 口舌生瘡(구설생창) 牽引腰脊拘急(견인요척구급) 小腹瘲痛(소복종통) 睾丸牽引痛(고환견인통)
土	虛症	脣舌淡白(순설담백) 胸胃滿悶(흉위만민) 噯逆(애역) 消化不良(소화불량) 吐淸涎(토청연) 不思飮食(불사음식) 腹痛喜按(복통희안) 大便泄瀉(대변설사) 食困(식곤) 面黃形瘦(면황형수) 倦怠(권태) 浮腫(부종) 貧血(빈혈) 四肢逆冷(사지역냉)

土		皮膚暗黃(피부암황) 泄瀉(설사) 四肢無力(사지무력) 口脣乾燥(구순건조) 食慾不振(식욕부진) 脫肛(탈항) 慾臥(욕와) 腹滿(복만) 腹脹(복창) 腹部喜按(복부희안) 痰多(담다)
	實症	口脣赤惑乾燥(구순적혹건조) 口臭(구취) 齒齦腫痛(치은종통) 口渴飮水(구갈음수) 胃腹脹滿(위복창만) 腹痛拒按(복통거안) 噯腐吐酸(애부토산) 大便不通(대변불통) 脣赤(순적) 口內粘濁(구내점탁) 痰飮(담음) 齒痛(치통) 二便不利(이변불리) 身重(신중) 胸苦氣塞(흉고기색) 虛飢感(허기감) 身痛(신통) 腕腹脹悶(완복창민) 下血(하혈)
金	虛症	皮膚乾燥(피부건조) 自汗(자한) 盜汗(도한) 髮落(발락) 呼吸細弱(호흡세약) 乾咳(건해) 喉乾(후건) 言語低弱(언어저약) 外冷(외냉) 潮熱(조열) 兩觀潮紅(양관조홍) 面白(면백) 瘦瘠(수척)
	實症	喘息(천식) 氣急(기급) 胸滿仰息(흉만앙식) 胸脇脹痛(흉협창통) 平臥不能(평와불능) 喉肺(후폐) 咳痰不暢(해담불창) 濃淡腥臭(농담성취) 咽乾口渴(인건구갈) 喉痛(인통) 衄血(뉵혈) 鼻端微紅(비단미홍) 肩背痛(견배통) 肺脹(폐창)
水	虛症	小便靑白頻數惑不通(소변빈삭혹불통) 遺尿(유뇨) 小便淋漓不禁(소변임리불금) 遺精(유정) 腰痛(요통) 無力(무력) 眩暈(현훈) 耳鳴(이명) 健忘(건망) 少寐(소매) 瘦瘠(수척) 眼花閃發(안화섬발) 咽乾(인건) 齒?(치뉵) 咳血(해혈) 夜熱(야열) 盜汗(도한) 大便虛秘(대변허비) 小便黃赤(소변황적) 尿血(뇨혈)
	實症	小便短澁(소변단삽) 不利(불리) 惑 淋漓熱痛(임리열통) 小腹硬滿脹痛(소복경만창통) 腰膝冷感(요슬냉감) 全身疲勞(전신피로) 陽痿(양위) 早漏(조루) 不姙(불임) 小腹脹滿(소복창만) 兩足厥冷(양족궐냉) 氣逆喘息(기역천식) 面色暗黑(면색암흑)

▶ 위 표는 오행의 일반적인 증상을 나타낸 것이니 참고하고 원인을 진단하여 찾고자 할 때 지나치게 꿰어 맞추거나 집착할 필요는 없을 것이다.

제 2 장

각론
各論

본 장에서는 실제 임상을 통해 이루어진 200여개의 사례를 오행별로 분류하였으며 각 분류된 오행은 가장 왕한 오행 중심으로 구성되어 있다. 또한 각 오행별 분류를 다시 3단계로 나누어 임상사례를 난이도별로 분석할 수 있도록 하였으며 각 오행의 1단계를 먼저 공부한 후 2단계, 3단계로 나가는 것이 쉽게 공부하는 방법이다. 임상사례는 지면 관계상 일반적으로 흔히 볼 수 있는 병증들을 위주로 편성이 되어 있으며 각 임상사례마다 체질을 분석하는 방법과 병의 원인 및 처방 등을 수록하였다. 醫易三針法에서 지향하는 바는 환자 개개인마다 다를 수밖에 없는 미세한 장부의 차이를 易學이라는 자연과학을 통해 체질을 판별함으로서 病의 원인을 정확하게 파악하여 치료에 응용하는 것이다. 임상사례를 통하여 공부하다보면 병의 원인을 진단함에 있어서 어떠한 원칙을 발견하게 될 것이고 그러한 원리에 따라 처방을 자유자재로 할 수 있음을 깨닫게 되리라 믿는다. 각 임상사례마다 처방을 기록한 이유는 아무리 증상이 많아도 병의 원인만 정확히 찾아 낼 수 있다면 치료의 방법은 단순함에 있다고 보기 때문이다.

1. 木의 세력이 旺한 경우

木의 세력이 왕(旺)하다는 것은 상대적으로 승모(勝侮)관계에 있는 土와 金의 오행이 약해지는 결과를 초래하며, 인체의 장부로는 간담[木]이 실(實)하여 비위[土]와 폐대장[金]의 허(虛)증을 나타낸다. 병증(病症)은 크게 木실증만 나타나는 경우, 木실증과 土金허증이 겸하여 나타나는 경우 그리고 土金허증만 나타나기도 한다. 치료는 木의 세력이 왕하므로 木의 기운(氣運)을 사(寫)하고, 반대로 土金의 세력은 약해지므로 土金의 기운(氣運)을 보(補)하는 것이 치료의 원칙이다. 중요한 것은 임상에 있어서 증상 하나 하나에 얽매이기 보다는 장부의 허실(虛實)을 정확히 구분하여 實하면 기운을 빼주고[寫法], 虛하면 기운을 보충 해주는[補法] 단순함 속에서 치료의 이치를 들여다본다면 증상이 아닌 원인치료의 중요성을 알게 될 것이다.

▶木의 세력이 旺(旺)한 경우 치료방법

木의 氣[陽]가 실한 경우	치료원칙▶ 土金血 補 / 木氣 寫 침▶ 1.족임읍 寫 2.태백 補 3.경거 補
木의 血[陰]이 실한 경우	치료원칙▶ 土金氣 補 / 木血 寫 침▶ 1. 태충 寫 2. 족삼리 補 3. 상양 또는 합곡 補
직구뜸은 공통	족삼리[ST36], 곡지[LI11] 양혈(兩穴)에 직구뜸 5장 이상 매일 시행함

【木旺 1-1】 윤●●(여) 음력 1951년 1월 11일 卯시

시	일	월	년
수/-	화/-	금/+	금/+
癸	丁	庚	辛
卯	亥	寅	卯
목/-	수/+	목/+	목/-

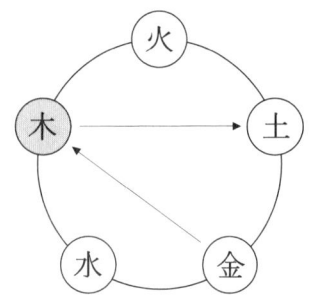

【증상】 달팽이관 문제, 차를 못 탐

【명리진단】 ▶ 丁癸冲, 寅亥[木]

이 사주는 일간이 丁火로 왔다. 오행기행도 작성은 일간이 丁火로 왔으므로 상생법칙의 순서에 따라 火부터 시작하여 火 → 土 → 金 → 水 → 木 순으로 적는다. 사주구성을 보면 월지 寅목 30, 년지 卯목 10, 시지에 卯목 10점으로 木은 자체세력 50점을 차지하고 있다. 火의 오행은 丁화 7점뿐이며, 土는 지지나 천간에 土를 나타내는 오행은 보이지 않으므로 해당점수는 없다. 金은 庚금 8, 辛금 7로 15점이며, 水는 亥수 20, 癸수 7점으로 총 27점이다. 중요한 것은 오행의 자체세력점수가 가장 큰 오행이 세력이 가장 왕한 경우가 대부분이지만 더 중요한 것은 相生법칙에 따른 각 오행간의 生의 주고, 받음을 계산한 후 최종점수를 보고 세력 크기를 판단해야 한다. 각 오행의 점수가 나왔으므로 生의 주고, 받음을 계산하면 먼저 木은 水로부터 27점의 生을 받아 木의 자체세력과 합하면 총 77점이 되며 丁화에게 다시 8점의 세력이 빠져나가므로 최종점수는 69점이 남게 되어 다른 오행들의 최종점수와 비교하면 木의 세력이 가장 세다는 것을 알 수 있다. 木의 세력이 가장 강하므로 木실증이라고 한다. 木은 장부로는 간(肝)과 담(膽)을 가리키며 木의 세력이 세다는 말은 木에 해당하는 간담이 실(實)하다는 의미를 담고 있다. 상극법칙에 의하면 가장 강한 세력인 木이 극(剋)하는 오행은 土이다[木剋土-목극토]. 그리고 金은 木을 극(剋)해야 하나[金剋木-금극목] 木의 세력이 너무 강하여 오히려 역극[相侮-상모]을 당하여 土[비,위]와 金[폐,대장]은 허해지게 된다. 따라서 병의 원인은 木[간, 담]이 실하고, 土[비, 위]와 金[폐, 대장]이 약한 것이다.

【임상치료】 ▶ 土金血 補 / 木氣 寫

【처방】 ▶ 침 - 1. 족임읍 寫 2. 태백 補 3. 경거 補

▶ 뜸 - 족삼리, 곡지 양혈(兩穴)에 직구뜸 5장 이상 매일 시행함

【木旺 1-2】 김●●(여) 음력 1945년 1월 15일 子시

시	일	월	년
수/+	화/-	토/+	목/-
壬	丁	戊	乙
子	卯	寅	酉
수/-	목/-	목/+	금/-

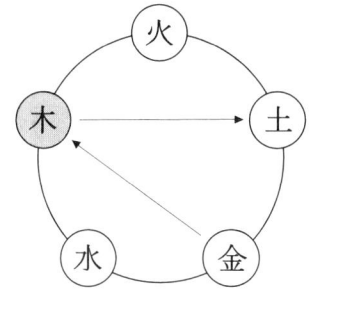

【증상】　　잔기침, 요통, 다리에 힘이 없음
【명리진단】　▶ 卯酉冲, 丁壬[木]

이 사주는 일간이 丁화로 왔다. 사주구성은 월지 寅목, 일지에 卯목이 있으며 천간에는 乙목이 있어 木 자체세력은 57점[寅목30, 卯목20, 乙목7]이다. 또한 水로부터 27점[子수10, 壬수7, 金으로부터 받은 10]의 生을 받아 木이 갖고 있는 자체세력과 합하면 84점이 되어 木이 더욱 세지고 있다. 木生火로 빠져나가는 세력은 8점에 불과하여 전체적으로 木의 세력이 가장 강하다는 것을 쉽게 파악할 수 있으며 木실증이라 할 수 있다. 구체적으로 살펴보면 地支의 子수로부터 水生木을 받아 더욱 강해진 木이 酉금을 역극(逆剋)하는 형국이며 또한 木의 세력이 강한 상황에서 발생한 묘유충(卯酉冲)으로 인하여 酉금은 공격을 당하고 있다. 冲이 발생하면 먼저 어느 세력이 강하고 약한지를 파악해야 하며 약한 오행은 더욱 약해져 장부에 있어서도 약한 세력을 가진 장부의 손상이 더욱 커지게 된다. 卯酉冲은 木과 金의 冲으로써 충(冲)이 발생하게 되면 간(肝)과 폐(肺)중 약한 세력의 오행이 심하게 다칠 수 있다는 것을 의미한다. 이 체질에서 卯酉冲은 木이 실하여 酉금인 폐(肺)가 손상된 경우로써 잔기침과 요통은 金허로 인한 것이며, 다리에 힘이 없는 것은 사지(四肢)를 주관하는 土허[脾허]가 원인이다.

【임상치료】　▶ 土金氣 補 / 木血 寫
　　　　　　전체 氣血 세력중 血이 더 세므로 木의 血[陰]인 태충을 寫하고, 土金의 氣[陽]인 족삼리[土]와 상양[金]을 補한다.

【처방】　　▶ 침 - 1. 태충 寫　2. 족삼리 補　3. 상양 또는 합곡 補
　　　　　　▶ 뜸 - 족삼리, 곡지 양혈(兩穴)에 직구뜸 5장 이상 매일 시행함

【木旺 1-3】 서●● (남) 양력 1983년 3월 27일 戌시

시	일	월	년
목/+	목/+	목/-	수/-
甲	甲	乙	癸
戌	寅	卯	亥
토/+	목/+	목/-	수/+

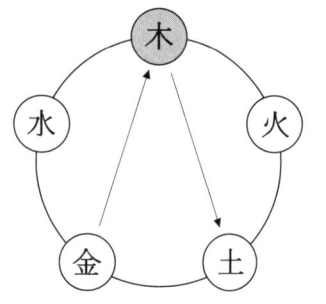

【증상】 헛구역질[건구]

【명리진단】
이 사주는 일간이 甲목으로 왔다. 사주구성은 월지 卯목, 일지에 寅목이 차지하고 있고 天干에는 甲목과 乙목이 있어 木 자체세력을 점수로 계산하면 73점[卯목30, 寅목20, 甲목8, 乙목8, 甲목7]에 해당한다. 또한 木은 水로부터 17점[亥수10, 癸수7]의 生을 받아 총 90점이 되어 木이 더욱 세지고 있다. 木은 火를 生하기 위하여 빠져나가는 세력도 없기 때문에 木의 세력이 가장 강하다는 것을 쉽게 알 수 있으며 木실증이라 할 수 있다. 전체적으로 보면 木 자체 세력만 해도 강한데다가 亥수로부터 수생목(水生木)까지 받은 木이 더욱 강해진 상황에서 時支에 있는 戌토를 목극토(木剋土) 하고 있어 위(胃)가 더욱 약해진다고 할 수 있다. 가장 강한 세력인 木이 剋하는 오행은 土이며, 따라서 장부로는 비위(脾胃)가 剋을 당하여 약해지며, 金은 金剋木을 통해 木을 견제하고 剋해야 하나 木의 세력이 너무 강해 오히려 역극[相侮]을 당하여 金도 허해진다. 헛구역질은 土허로 인한 위(胃)허증에서 나오는 증상이며, 胃가 약해지면 그밖에 딸꾹질, 트림, 소화불량 등의 증상이 더불어 나타날 수 있다.

【임상치료】 ▶ 土金血 補 / 木氣 寫

전체 氣血 세력중 氣가 더 세므로 木의 氣[陽]인 족임읍을 寫하고, 土金의 血[陰]인 태백[土]과 경거[金]를 補한다.

【처방】 ▶ 침 - 1. 족임읍 寫 2. 태백 補 3. 경거 補

▶ 뜸 - 족삼리, 곡지 양혈(兩穴)에 직구뜸 5장 이상 매일 시행함

【木旺 1-4】 허 ●● (여) 음력 1971년 1월 25일 未시

시	일	월	년
목/-	화/+	금/+	금/-
乙	丙	庚	辛
未	子	寅	亥
토/-	수/-	목/+	수/+

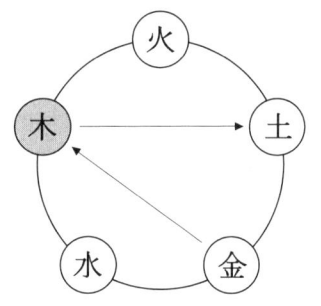

【증상】 비만

【명리진단】 ▶ 乙辛冲, 乙庚[金], 寅亥[木]

이 사주는 일간이 丙火로 왔다. 사주구성을 보면 월지를 寅목이 차지하고 있으며, 地支에 있는 子수와 亥수가 양 옆에서 木을 직접 生하고 있어 木 자체세력을 점수로 계산하면 37점[寅목30, 乙목7]이다. 또한 木은 子수와 亥수를 포함하여 45점[子수20, 亥수10, 水가 金으로부터 받은 生15]의 生을 받아 자체세력과 합하면 총 82점이 된다. 木은 火를 生하기 위해 木生火로 8점이 빠져 나간다 하더라도 여전히 74점의 세력이 남아 있어 木이 가장 왕(旺)하다고 볼 수 있다. 전체적으로 地支의 子수와 亥수가 水生木하여 木이 더욱 왕해진 가운데 시지의 未토를 木이 剋하여 비,위가 직접적으로 약해진다. 체질적으로 보면 土金의 기운이 실(實)했을 때 주로 비만이 많이 오는데, 土金이 實하다는 것은 반대로 극지(剋支)에 있는 木이 허하게 되어 담[膽-쓸개]에서 배출하는 담즙분비가 제대로 이루어지지 못하게 되며 이로 말미암아 지방분해의 문제를 초래하여 지방이 체내에 축적될 수 있음을 의미한다. 그러나 이 체질은 반대로 土金이 약한데 비만이 왔다는 것은 비만의 원인이 지방의 문제 이전에 土金허로 인하여 대장(大腸)의 숙변과 위(胃)하수가 겹쳐있다고 볼 수 있다. 이런 비만은 장(腸)의 숙변제거가 먼저 선행(先行)되어야 하고 침과 한약을 함께 처방하여 치료하면 어렵지 않게 살을 뺄 수 있다.

【임상치료】 ▶ 土金血 補 / 木氣 寫

전체 氣血 세력중 氣가 더 세므로 木의 氣[陽]인 족임읍을 寫하고, 土金의 血[陰]인 태백[土]과 경거[金]를 補한다.

【처방】 ▶ 침 - 1. 족임읍 寫 2. 태백 補 3. 경거 補

▶ 뜸 - 족삼리, 곡지 양혈(兩穴)에 직구뜸 5장 이상 매일 시행함

【木旺 1-5】 서 ●● (남) 음력 1962년 1월 28일 卯시

시	일	월	년
금/-	금/-	수/+	수/+
辛	辛	壬	壬
卯	丑	寅	寅
목/-	토/-	목/+	목/+

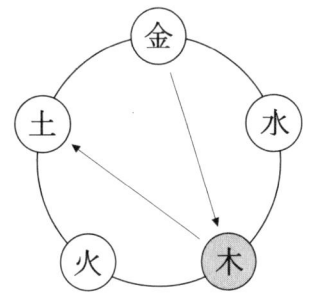

【증상】 요통

【명리진단】

이 사주는 일간이 辛金으로 왔다. 사주구성은 년지, 월지 寅목, 시지에 卯목이 차지하고 있으며 天干에 있는 壬수가 木을 生하고 있는 형국이지만 壬수가 木을 生할수 있는지 여부는 검토가 필요하다. 왜냐하면 地支에 水의 오행이 없을 경우 天干에 있는 壬水는 뿌리 없는 나무와 같아서 水의 힘을 발휘하지 못하므로 木을 生할 수가 없기 때문이다. 그런데 日支에 있는 丑토의 지장간은 기신계[丑=己辛癸]로 이루어져 丑中에 癸수가 있고 이 암장(暗藏)에 있는 癸수가 壬수의 뿌리가 되어 천간의 壬水는 살아 있다고 볼 수 있다. 그리하여 木은 水의 생조(生助)를 받을 수 있고 木 자체세력은 50점[寅목30, 寅목10, 卯목10]이지만 水로부터 30점[壬수8, 壬수7, 水가 金으로부터 받은 生15]의 生을 받아 총 80점으로 木이 가장 왕(旺)하다고 볼 수 있다. 이와 같이 天干에 떠있는 어떠한 오행이라도 地支에 뿌리를 두고 있어야 해당오행의 힘을 발휘할 수 있으며, 만약 地支에 뿌리가 없다면 암장(暗藏)까지 살펴보아 천간의 오행이 살아있는지 검토가 필요하다 하겠다. 요통은 木이 실하여 근육이 경직됨과 동시에 金허로 인한 장(腸)의 허열(虛熱)이 원인이다.

【임상치료】 ▶ 土金血 補 / 木氣 寫

전체 氣血 세력중 氣가 더 세므로 木의 氣[陽]인 족임읍을 寫하고, 土金의 血[陰]인 태백[土]과 경거[金]를 補한다.

【처방】 ▶ 침 - 1. 족임읍 寫 2. 태백 補 3. 경거 補

▶ 뜸 - 족삼리, 곡지 양혈(兩穴)에 직구뜸 5장 이상 매일 시행함

【木旺 1-6】 조 ●● (남) 음력 1968년 1월 16일 子시

시	일	월	년
목/+	목/+	목/+	토/+
甲	甲	甲	戊
子	寅	寅	申
수/-	목/+	목/+	금/+

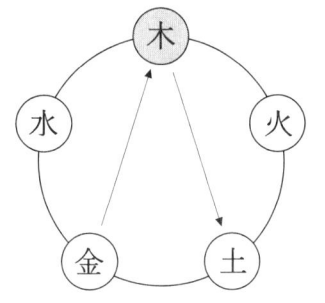

【증상】 기관지염, 만성설사
【명리진단】 ▶ 寅申冲

이 사주는 일간이 甲木으로 왔다. 사주구성은 月支와 日支를 寅목이 차지한 가운데 天干에는 甲목 세 개가 寅목에 뿌리를 두고 살아 있다. 木은 자체세력 73점에 地支의 子수까지 生木을 하고 있어 더욱 세지고 있다. 전체적으로 木의 세력이 가장 강하며 木실증이라 할 수 있는데, 판[局]을 살펴보면 子수가 木을 직접 生하여 왕(旺)해진 木이 年支의 申금과 天干의 戊토를 극(剋)하고 있는 형국이다. 더군다나 申금은 왕한 木과 인신충(寅申冲)까지 일어나 사주의 판[局]에서 볼 때 바깥쪽으로 밀려나는 상황이라 더욱더 위태롭게 보인다. 寅申冲은 木과 金의 싸움이며 혼(魂)과 백(魄)의 충(冲)이라고 할 수 있다. 즉 木과 金의 冲은 육체의 밸런스가 뒤틀리고 무너짐을 말하는 것인데, 이 경우에는 木이 왕하여 金이 깨지는 형국이니 金에 해당하는 폐와 대장이 더욱 허해지면서 폐, 대장과 관련된 병증이 나타나기 쉬운 체질이다. 기관지염과 만성설사 모두 金허로 인한 대장의 허증에서 직접 온 것이다. 冲이 없는 경우 대개 가장 강한 세력이 극하는 오행이 첫 번째로 다치지만 冲이 발생한 경우 손상당하는 申금을 살리는 것이 순서이다. 사주를 구성하고 있는 대부분의 오행이 陽[氣]으로만 이루어져 있어 氣가 아주 세며 상대적으로 陰[血]은 절대적으로 약하므로, 치료는 木의 氣[陽]를 사(寫)하고[족임읍 寫] 金의 血[陰]인 경거를 보(補)하면 된다.

【임상치료】 ▶ 土金血 補 / 木氣 寫

전체 氣血 세력중 氣가 더 세므로 木의 氣[陽]인 족임읍을 寫하고, 土金의 血[陰]인 태백[土]과 경거[金]를 補한다.

【처방】 ▶ 침 – 1. 족임읍 寫 2. 태백 補 3. 경거 補
▶ 뜸 – 족삼리, 곡지 양혈(兩穴)에 직구뜸 5장 이상 매일 시행

【木旺 1-7】 김 ●● (여) 양력 1978년 3월 30일 戌시

시	일	월	년
토/+	금/-	목/-	토/+
戊	辛	乙	戊
戌	卯	卯	午
토/+	목/-	목/-	화/-

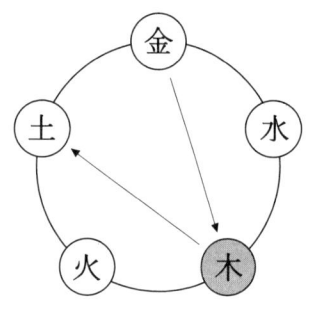

【증상】 생리통

【명리진단】 ▶ 乙辛沖

이 사주는 일간이 辛金으로 왔다. 日支와 月支를 卯목이 차지하고 있고 천간에는 乙목이 투출해 있다. 木은 자체세력이 58점[卯목30, 卯목20, 乙목8]을 차지하고 있어 왕(旺)하다고 볼 수 있지만 木을 生하여 주는 水가 없기 때문에 다른 오행의 세력 검토가 필요하다. 木은 자체세력 58점에서 地支에 있는 午화에게 10점의 生을 주고 나면 최종적으로 48점이 남고, 火는 자체세력 10점에 木으로부터 10점의 生을 받아 총 20점이 된다. 土는 자체세력이 24점[戌토10, 戌토7, 戌토7]인데 火로부터 20점의 生을 받아서 총 44점이 된다. 生의 주고, 받음을 계산해본 결과 여전히 木이 48점으로서 세력이 가장 왕(旺)하다는 것을 알 수 있다.

天干에 乙辛沖이 있으므로 木이 센지? 金이 센지? 검토가 필요한데 여기에서는 木이 강하므로 辛金이 다친다고 볼 수 있다. 여기에서 중요한 점은 生을 주고, 받을 때는 "자신의 그릇 크기만큼만 生을 주고 받을 수 있다"는 사실이다. 즉 자신의 그릇 크기란 곧 각 오행의 자체세력을 말한다. 예를 들면, 이 사주에 나타난 火의 세력은 午화 10점뿐이며 火는 10점만 받을 수 있는 그릇의 크기를 가졌다는 의미이다. 그래서 위 체질에서 보면 木이 58점이지만 火는 木으로부터 58점의 生을 받는 것이 아니라 자신의 그릇 크기인 10점만 받을 수 있으며 火의 자체세력 10점과 더하여 총 20점이 된 것이다. 앞으로 더 많은 임상사례를 연구하고 숙달이 된다면 위와 같은 점수계산 과정을 거치지 않고도 한눈에 체질을 분석할 수 있으니 복잡하다는 생각은 할 필요가 없다.

【임상치료】 ▶ 土金氣 補 / 木血 寫

전체 氣血 세력중 血이 더 세므로 木의 血[陰]인 태충을 寫하고, 土金의氣[陽]인 족삼리[土]와 상양[金]을 補한다.

【처방】
▶ 침 – 1. 태충 寫 2. 족삼리 補 3. 상양 또는 합곡 補
▶ 뜸 – 족삼리, 곡지 양혈(兩穴)에 직구뜸 5장 이상 매일 시행

【木旺 1-8】 배 ●● (여) 양력 1963년 4월 1일 亥시

시	일	월	년
목/-	목/+	목/-	수/-
乙	甲	乙	癸
亥	戌	卯	卯
수/+	토/+	목/-	목/-

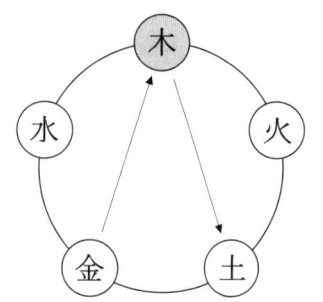

【증상】 요통

【명리진단】 ▶ 卯戌[火]

이 사주는 일간이 甲木으로 왔다. 사주구성은 월지와 년지에 木의 오행인 卯木이 각각 있으며 또한 천간에도 乙목, 甲목이 있다. 木의 자체세력을 점수로 볼 때 63점[卯목 30, 卯목 10, 甲목 8, 乙목 8, 乙목 7]을 차지하고 있어 이미 세력이 강하다고 볼 수 있으며, 또한 木은 時支의 亥수, 天干의 癸수로부터 17점의 생을 받아 세력의 합이 총 80점으로 木이 더욱 강해졌다. 火의 오행은 없기 때문에 木의 세력은 전혀 빠져나가지 않고 있어 전체적으로 木의 세력이 가장 강하여 木실증이라고 할 수 있으며, 장부로는 간(肝)과 담(膽)이 실증에 의한 土金허증이라 결론 내릴 수 있다. 사주구성을 살펴보면 전체적으로 水木의 오행이 戌토를 포위하고 있어 비위가 약해질 수밖에 없다. 요통은 일반적으로 腎허증[水허]에서 대부분 많이 발생하지만 원인은 다양하므로 체질에 따른 치료가 필수인데, 여기에서는 土金허증으로 인하여 위(胃)와 장(腸)에 발생한 열(熱)이 직접적 원인이다. 따라서 아래 처방에 중완, 하완, 천추를 추가하면 더 효과적으로 치료가 가능하다.

【임상치료】 ▶ 土金氣 補 / 木血 寫

전체 氣血 세력중 血이 더 세므로 木의 血[陰]인 태충을 寫하고, 土金의 氣[陽]인 족삼리[土]와 상양[金]을 補한다.

【처방】 ▶ 침 - 1. 태충 寫 2. 족삼리 補 3. 상양 또는 합곡 補

▶ 뜸 - 족삼리, 곡지 양혈(兩穴)에 직구뜸 5장 이상 매일 시행함

【木旺 1-9】 황 ●● (여) 음력 1959년 1월 15일 卯시

시	일	월	년
토/-	목/-	화/+	토/-
己	乙	丙	己
卯	亥	寅	亥
목/-	수/+	목/+	수/+

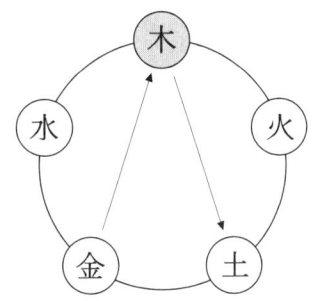

【증상】 관절염

【명리진단】 ▶ 亥亥, 寅亥[木]

이 사주는 일간이 乙木으로 왔다. 사주구성은 월지를 寅木이 차지하고 있으며 時支에 卯목 그리고 천간에 乙목이 있어 木 자체세력의 합은 48점이다. 또한 木의 세력이 강한 가운데 地支에 있는 亥수가 木을 生하고 있어 水로부터 받은 30점의 生을 더하면 木은 총 78점이 되어 가장 왕(旺)한 오행이라 할 수 있다. 地支를 구성하는 오행 모두가 水木으로만 이루어진 상황에서 천간의 양 끝에 己토가 위치해 있는데 이 己토는 地支에 뿌리가 없이 천간에 떠있어 매우 위태로운 상황에 놓여있다고 볼 수 있다. 己土는 음토(陰土)이고 장부로는 비장(脾臟)에 해당하므로, 己토가 위태롭다는 의미는 체질적으로 비장이 매우 약하여 인체에 필요한 혈액을 만들어 내는데 문제가 발생할 수 있다는 뜻이다. 이 비장이 약해지면 충분한 혈액 공급이 어려워져서 혈액이 탁해지는 결과를 초래할 수 있으며 탁해진 혈(血)로 인하여 여러 가지 병증을 유발할 수 있는 것이다. 대부분 관절염은 심장이 약한데서 주로 발생하지만, 여기에서 관절염은 비(脾)허로 인한 탁혈(濁血)이 원인이므로 청혈(清血)에 중점을 두는 직구뜸 치료를 병행 하는 것이 필수이다.

【임상치료】 ▶ 土金血 補 / 木氣 寫

전체 氣血 세력중 氣가 더 세므로 木의 氣[陽]인 족임읍을 寫하고, 土金의 血[陰]인 태백[土]과 경거[金]를 補한다.

【처방】 ▶ 침 - 1. 족임읍 寫 2. 태백 補 3. 경거 補
▶ 뜸 - 족삼리, 곡지 양혈(兩穴)에 직구뜸 5장 이상 매일 시행함

【木旺 1-10】 박 ●● (여) 음력 1954년 2월 16일 亥시

시	일	월	년
화/-	목/-	화/-	목/+
丁	乙	丁	甲
亥	亥	卯	午
수/+	수/+	목/-	화/-

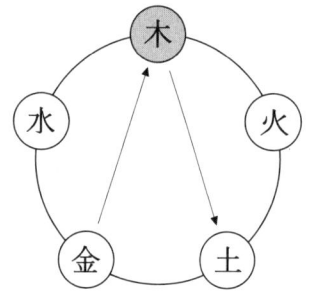

【증상】　　무릎통증
【명리진단】　▶ 亥亥

이 사주는 일간이 乙木으로 왔다. 사주구성은 월지를 卯목이 차지한 가운데 지지의 亥수가 卯목을 生하고 있어 木의 세력이 더 세지고 있다. 木은 자체세력 37점에 水로부터 받은 30점의 生을 더하면 총 67점이 되어 가장 왕한 세력이 되고 있다. 地支의 午화도 木으로부터 生을 충분히 받고 있어 문제될 것이 없는 상황이다. 이 사주는 水木火 3개의 오행으로만 구성되어 있으며 이러한 것을 삼기성상(三氣成狀)이라고 표현하는데, 즉 한 개의 오행으로만 구성되었으면 일기성상이라 하고, 2개의 오행으로 구성된 것을 이기성상이라고 하는 것과 같다. 단지 표현상의 용어일 뿐 큰 의미는 없다. 무릎통증의 문제는 木실증에 의한 土金허증에서 비롯된 것인데 관절염을 포함한 무릎의 통증은 일반적으로 뼈를 주관하는 신장[腎主骨]이나 혈맥을 주관하는 심장[心主血脈]이 약해졌을 때 대부분 발생하며 이러한 원인으로 발생한 경우는 병의 경중(輕重)에 따라 치료기간도 상당히 소요될 수 있다. 그러나 여기에서 발생한 무릎통증은 水나 火의 문제가 아닌 土허증에서 비롯되었으므로 구조적인 문제라기보다는 단지 기능상의 문제이므로 족삼리에 직구뜸만 열심히 떠도 쉽게 치료가 되는 경우이다.

【임상치료】　▶ 土金氣 補 / 木血 寫

전체 氣血 세력중 血이 더 세므로 木의 血[陰]인 태충을 寫하고, 土金의 氣[陽]인 족삼리[土]와 상양[金]을 補한다.

【처방】　▶ 침 - 1. 태충 寫　2. 족삼리 補　3. 상양 또는 합곡 補
　　　　▶ 뜸 - 족삼리, 곡지 양혈(兩穴)에 직구뜸 5장 이상 매일 시행함

【木旺 2-1】 박 ●● (여) 음력 1957년 2월 28일 亥시

시	일	월	년
목/-	금/+	수/-	화/-
丁	庚	癸	丁
亥	子	卯	酉
수/+	수/-	목/-	금/-

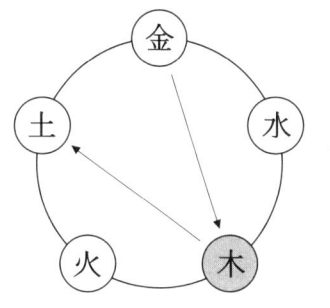

【증상】 몸 전체가 붓는다[전신부종]

【명리진단】 ▶ 丁癸冲, 卯酉冲, 乙庚[金]

이 사주는 일간이 庚金으로 왔으며 天干에 정계충(丁癸冲) 그리고 地支에는 묘유충(卯酉冲)이 있다. 정계충(水火冲=精神冲)은 水와 火의 冲으로서 정(精)과 신(神)의 충이며 정신적인 갈등을 나타낸다. 묘유충(木金冲=육체의 문제)은 木과 金의 冲으로서 혼(魂)과 백(魄)의 충이며 육체의 밸런스가 깨진다는 것을 의미한다. 즉 사주에 木金의 冲이나 또는 水火의 冲이 발생하게 되면 약한 세력은 더욱 손상을 받고 위태로워지게 되며, 병적인 상황이 발생할 경우 정신적인 갈등과 육체적으로 몸이 상할 수 있는 확률이 더욱 높아지게 된다. 사주구성을 보면 월지를 차지한 卯목이 地支의 亥수와 子수로부터 生을 받아[水生木] 木이 더욱 왕(旺)해지는 형국이다. 또한 水生木을 받아 더욱 강해진 木이 년지에 있는 酉금과 바로 옆에서 卯酉冲을 일으킨 酉金이 상당한 손상을 입게 되어 향후 기관지등 폐(肺) 질환의 문제가 발생할 수도 있다. 하지만 지금 이 환자의 주증(主症)은 전신부종이다. 전신부종은 土허증[비위허증]으로 인한 비장의 운화(運化)기능 저하로 체내 수분대사가 잘 이루어지지 않음을 보여주고 있다. 부종을 원인에 따라 크게 분류하면, 복부나 전신에 부종이 발생하는 것은 土[비위]의 문제이며, 주로 하체나 다리는 水[신장,방광]의 문제, 그리고 얼굴의 부종은 金[폐]의 문제에서 각각 비롯되니 체질에 따라 참고가 필요하다.

【임상치료】 ▶ 土金氣 補 / 木血 寫

전체 氣血 세력중 血이 더 세므로 木의 血[陰]인 태충을 寫하고, 土金의 氣[陽]인 족삼리[土]와 상양[金]을 補한다.

【처방】 ▶ 침 – 1. 태충 寫 2. 족삼리 補 3. 상양 또는 합곡 補

▶ 뜸 – 족삼리, 곡지 양혈(兩穴)에 직구뜸 5장 이상 매일 시행함

【木旺 2-2】 김 ●● (여) 음력 1955년 2월 25일 丑시

시	일	월	년
목/-	토/-	토/-	목/-
乙	己	己	乙
丑	卯	卯	未
토/-	목/-	목/-	토/-

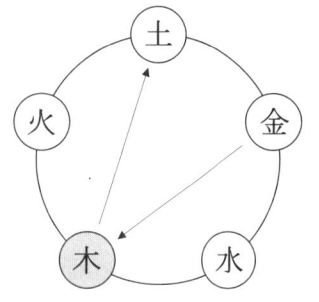

【증상】 잔기침

【명리진단】 ▶ 丑未冲

이 사주는 일간이 己土로 왔다. 사주구성은 월지와 일지에 木의 오행인 卯木이 있으며 또한 天干에도 乙木이 있어 木의 자체세력은 이미 64점을 차지하여 세력이 강하다고 볼 수 있다. 판[局] 자체는 木과 土의 오행만이 나타난 상황에서 두 오행 모두 生을 못받고 있기 때문에 자체세력만 따져서 세력구분을 할 수 있다. 地支를 보면 丑未冲이 있는데 丑未冲은 水火冲이나 木金冲처럼 약한 세력의 오행이 일방적으로 손상당하는 것이 아니라 오히려 土의 힘이 더욱 강해지는 결과를 나타낸다. 丑未冲이 발생하면 土의 세력이 더 세지는 것이 사실이나, 위 체질은 멀리 떨어져서 冲을 일으키고 있고 또한 土를 剋하는 卯목이 사이에 끼어 있기 때문에 丑未冲의 결합력이 일정 부분 반감되고 있다. 잔기침은 金허[肺,大腸허]의 전형적인 증상으로서, 직접 대장(大腸)에서 폐(肺)를 자극하여 폐를 약화시켜 발생한 것이므로 대장의 숙변을 제거하는 것이 치료의 핵심이라 할 수 있다. 눈여겨 볼 점은 사주구성이 전부 음(陰)으로만 구성되어 있기 때문에 이러한 체질은 기(氣)가 극도로 부족하니 약물 치료시에는 土金을 보하는 보기(補氣)와 보양(補陽)제 위주로 처방하는 것이 좋다.

【임상치료】 ▶ 土金氣 補 / 木血 寫

전체 氣血 세력중 血이 더 세므로 木의 血[陰]인 태충을 寫하고, 土金의 氣[陽]인 족삼리[土]와 상양[金]을 補한다.

【처방】 ▶ 침 - 1. 태충 寫 2. 족삼리 補 3. 상양 또는 합곡 補

▶ 뜸 - 족삼리, 곡지 양혈(兩穴)에 직구뜸 5장 이상 매일 시행함

【木旺 2-3】 안 ●● (여) 음력 1944년 1월 11일 午시

시	일	월	년
금/+	토/-	화/+	목/+
庚	己	丙	甲
午	亥	寅	申
화/-	수/+	목/-	금/+

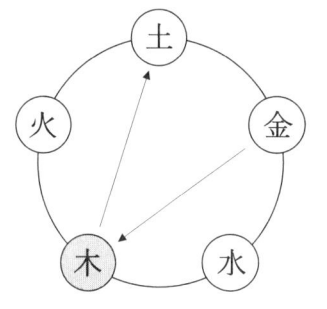

【증상】 편두통

【명리진단】 ▶ 甲庚冲, 寅申冲, 寅亥[木]

이 사주는 일간이 己土로 왔다. 사주구성은 월지를 寅목이 차지하고 있고 天干에 甲목이 있어 木 자체세력의 합은 37점에 불과하지만 水가 직접 木을 生하고 있어 木의 세력은 총 74점에 이르러 木이 가장 강하게 보인다. 木은 火에게 生을 준다 해도 다른 오행보다 여전히 세력이 더 旺하다는 것을 알 수 있다. 水는 金으로부터 17점의 生을 받아 총 37점이 되지만 다시 木에게 生을 주기 때문에 세력이 별로 남지 않는다. 地支에 寅申冲이 있기 때문에 木이 센지 金이 센지 따져야 하는데 地支의 申금을 보면 寅목과 甲목에게 포위당하고 있는 상황에서 水로부터 生을 받은 木이 旺해지면서 寅申冲이 일어나 金이 다치는 형국이다. 편두통은 대표적인 목병(木病)으로서 주로 木허증에서 나타나는 증상이지만, 이 경우는 木실증으로 인한 金허에서 비롯된 것으로서 고질적으로 편두통이 발생 한다면 관장(灌腸)을 먼저 시키면 쉽게 치료가 된다. 침 치료는 木의 氣가 실하므로 침 한 개로 족임읍 사법만 시술해도 편두통은 없어지겠지만 근본 치료는 장(腸)세척을 통한 숙변제거에 있다. 腸세척에 관한 내용은 지면 관계상 강의에서 논하기로 한다.

【임상치료】 ▶ 土金血 補 / 木氣 寫

전체 氣血 세력중 氣가 더 세므로 木의 氣[陽]인 족임읍을 寫하고, 土金의 血[陰]인 태백[土]과 경거[金]를 補한다.

【처방】 ▶ 침 - 1. 족임읍 寫 2. 태백 補 3. 경거 補

▶ 뜸 - 족삼리, 곡지 양혈(兩穴)에 직구뜸 5장 이상 매일 시행함

【木旺 2-4】 신 ●● (남) 음력 1987년 1월 20일 戌시

시	일	월	년
금/+	화/-	수/+	화/-
庚	丁	壬	丁
戌	酉	寅	卯
토/+	금/-	목/+	목/-

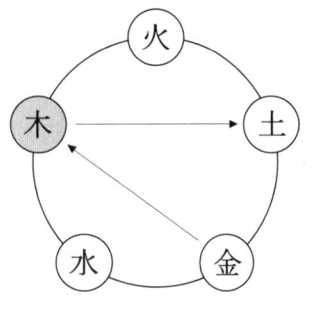

【증상】 수척(瘦瘠), 만성설사

【명리진단】 ▶ 卯酉冲, 丁壬[木], 卯戌[火]

이 사주는 일간이 丁火로 왔다. 사주구성은 월지를 寅목이 차지하고 있고 年支에 卯목이 있는데 日支와 年支에서 卯酉冲이 일어나고 있다. 地支에 卯酉冲이 있으므로 木이 센지 金이 센지 검토가 필요하다. 木은 자체세력 40점[寅목 30, 卯목10]에 水로부터 받은 16점[壬수8, 水가 金으로부터 받은 생8]의 生을 더하면 총 56점이 된다. 木은 다시 火에게 15점의 生을 주어 최종적으로 41점이 남게 된다. 金은 자체세력 27점에 土로부터 받은 20점[戌토10, 土가 火로부터 받은 生10]의 生을 더하면 47점이 되지만 다시 水에게 8점의 生을 주게 되어 최종적으로 39점만 남는다. 木과 金의 세력이 비슷하여 점수계산을 해 본 경우인데, 결국 木의 세력이 가장 강한 가운데 卯酉冲이 일어나 金이 더욱 약해진다고 볼 수 있다. 살이 과도하게 찌는 비만(肥滿)이나 살이 잘 찌지 않는 수척(瘦瘠)의 문제는 근본적으로 土[비위]의 작용에 달려 있다. 土에 해당하는 비장(脾臟)은 위(胃)가 잘게 부수어 놓은 음식물로부터 영양이 될 만한 물질을 골라내어 이것을 血로 바꾸어 인체를 영양하는 것인데, 만약 土가 약하면 비생혈(脾生血) 기능이 저하되어 영양공급 부족으로 인해 살이 찔 수가 없다. 또한 비장은 습(濕)을 싫어하고 조(燥)한 것을 좋아하는데, 만약 비장의 기능이 저하되어 운화(運化)기능이 떨어지면 체내 수액대사가 원활히 되지 않아 체내에 습(濕)이 쌓이게 되어 비만이 초래되는 것이다. 만성설사는 脾허로 인하여 비장에 濕이 쌓여 발생한 원인도 있으나, 여기에서는 金허로 인하여 장(腸)이 무력해진 원인도 함께 있다. 大腸의 무력을 개선하고 무른 변을 굳게 만들 수 있는 좋은 방법은 살아서 腸까지 전달되는 유산균을 꾸준히 복용하는 것이다.

【임상치료】 ▶ 土金血 補 / 木氣 寫

전체 氣血 세력중 氣가 더 세므로 木의 氣[陽]인 족임읍을 寫하고, 土金의 血[陰]인 태백[土]과 경거[金]를 補한다.

【처방】 ▶ 침 - 1. 족임읍 寫 2. 태백 補 3. 경거 補

▶ 뜸 - 족삼리, 곡지 양혈(兩穴)에 직구뜸 5장 이상 매일 시행함

— MEMO —

【木旺 2-5】 서 ●● (남) 음력 1980년 1월 30일 戌시

시	일	월	년
수/+	토/+	토/-	금/+
壬	戊	己	庚
戌	子	卯	申
토/+	수/-	목/-	금/+

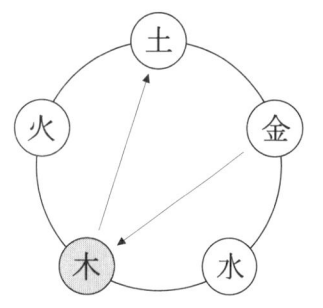

【증상】　　　　上치통
【명리진단】　▶ 卯戌[火]

이 사주는 일간이 戊土로 왔다. 사주구성은 월지를 卯목이 차지하고 있으며 바로 옆에서 子水가 卯木을 生하고 있어 木의 세력이 강하게 보인다. 또한 사주에 火의 오행이 없으므로 木의 세력이 빠져 나가지 않고 木의 오행으로 힘이 집중되고 있는 양상을 보이고 있다. 金을 보면 土로부터 生을 받아 총 34점이 되지만 다시 水를 生하기 위해 세력이 빠져나가므로 그다지 세다고 볼 수 없다. 결국 木은 자체세력 30점에 水의 총 세력 44점[子수20, 壬수7, 水가 金으로부터 받은 生17]을 더하면 74점으로 가장 강한 세력이라고 볼 수 있다. 전체적으로 보면 火의 오행이 나타나지 않아 木은 세지고 있으나, 반대로 土는 火로부터 生을 받지 못하여 土가 약해진다고 볼 수 있다. 치통은 크게 3가지 원인으로 나눌 수 있는데, 먼저 上치통은 土[위(胃)], 下치통은 金[대장(大腸)]의 문제이며, 만약 위[上]와 아래[下]에서 동시에 치통이 발생 한다면 이것은 뼈[骨]를 주관하는 水의 문제이며 원기(元氣)부족에서 오는 경우이다. 일반적으로 치통을 胃의 실열(實熱)에서 나타나는 증상으로만 보고 치료하는 오류를 많이 범하고 있는 것이 사실인데 이 부분 또한 해당 장부의 허(虛)와 실(實)을 정확히 구분하여 치료한다면 더욱 신속하게 통증을 가라앉힐 수 있다.

【임상치료】　▶ 土金氣 補 / 木血 寫

전체 氣血 세력중 血이 더 세므로 木의 血[陰]인 태충을 寫하고, 土金의 氣[陽]인 족삼리[土]와 상양[金]을 補한다.

【처방】　▶ 침 – 1. 태충 寫　2. 족삼리 補　3. 상양 또는 합곡 補
　　　　　▶ 뜸 – 족삼리, 곡지 양혈(兩穴)에 직구뜸 5장 이상 매일 시행함

【木旺 2-6】 민 ●● (남) 음력 1968년 12월 20일 寅시

시	일	월	년
수/+	수/+	화/+	토/-
壬	壬	丙	己
寅	子	寅	酉
목/+	수/-	목/+	금/-

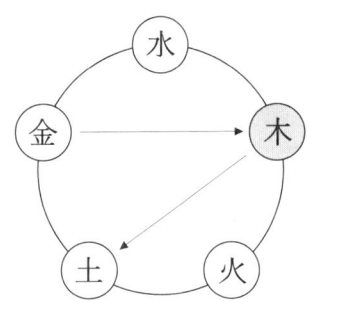

【증상】　　요통
【명리진단】　▶ 丙壬冲

이 사주는 일간이 壬水로 왔다. 사주구성을 보면 월지를 寅목이 차지하고 있고 時支에 같은 오행인 寅목이 있으며 子수가 직접 寅목을 生하고 있어 木의 세력이 강해지고 있다. 木 자체세력은 40점이며 여기에 水로부터 받은 45점[子수20, 壬수8, 壬수7, 水가 金으로부터 받은 生 10]을 더하면 총 85점으로 木이 가장 旺하다는 것을 쉽게 알 수 있다. 이 체질은 木실증으로 인한 土金허증인데, 地支를 보면 水生木이 들어와 木이 세지고 있는 상황에서 丙壬冲이 일어났다는 것이다. 그렇다면 火가 다치는지 水가 다치는지 검토가 필요한데, 여기에서는 金의 生을 받고 있는 水의 세력이 강하여 火가 다치는 형국이다. 즉 이 체질은 당연 土金을 보하는 치료가 선행되지만 앞서 살펴본 丙壬冲으로 인하여 후에 심장(心腸)과 관련한 증상이 나올 수 있으니 참고해야 한다. 요통은 木실증으로 인한 金허에서 온 것이므로 대장(大腸)의 문제이다. 일반적으로 요통 및 디스크는 水허[腎허]로 인한 경우가 많은 이유 때문에 치료에 있어서도 대부분 腎허로 판단하여 치료하는 오류를 범하고 있는데, 만약 위와 같은 체질을 腎허로 판단하여 水를 보(補)하는 치료가 들어간다면 효과도 없을 뿐만 아니라 오히려 水生木의 상황이 발생하여 더 강해진 木으로 말미암아 金이 허약해져 장(腸)의 약화를 더욱 초래하게 됨을 알아야 한다.

【임상치료】　▶ 土金血 補 / 木氣 寫

전체 氣血 세력중 氣가 더 세므로 木의 氣[陽]인 족임읍을 寫하고, 土金의 血[陰]인 태백[土]과 경거[金]를 補한다.

【처방】　　▶ 침 - 1. 족임읍 寫　2. 태백 補　3. 경거 補
　　　　　▶ 뜸 - 족삼리, 곡지 양혈(兩穴)에 직구뜸 5장 이상 매일 시행함

【木旺 2-7】 경 ●● (여) 1957년 1월 11일 寅시

시	일	월	년
목/+	수/-	수/+	화/-
甲	癸	壬	丁
寅	丑	寅	酉
목/+	토/-	목/+	금/-

【증상】　피부건조

【명리진단】　▶ 丁癸冲, 丁壬[木]

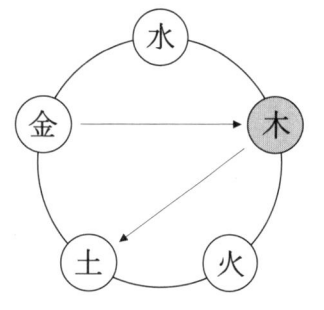

이 사주는 일간이 癸水로 왔다. 사주구성은 寅목이 월지를 차지하고 있으며, 時支와 天干에 寅목과 甲목이 있어 木의 세력이 강하게 보인다. 地支를 보면 木을 生하는 水의 오행이 보이지 않지만 天干에서 癸수와 壬수가 木을 生하고 있어 木이 더욱 왕(旺)해지고 있는 모습인데 여기에서 중요한 점은 癸수와 壬수가 과연 木을 生할 수 있는지? 여부다. 왜냐하면 만약 壬수와 癸수가 地支에 뿌리가 없이 단지 天干에만 떠있는 경우라면 이것은 허수(虛數)와도 같기 때문에, 즉 水의 힘을 발휘할 수가 없기 때문에 木을 生할 수가 없다. 地支를 보니 水의 뿌리가 될 만한 오행이 보이지 않지만 丑토를 자세히 보면, 丑토[丑=己辛癸]는 癸수를 품고 있어 이 丑中의 癸수가 천간에 떠있는 壬수와 癸수의 뿌리가 되어 水生木이 가능하다. 폐(肺)는 피부를 주관하는 장부인데[肺主皮毛], 피부건조는 金허의 전형적인 증상 중 하나로서 肺허증으로 인하여 肺의 선발기능[선발작용-피부가 건조해지지 않도록 폐가 피부에 津液(진액)과 衛氣(위기)를 공급해 주는 기능]이 제대로 이루어지지 못하여 비롯된 것이다. 점수계산만으로도 木이 가장 왕(旺)하다는 결론을 내릴 수 있겠지만 앞으로 난이도가 높은 임상사례를 접할수록 암장(暗藏)까지 참고하여 세력을 구분한다면 더욱 명확한 진단 결과를 이끌어 낼 수 있으리라 본다.

【임상치료】　▶ 土金血 補 / 木氣 寫

전체 氣血 세력중 氣가 너 세므로 木의 氣[陽]인 족임읍을 寫하고, 土金의 血[陰]인 태백[土]과 경거[金]를 補한다.

【처방】　▶ 침 - 1. 족임읍 寫　2. 태백 補　3. 경거 補

　　　　▶ 뜸 - 족삼리, 곡지 양혈(兩穴)에 직구뜸 5장 이상 매일 시행함

【木旺 2-8】 최 ●● (여) 음력 1953년 1월 28일 戌시

시	일	월	년
수/+	수/-	목/-	수/-
壬	癸	乙	癸
戌	亥	卯	巳
토/+	수/+	목/-	화/+

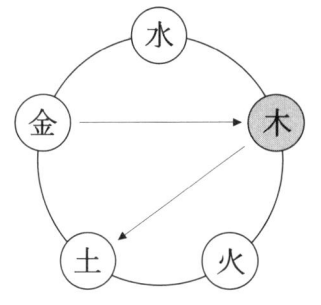

【증상】　소화불량, 구토

【명리진단】　▶ 巳亥冲

이 사주는 일간이 癸水로 왔다. 사주구성은 월주(月柱)가 木의 오행으로 이루어져 있으며 地支와 天干에서 水의 오행이 木을 生하고 있어 木의 세력이 강해 보인다. 木은 37점의 자체세력에 水로부터 받은 22점의 生을 더하면 총 59점에 이르러 火로 세력이 빠져나가더라도 여전히 가장 旺한 오행이라 할 수 있다. 巳亥冲은 정신적인 갈등을 의미하는데 다행히 여기에서는 地支에 巳亥冲이 있지만 중간에 끼어있는 卯木이 오히려 冲을 완화 시키는 역할을 하기 때문에 오행의 흐름이 亥水부터 시작하여 水生木 → 木生火로 흘러가게 하는 아름다움이 있다. 즉 巳亥冲이 있지만 바로 옆에 붙어서 冲하는 것보다 亥水가 손상을 덜 받는다는 의미이다. 또한 세력의 힘에 있어서 火는 水보다 약하지만 卯목이 巳화를 직접 生하고 있기 때문에 巳亥冲으로 인하여 火가 상처받기 보다는 오히려 木이 火를 도와주는 의미를 갖고 있다. 소화불량은 土허로 인하여 위(胃)가 약하여 발생한 것이며, 위(胃)의 氣는 마땅히 아래로 내려가야 정상이지만 목극토(木剋土)를 당한 胃의 氣가 하강(下降)하지 못하고 반대로 위[上]로 올라가 구토가 발생한 것이다[胃氣上逆].

【임상치료】　▶ 土金氣 補 / 木血 寫

전체 氣血 세력중 血이 더 세므로 木의 血[陰]인 태충을 寫하고, 土金의 氣[陽]인 족삼리[土]와 상양[金]을 補한다.

【처방】　▶ 침 − 1. 태충 寫　2. 족삼리 補　3. 상양 또는 합곡 補

▶ 뜸 − 족삼리, 곡지 양혈(兩穴)에 직구뜸 5장 이상 매일 시행함

【木旺 2-9】 조 ●● (여) 음력 1959년 1월 27일 酉시

시	일	월	년
토/-	화/-	화/-	토/-
己	丁	丁	己
酉	亥	卯	亥
금/-	수/+	목/-	수/+

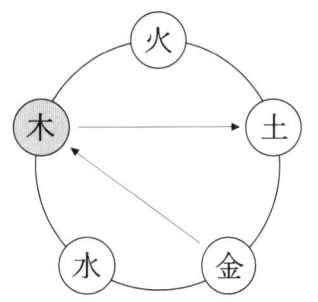

【증상】 만성피로, 요통, 편두통, 소화불량

【명리진단】 ▶ 卯酉冲, 亥亥

이 사주는 일간이 丁火로 왔다. 사주구성은 월지를 卯목이 차지한 가운데 양 옆에서 亥수가 卯목을 生하고 있어 木의 세력이 강하다는 것을 쉽게 알 수 있다. 水를 보면 亥亥 자형(自刑)을 이루고 있으며 자체세력 30점에 金으로부터 生을 받아 세력이 세지는 듯 하지만 다시 木을 生하기 위해 세력이 빠져 나가므로 최종적으로 木이 가장 왕(旺)한 오행이라고 할 수 있다. 地支를 보면 木이 가장 센 가운데 卯酉冲이 발생하여 金이 약해지는 형국이다. 冲은 두 가지로 요약 될 수 있는데 하나는 水火충이요 다른 하나는 木金충이다. 水火冲은 정신(精神)충을 말하며, 木金충은 혼백(魂魄)충을 의미하는데 精神冲은 말 그대로 정신적인 문제나 갈등을 나타내며 魂魄충은 육체적인 문제나 인체 장부의 불균형이 심각해질 수 있음을 나타낸다. 만성피로는 木허증인 간의 기능이 저하될 때 주로 나타나는 증상이지만, 여기에서의 만성피로는 첫째, 土허[비위허]로 인하여 비장의 혈액을 만들어내는 기능[脾生血]이 떨어져 인체가 충분히 영양을 받지 못하여 온 것이며 둘째, 金허로 인한 장(腸)의 숙변에서 발생하는 암모니아 가스도 원인으로 작용하고 있다. 요통, 편두통은 金허로 인한 대장의 숙변이 직접적 원인이다.

【임상치료】 ▶ 土金氣 補 / 木血 寫

전체 氣血 세력중 血이 더 세므로 木의 血[陰]인 태충을 寫하고, 土金의 氣[陽]인 족삼리[土]와 상양[金]을 補한다.

【처방】 ▶ 침 – 1. 태충 寫 2. 족삼리 補 3. 상양 또는 합곡 補
▶ 뜸 – 족삼리, 곡지 양혈(兩穴)에 직구뜸 5장 이상 매일 시행함

【木旺 2-10】 김 ●● 양력 1984년 11월 16일 卯시

시	일	월	년
화/-	목/+	목/-	목/+
丁	甲	乙	甲
卯	寅	亥	子
목/-	목/+	수/+	수/-

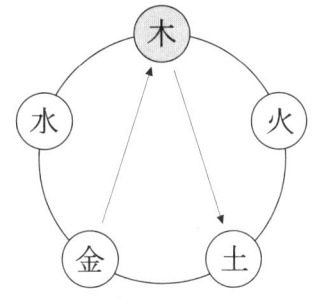

【증상】 식욕부진, 복통

【명리진단】 ▶ 寅亥[木]

이 사주는 일간이 甲木으로 왔다. 사주구성은 월지를 亥수가 차지하고 있으며 바로 옆에 子水까지 있어 水가 세게 보인다. 그러나 水를 生하는 金의 오행이 없는 상황에서 木을 보면 地支에 寅목과 卯목이 있고, 天干에 떠있는 대부분의 세력을 木이 차지하고 있어 木의 세력도 만만치 않다. 木은 자체세력 53점에 水로부터 받은 40점의 生을 합하면 총 93점으로 木이 가장 旺하다고 할 수 있다. 체질구성이 水, 木, 火 3개의 오행만으로 되어 있으면서 전체적으로 오행의 흐름이 木으로 집중되고 있으며, 火를 살펴보면 현재 火는 천간에 丁화 하나만 떠있는데 木으로부터 生을 받고 있는 상황이라 별 문제가 없는 듯 보이지만 문제는 목다화식(木多火熄)이 될 수 있다는 점이다. 木多火熄이란? 木으로부터 받는 生이 너무 과다하여 火가 꺼진다는 의미인데 즉 火는 木으로부터 生을 받음에 있어 火의 세력이 아주 약한 상태에서 위의 경우처럼 굉장히 강한 木이 火를 生하였을 때 火는 오히려 木에 짓눌려 불이 꺼진다는 의미이다. 예를 들면, 자그마한 불씨가 겨우 살아있는데 여기에다 불씨를 살리겠다고 하여 나무 한 트럭을 부어 불을 꺼지게 하는 이치와 같다. 식욕부진은 土허증[비위허증]의 대표적인 질환으로서 비장이 약해지면 입맛이 없어진다. 복통은 木剋土에 의한 胃허증에서 발생하였으므로 태충을 寫하거나 족삼리만 補해도 된다.

【임상치료】 ▶ 土金血 補 / 木氣 寫

전체 氣血 세력중 氣가 더 세므로 木의 氣[陽]인 족임읍을 寫하고, 土金의 血[陰]인 태백[土]과 경거[金]를 補한다.

【처방】 ▶ 침 – 1. 족임읍 寫 2. 태백 補 3. 경거 補

▶ 뜸 – 족삼리, 곡지 양혈(兩穴)에 직구뜸 5장 이상 매일 시행함

【木旺 3-1】 황 ●● (여) 음력 1954년 1월 5일 亥시

시	일	월	년
목/-	목/-	화/+	목/+
丁	乙	丙	甲
亥	未	寅	午
수/+	토/-	목/+	화/-

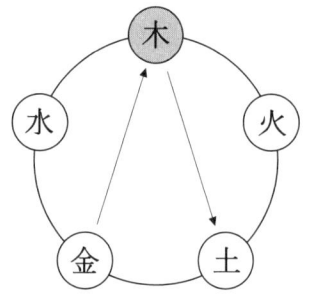

【증상】　　갑상선암

【명리진단】　▶ 寅亥[木], 午未[火]

이 사주는 日干이 乙木으로 왔다. 월지를 寅목이 차지하고 있으며 天干에 乙목과 甲목 등이 있어 木자체의 세력만으로도 강하게 보인다. 또한 木은 지지의 亥수로부터 生을 받아 더욱 세지고 있다. 火를 보면 木으로부터 직접 生을 받아 세력이 세진 듯 하지만 다시 土를 生하기 위해 火의 세력이 빠져 나가고 있다. 전체적으로 木이 가장 旺하므로 木실증으로 판단 할 수 있다. 갑상선암은 土허증이 원인이며 갑상선암을 포함하여 갑상선의 문제는 대부분 土허증[脾胃허증]에서 비롯되지만 간혹 土실증에서도 나타난다. 변증에 있어서 가장 중요한 점은 증상을 통해 장부(臟腑)의 허실(虛實)을 알아내는 것보다 오히려 장부의 허실을 먼저 파악한 후 증상을 들여다보는 안목이 필요하다. 왜냐하면 같은 증상이라 하더라도 허(虛)증에서도 나타나지만 실(實)증에서도 나타날 수 있기 때문이다. 예를 들면, 편두통은 간양(肝陽)이 떠서 간(肝)의 열(熱)이 인체의 머리로 올라간 증상이므로 肝의 實증이라고 대부분 생각하고 있다. 맞는 말이다. 그러나 편두통은 肝에 실열(實熱)이 있을 때 발생할 뿐만 아니라 허열(虛熱)이 있을 때도 발생한다는 점이다. 즉 肝허증에서도 얼마든지 나올 수 있는 증상인 것이다. 이것을 편두통이라는 "증상"에만 얽매인 나머지 편두통은 肝실증에서 비롯된 것이다 라는 고정관념을 갖고 있는 한 치료확률을 끌어올리기 어렵다는 것은 주지의 사실이다. 의역삼침법을 통해 장부의 虛와 實을 파악하여 증상을 들여다본다면 오진(誤診)도 줄일 수 있을 뿐만 아니라 치료도 훨씬 간단하고 쉽게 할 수 있으리라 확신한다.

【임상치료】　　▶ 土金血 補 / 木氣 寫

전체 氣血 세력중 氣가 더 세므로 木의 氣[陽]인 족임읍을 寫하고, 土金의 血[陰]인 태백[土]과 경거[金]를 補한다.

【처방】
▶ 침 – 1. 족임읍 寫 2. 태백 補 3. 경거 補
▶ 뜸 – 족삼리, 곡지 양혈(兩穴)에 직구뜸 5장 이상 매일 시행함

MEMO

【木旺 3-2】 김 ●● (남) 음력 1974년 9월 11일 亥시

시	일	월	년
목/-	토/-	목/+	목/+
乙	己	甲	甲
亥	亥	戌	寅
수/+	수/+	토/+	목/+

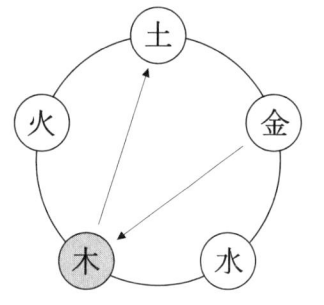

【증상】 고혈압

【명리진단】 ▶ 甲己[土], 亥亥

이 사주는 日干이 己土로 왔다. 月支를 戌土가 차지하고 있으나 土를 生하는 火의 오행은 보이지 않는다. 水를 보니 亥亥가 自刑을 이루고 있고 水를 生하는 金이 없다. 木을 보니 年支에 寅목이 있으며 天干에 甲목과 乙목이 있어 木의 세력이 土의 세력과 거의 비슷해 보인다. 그런데 木은 水로부터 生을 받으며 세력이 세지고 있지만 土를 生하는 火의 세력은 전혀 보이지 않고 있다. 木은 자체세력 32점에 水로부터 받은 30점을 더하면 총 62점이 되어 木이 가장 왕한 오행이라 할 수 있다. 문제는 土가 견디기 어렵다는 점이다. 사주구성에 있어서 月支를 차지한 오행은 "강자(强者)"에 해당하는데 월지를 차지했던 戌土가 水와 木의 오행에 포위되어 木剋土를 당하여 土는 약해지고 있으며[强化爲弱-강한 자가 다시 약해지는 것], 또한 천간의 己土도 戌土와 마찬가지로 水[亥수]와 木[乙목, 甲목]에 둘러싸여 공격을 받고 있는 형국이라 土가 아주 위태롭다고 할 수 있다. 고혈압은 腸에 쌓인 숙변으로 인해 체내 독소가 발생하면서 血을 탁하게 한 것으로서 金허[大腸허]가 직접적인 원인이다. 즉 이 체질에 있어서 병의 출발은 大腸의 숙변이다.

【임상치료】 ▶ 土金血 補 / 木氣 寫

전체 氣血 세력중 氣가 더 세므로 木의 氣[陽]인 족임읍을 寫하고, 土金의 血[陰]인 태백[土]과 경거[金]를 補한다.

【처방】 ▶ 침 – 1. 족임읍 寫 2. 태백 補 3. 경거 補

▶ 뜸 – 족삼리, 곡지 양혈(兩穴)에 직구뜸 5장 이상 매일 시행

【木旺 3-3】 김 ●● (여) 음력 1949년 2월 16일 申시

시	일	월	년
수/+	목/+	화/-	토/-
壬	甲	丁	己
申	辰	卯	丑
금/+	토/+	목/-	토/-

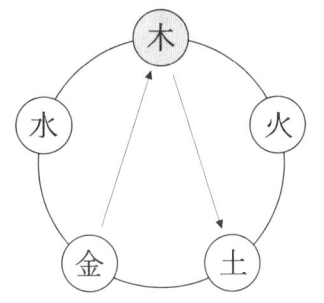

【증상】　　　손과 발이 차갑다[手足冷症]

【명리진단】　▶ 甲己[土], 丁壬[木]

이 사주는 日干이 甲木으로 왔다. 월지를 卯목이 차지하고 있고 木을 生하는 水는 時干에 壬수 하나가 보이지만 생이 가능한지는 검토가 필요하다. 天干의 壬수는 바로 아래에 있는 申금[申=庚壬]中의 壬수에 뿌리를 갖고 살아 있으므로 木을 生하는 것[水生木]이 가능하다. 土의 세력도 地支에 辰토와 丑토 그리고 천간에 己토가 있어 자체세력의 합이 37점으로 만만치 않다. 하지만 뿌리가 없이 겨우 卯목에 의지하여 木生火를 받고 있는 丁화로부터 土는 완전한 生을 받기가 어렵다. 金을 보면 時支에 있는 申금이 土로부터 生을 받지만 金의 그릇이 10점에 불과하여 받을 수 있는 生은 10점에 불과하다. 金은 土로부터 10점의 生을 받아 총 20점이 되지만 다시 壬수를 生하므로 결국 13점만 남게 되어 세력이 그다지 세다고 할 수 없다. 단순 점수로는 土金쪽으로 세력이 약간 더 세지만 이 체질은 木이 가장 강하다고 볼 수 있다. 왜냐하면 地支에 단순히 卯목만 있었다면 자칫 위태로울 수 있었으나 辰토[辰=戊癸乙]속에 癸乙이 있고 丑토[丑=己辛癸]속에 辛癸가 있으며, 또한 申금[申=庚壬]속에 壬수가 있어 이러한 세력들이 水木의 바탕을 이루고 있기 때문이다. 수족냉증은 대개 심장이 약하여 혈액순환의 문제에서 주로 발생하지만, 여기에서는 木剋土로 인하여 胃가 약해져 심장의 熱을 팔과 다리까지 전달을 못한 것이 원인이다.

【임상치료】　▶ 土金氣 補 / 木血 寫

전체 氣血 세력중 血이 더 세므로 木의 血[陰]인 태충을 寫하고, 土金의 氣[陽]인 족삼리[土]와 상양[金]을 補한다.

【처방】　　▶ 침 – 1. 태충 寫 2. 족삼리 補 3. 상양 또는 합곡 補

　　　　　　▶ 뜸 – 족삼리, 곡지 양혈(兩穴)에 직구뜸 5장 이상 매일 시행함

【木旺 3-4】 최 ●● (여) 음력 1950년 2월 7일 亥시

시	일	월	년
목/-	토/-	토/-	금/+
乙	己	己	庚
亥	未	卯	寅
수/+	토/-	목/-	목/+

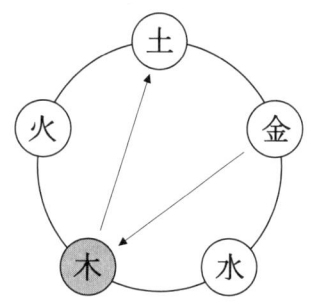

【증상】 손가락 관절 통증

【명리진단】 ▶ 乙庚[金], 亥卯未[木]

이 사주는 日干이 己土로 왔다. 월지를 卯목이 차지하고 있으며 옆에 寅목이 있는 가운데 木은 亥수로부터 生을 받고 있다. 또한 三合 중 하나인 亥卯未가 木局을 이루고 있어 木의 자체세력에 힘을 더하고 있다. 만약 위 사주구성이 亥卯未 중에서 왕지(旺支)에 해당하는 卯목이 月支를 차지하지 못하고 대신 未토나 亥수가 月支를 차지하고 있었다면 木局이 성립되기는 하지만 木의 힘을 제대로 발휘하기가 어렵다. 그래서 삼합(三合)의 성립여부는 旺支를 나타내는 오행의 위치가 어디에 있는지에 따라 해당오행의 힘의 세기가 결정되는 것이다. 土를 보면 어느 정도 세력은 있는 듯 보이나 火로부터 生을 받지 못한 채 가장 강한 세력인 木으로부터 직접 剋을 당하여 손상을 입고 있다. 天干에 떠있는 庚금도 뿌리가 없는 상태에서 庚금 바로 아래에 寅목이 버티고 있어 역극(逆剋)을 당하는 위태로운 상황에 놓여있다. 손가락 관절 통증은 여러 가지 원인이 있지만, 여기에서는 사지(四肢)를 주관하는 土허증에서 비롯된 문제이다.

【임상치료】 ▶ 土金氣 補 / 木血 瀉

전체 氣血 세력중 血이 더 세므로 木의 血[陰]인 태충을 瀉하고, 土金의 氣[陽]인 족삼리[土]와 상양[金]을 補한다.

【처방】 ▶ 침 – 1. 태충 瀉 2. 족삼리 補 3. 상양 또는 합곡 補

▶ 뜸 – 족삼리, 곡지 양혈(兩穴)에 직구뜸 5장 이상 매일 시행함

【木旺 3-5】 차 ●● (남) 음력 1954년 11월 6일 子시

시	일	월	년
토/+	금/+	목/-	목/+
丙	庚	乙	甲
子	寅	亥	午
수/-	목/+	수/+	화/-

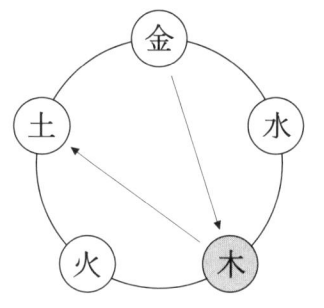

【증상】 정력문제

【명리진단】 ▶ 甲庚冲, 乙庚[金], 子午冲, 寅亥[木]
이 사주는 日干이 庚金으로 왔다. 월지를 亥수가 차지하고 있으며 시지에도 子수가 있어 水의 세력이 상당해 보인다. 그러나 天干에 떠있는 庚금을 보니 地支에 뿌리도 없는 상태에서 甲庚冲까지 일어나 水를 生하기가 어려워 보인다. 天干에 甲庚冲이 있기 때문에 金이 강한지 木이 강한지 따져야 하는데 여기에서는 金이 다친다. 왜냐하면 寅목은 地支에 있는 亥수와 子수로부터 직접 生을 받으면서 寅목 바로 위에 있는 庚금을 공격하고 있기 때문이다. 전체적으로 木이 旺한 가운데 土金허증이 초래된 경우인데, 정력(精力)의 문제는 주로 水허증[腎虛]에서 많이 발생하지만, 여기에서는 土허[脾胃허]증에서 비롯된 경우로써 胃가 약하여 위기하강(胃氣下降)이 제대로 되지 못하여 발생한 것이다. 이 환자는 신장(腎臟)이 구조적으로 약하여 발생한 정력약화라기 보다는 胃가 심장의 열(熱)을 가지고 신장까지 내려가지 못한데서 생긴 문제이므로 胃를 補하여 위기하강(胃氣下降)이 정상적으로 이루어진다면 어렵지 않게 치료가 가능하다. 이러한 경우는 아래 처방에 중완, 하완 그리고 천추 양혈(兩穴)을 추가하면 胃 기능을 빠르게 회복시킬 수 있다.

【임상치료】 ▶ 土金血 補 / 木氣 寫
전체 氣血 세력중 氣가 더 세므로 木의 氣[陽]인 족임읍을 寫하고, 土金의 血[陰]인 태백[土]과 경거[金]를 補한다.

【처방】 ▶ 침 - 1. 족임읍 寫 2. 태백 補 3. 경거 補
▶ 뜸 - 족삼리, 곡지 양혈(兩穴)에 직구뜸 5장 이상 매일 시행함

【木旺 3-6】 서 ●● (남) 음력 1952년 2월 19일 寅시

시	일	월	년
화/+	토/-	수/-	수./+
丙	己	癸	壬
寅	未	卯	辰
목/+	토/-	목/-	토/+

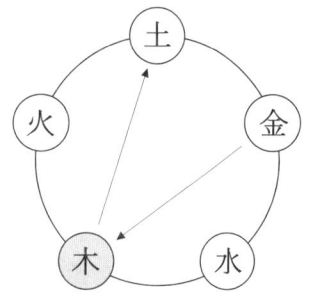

【증상】 右옆구리통증[右脇痛]

【명리진단】 ▶ 丙壬冲, 寅卯辰[木]

이 사주는 日干이 己土로 왔다. 월지에 卯목이 있고 지지를 보면 寅卯辰 木局이 성립되어 木이 더욱 旺해지고 있다. 특히 위와 같이 왕지(旺支)에 해당하는 卯목이 月支를 차지하면서 이루어진 寅卯辰 木局은 거의 완전한 형태의 方合이라고 할 수 있다. 만약 時支에 있는 寅목이 卯辰과 떨어지지 않고 日支에 위치해 있었다면 더욱 공고한 木局이 성립될 수 있다. 체질판별시 三合을 이루었을 경우 10점 정도를 점수계산에 플러스 시킬 수 있다면, 方合은 局을 이루는 해당 오행의 세력에 15점에서 20점 정도의 추가점수를 더 고려해 줄 만큼 삼합에 비해 세력이 더 세지는 것이다. 즉 方合이 미치는 영향력은 三合보다 더 크며, 예를 들면 사주의 전체 판을 100으로 보았을 때 方合이 이루어진 경우는 15점에서 20점을 추가로 줄 수 있어 전체판이 115점에서 120점의 판[局]이 되는 것이다. 즉 이 체질에서는 木局이 방합을 이루고 있으므로 전체 판세는 115점이 되며 木의 세력을 계산할 때 15점 정도를 더한 것이 木의 자체세력 점수가 된다. 따라서 木은 자체세력이 총 55점[卯목30, 寅목10, 木局15]이 되며 水로부터 받은 15점의 生을 더해 총 70점으로 가장 旺하다고 볼 수 있다. 옆구리통증[협통]은 木실증 또는 木허증에서도 나올 수 있는 肝의 대표적인 증상[木病이라 칭함] 중 하나로서, 여기에서 협통은 木실증으로 인해 간(肝)에 열(熱)이 발생한 경우이다. 이러한 경우 환자의 좌측 태충혈(LR3)에 침 한 개만 시술하여 영수보사를 해주면 곧바로 肝의 熱이 내려가 협통이 사라지는 針의 묘미를 느낄 수 있을 것이다.

【임상치료】 ▶ 土金氣 補 / 木血 寫

전체 氣血 세력중 血이 더 세므로 木의 血[陰]인 태충을 瀉하고, 土金의 氣[陽]인 족삼리[土]와 상양[金]을 補한다.

【처방】
▶ 침 – 1. 태충 瀉 2. 족삼리 補 3. 상양 또는 합곡 補
▶ 뜸 – 족삼리, 곡지 양혈(兩穴)에 직구뜸 5장 이상 매일 시행함

【木旺 3-7】 박 ●● (여) 음력 1942년 1월 12일 寅시

시	일	월	년
토/+	금/+	수/+	수/+
戊	庚	壬	壬
寅	戌	寅	午
목/+	토/+	목/+	화/-

【증상】 변비, 만성피로

【명리진단】 ▶ 寅午戌[火]

이 사주는 日干이 庚金으로 왔다. 月支를 寅목이 차지하고 있으며 時支에도 寅목이 있어 木의 세력이 강해 보인다. 그러나 日支의 戌토를 보면 午화로부터 生을 받아 土의 세력도 木의 세력과 거의 비슷하기 때문에 木과 土 중 어느 오행이 더 센지 자세한 검토가 필요하다. 庚금을 보면 地支에 뿌리가 되는 金의 오행이 없어 위태롭게 보이지만 戌토[戌=戊丁辛]의 辛금이 庚금의 뿌리가 될 수 있으며, 또한 庚금 바로 아래에 있는 戌토와 天干의 戊토로부터 土生金을 받고 있다. 그리고 이 庚금은 강하지는 못하지만 바로 옆에 있는 壬수를 生하고 있으나 壬수는 地支나 암장을 살펴보아도 水의 뿌리가 될 만한 오행이 보이지 않는다. 그러나 위 경우처럼 비록 壬수가 뿌리가 없는 상태에서 天干에 떠있으나 庚금이 바로 옆에 위치한 상태에서 生을 해주고 있기 때문에 미약하나마 水가 살아 있을 수 있고, 또한 水는 木에게 완전한 生을 주지는 못하지만 약하게나마 水는 木을 生할 수가 있다. 결국 체질판별의 중요한 점 중 하나는 난이도가 높아질수록 전체적인 판[局]의 환경을 살펴서 분석해 들어가는 안목이 필요하다고 하겠다. 변비는 만병의 근원이라 할 만큼 모든 병의 출발이 될 수 있는데, 특히 변비가 발생하면 대장에서는 체내의 독소로 작용하는 암모니아 가스가 발생하게 되며 이 모든 독소를 제거하기 위해 간(肝)은 해독작용을 위해 더욱 노력해야 하는 상황이 된다. 그러나 체내의 독소가 쌓일수록 肝은 해독능력에 한계를 느껴 만성피로를 유발하게 된다. 만성피로는 肝허증의 대표적인 증상이지만 여기에서의 피로는 변비로 인한 체내독소를 肝에서 제대로 해독하지 못하여 발생한 것이다. 즉 肝 치료가 아닌 변비를 없애는 것이 치료의 지름길이다.

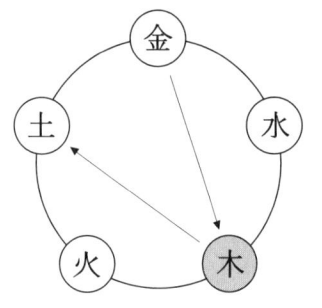

【임상치료】　　▶ 土金血 補 / 木氣 寫

　　　　　　　전체 氣血 세력중 氣가 더 세므로 木의 氣[陽]인 족임읍을 寫하고, 土金의 血[陰]인 태백[土]과 경거[金]를 補한다.

【처방】　　　▶ 침 – 1. 족임읍 寫　2. 태백 補　3. 경거 補

　　　　　　　▶ 뜸 – 족삼리, 곡지 양혈(兩穴)에 직구뜸 5장 이상 매일 시행함

【木旺 3-8】 최 ●● (여) 음력 1937년 1월 15일 卯시

시	일	월	년
목/-	수/-	수/+	화/-
乙	癸	壬	丁
卯	未	寅	丑
목/-	토/-	목/+	토/-

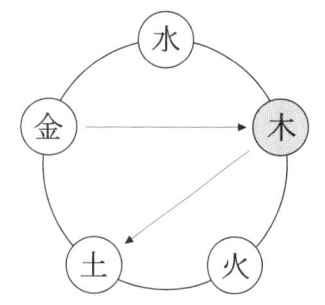

【증상】 빈혈[어지러움]

【명리진단】 ▶ 丁癸冲, 丑未冲, 丁壬[木]

이 사주는 日干이 癸水로 왔다. 天干에는 丁癸冲이 있고 地支에는 丑未冲이 있다. 木을 보면 月支를 寅목이 차지하고 있으며 時支에 卯목, 그리고 천간에 乙목이 있어 木자체만으로도 세력이 강해 보인다. 木을 生하는 水를 보니 천간에 癸수와 壬수가 있는데 地支를 살펴보니 水의 오행이 보이지 않아 壬수와 癸수가 과연 木을 生할 수 있는지는 검토가 필요하다. 그러나 年支에 있는 丑토[丑=己辛癸]는 辛금과 癸수를 품고 있어 미약하나마 壬수와 癸수의 뿌리가 될 수 있기 때문에 木을 生할 수 있다. 土를 보면 丑토와 未토가 丑未冲을 일으킨 土의 세력이 조금 더 세질 수는 있겠으나 丑토와 未토 사이에 寅목이 끼어있어 土가 冲을 하더라도 완전한 힘을 발휘하기에는 어렵다고 할 수 있다. 또한 土는 천간에 떠있는 丁화의 生을 받는다고 하지만 여전히 木보다는 세력이 약하다. 비장(脾臟)은 血을 생산하는 중요한 기능을 가지고 있는데 빈혈은 土에 해당하는 비장이 약하여 비롯된 것이다.

【임상치료】 ▶ 土金氣 補 / 木血 寫

전체 氣血 세력중 血이 더 세므로 木의 血[陰]인 태충을 寫하고, 土金의 氣[陽]인 족삼리[土]와 상양[金]을 補한다.

【처방】 ▶ 침 - 1. 태충 寫 2. 족삼리 補 3. 상양 또는 합곡 補

▶ 뜸 - 족삼리, 곡지 양혈(兩穴)에 직구뜸 5장 이상 매일 시행함

【木旺 3-9】 나 ●● (여) 음력 1972년 1월 11일 巳時

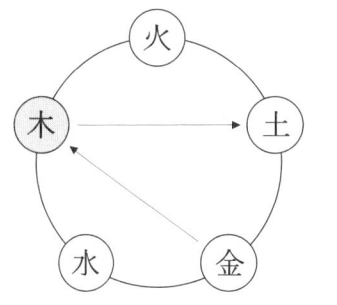

시	일	월	년
수/-	화/+	수/+	수/+
癸	丙	壬	壬
巳	戌	寅	子
화/+	토/+	목/+	수/-

【증상】　　만성소화불량

【명리진단】　▶ 丙壬冲

이 사주는 日干이 丙火로 왔다. 사주 구성은 월지를 寅목이 차지한 가운데 壬子 日柱와 寅목 바로 위에 있는 壬수가 寅목을 生하여 木의 세력이 강해지고 있다. 戌土도 巳화로부터 生을 받아 土의 세력도 만만치 않다. 전체적으로 火土의 세력이 연합하여 水木의 세력과 대적하는 양상을 보이고 있는데 여기에서는 水의 지원을 받고 있는 木이 더 旺하다. 또한 土와 木이 대립하는 상황에서 강한 寅木이 戌土를 헨하여 직접적으로 胃가 약해지는 문제를 드러내고 있다. 이와 같이 세력이 비슷하면서 두 세력이 대립하는 양상을 전국(戰局)이라 하는데 이러한 경우 冲이 없다 하더라도 헨을 당한 오행은 상당한 손상을 받을 수 있음을 알아야 한다. 소화불량은 체질에 관계없이 나타나는 증상이기도 한데 음식물로 인한 경우는 먼저 소통(疏通)을 시키는 것이 가장 좋은 방법이다. 소통시키는 방법은 삼초경락이 흐르는 4번째 손가락을 사혈(瀉血)하거나 심한 경우는 십선혈[10개 손가락의 끝부분]을 따주어야 한다. 그리고 난 후 배수혈인 위유(胃俞) 부위를 지압을 통해 풀어주면 된다. 이 체질의 경우는 胃허증에서 비롯된 만성 소화불량이므로 아래 처방에 중완, 하완 그리고 천추 兩穴을 추가하여 胃를 정상 상태로 되돌리는 것이 필요하다. 또한 족삼리와 곡지에 직구뜸을 꾸준히 뜨는 것이 중요하다.

【임상치료】　▶ 土金血 補 / 木氣 瀉

전체 氣血 세력중 氣가 더 세므로 木의 氣[陽]인 족임읍을 瀉하고, 土金의 血[陰]인 태백[土]과 경거[金]를 補한다.

【처방】　　▶ 침 - 1. 족임읍 瀉　2. 태백 補　3. 경거 補

▶ 뜸 - 족삼리, 곡지 양혈(兩穴)에 직구뜸 5장 이상 매일 시행함

【木旺 3-10】 조 ●● (여) 음력 1955년 8월 24일 子시

시	일	월	년
수/+	수/-	목/-	목/-
壬	癸	乙	乙
子	卯	酉	未
수/-	목/-	금/-	토/-

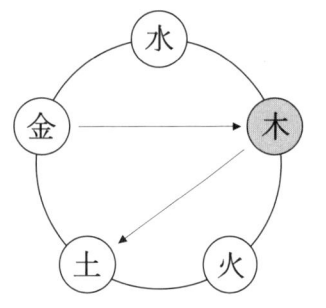

【증상】 요통, 관절통, 소화불량, 고혈압, 충혈, 편두통, 빈뇨, 불면, 심계

【명리진단】 ▶ 卯酉冲

이 사주는 日干이 癸水로 왔다. 이 체질은 日支와 月支 사이에 卯酉冲이 있기 때문에 건강의 문제가 크게 대두될 수 있으며 같은 冲이라 하더라도 이처럼 日支와 月支에서 冲이 일어나면 건강에 있어서도 매우 조심을 해야 하는 경우이다. 한편 체질에 나타난 오행 대부분이 陰[血]으로만 깔려있어 氣[陽]가 절대적으로 부족하다는 것이 한눈에 나타나고 있다. 氣는 血이 오장육부를 포함하여 손끝과 발끝까지 혈액이 통하도록 끌고 다니는 원동력이다[氣爲血師]. 그래서 血은 氣가 없이는 조금도 움직이지 못하며 쓸모없는 액체와 같기 때문에 氣가 없이 血로만 구성된 체질은 氣가 절대적으로 부족하여 기체[氣滯-氣가 흐르지 못하고 정체되는 것]가 여기저기에서 발생하게 된다. 또한 氣가 가야 血이 가는 법인데[氣行則血行] 氣가 가지 못하면 血도 따라가지 못하여 혈체(血滯)까지 야기하게 되는 것이다. 다시 체질을 보면, 日支의 卯목은 水로부터 生을 받아 세력이 세지고 있고, 地支의 酉금은 年支의 未토로부터 土生金을 받아 세력이 세지면서 卯목과 정면 충돌을 벌이고 있는 형국이다. 이와 같이 日支와 月支에서 발생한 卯酉冲은 木과 金이 정면으로 부딪치는 상황으로서 육체의 밸런스를 가장 크게 무너뜨리는 결과를 초래하게 되며, 기체(氣滯)까지 겹쳐 몸이 여기저기 아플 수밖에 없는 체질이다. 그러나 위에 나타난 대부분의 병증은 대부분 木火허증에서 자주 발생하는 증상들인데 여기에서 이런 증상들이 많이 나타난 이유는 土金허증으로 인해 기체(氣滯)가 심해졌기 때문이다. 치료는 상기 증상들이 사라질 때까지 족삼리와 곡지에 각각 30장 이상씩 직구뜸을 매일 시행하되 침 치료를 병행한다면 치료효과를 극대화

시킬 수 있다.

【임상치료】 ▶ 土金氣 補 / 木血 寫

전체 氣血 세력중 血이 더 세므로 木의 血[陰]인 태충을 寫하고, 土金의 氣[陽]인 족삼리[土]와 상양[金]을 補한다.

【처방】 ▶ 침 – 1. 태충 寫 2. 족삼리 補 3. 상양 또는 합곡 補

▶ 뜸 – 족삼리, 곡지 양혈(兩穴)에 직구뜸 5장 이상 매일 시행함

【木旺 3-11】 최 ●● (여) 음력 1982년 1월 18일 子時

시	일	월	년
화/+	목/-	수/+	수/+
丙	乙	壬	壬
子	丑	寅	戌
수/-	토/-	목/+	토/+

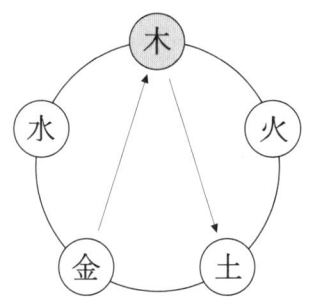

【증상】　　탈항[치질]

【명리진단】　▶ 丙壬冲, 子丑[土]

이 사주는 日干이 乙木으로 왔다. 사주구성은 月支를 寅목이 차지하고 있고 地支의 子수와 天干에 떠있는 壬수가 木을 生하고 있어 어렵지 않게 木이 가장 세다는 것을 알 수 있다. 그러나 壬수의 뿌리가 보이지 않아 木을 生하는 것이 가능한지 여부는 검토가 필요한데 여기에서는 水生木이 가능하다. 天干의 壬水가 살아 있는 이유는 地支에 子수가 있고 丑토[丑=己辛癸]속에 癸수가 있으며 또한 年支의 戌토[戌=戊丁辛]속에 辛금이 있어 壬수의 뿌리가 될 수 있기 때문이다. 결론적으로 암장에 있는 金으로부터 生을 받은 水는 다시 生木을 하여 木이 가장 旺하게 되는 것을 알 수 있다. 치질은 명칭에 따라 여러 가지가 있으나 여기에서 언급된 것은 탈항(脫肛)이다. 항문주위의 정맥에 피가 뭉쳐 혹처럼 생긴 것을 치핵이라 하는데 이러한 치핵이 항문 밖까지 빠져나온 상태를 탈항(脫肛)이라 한다. 주로 출산 후 또는 변비가 있는 경우에 많이 발병하는데 여기에서는 土金허증에서 비롯된 것이라고 볼 수 있다. 요즘엔 외과적 수술을 많이 하고 있지만 한방적인 수술요법으로도 치료가 가능하며 재발률 또한 낮다. 치핵이 너무 많이 밖으로 나오고 통증이 심한 경우 간단한 처치 방법으로는 체질과 상관없이 수지침을 횡자로 백회[GV20]에 시침하여 통증이 가라앉을 때까지 그대로 둔다.

【임상치료】　▶ 土金血 補 / 木氣 寫

전체 氣血 세력중 氣가 더 세므로 木의 氣[陽]인 족임읍을 寫하고, 土金의 血[陰]인 태백[土]과 경거[金]를 補한다.

【처방】　▶ 침 - 1. 족임읍 寫　2. 태백 補　3. 경거 補

　　　　▶ 뜸 - 족삼리, 곡지 양혈(兩穴)에 직구뜸 5장 이상 매일 시행함

【木旺 3-12】 정 ●● (여) 음력 1983년 1월 27일 丑시

시	일	월	년
수/-	토/+	목/-	수/-
癸	戊	乙	癸
丑	戌	卯	亥
토/-	토/-	목/-	수/+

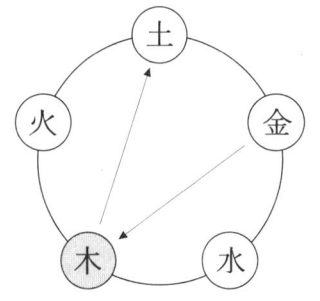

【증상】 갑상선 기능항진

【명리진단】 ▶ 戊癸[火], 卯戌[火]

이 사주는 日干이 戊土로 왔다. 사주구성을 보면 년주(年柱)와 월주(月柱)가 모두 水木의 오행으로 구성이 되어 있고, 시주(時柱)를 보면 癸丑으로서 水와 土의 오행으로 구성된 것 같지만 丑土[丑=己辛癸]안에 癸수가 있어 時柱를 이루고 있는 癸丑 역시 水의 의미를 담고 있다고 할 수 있다. 즉 전체적인 판[局]의 구성이 년주, 월주, 시주까지 모두 水木으로 이루어진 느낌을 주고 있다. 문제는 土다. 土가 위태로운 이유는 전체적으로 보면 년주(年柱), 월주(月柱) 그리고 시주(時柱) 사이에 土에 해당하는 戊戌 日柱가 중간에 끼어있어 水木의 세력이 土를 포위하여 공격하고 있는 형국이기 때문이다. 갑상선 기능항진은 대표적인 土病인데 여기에서는 土허증에서 비롯된 증상이다. 특히 갑상선은 침 치료만으로도 치료가 잘되는 질환이며 아래 처방에 중완, 상완 그리고 천추 양혈(兩穴)을 추가하면 효과가 더 좋다.

【임상치료】 ▶ 土金氣 補 / 木血 瀉

전체 氣血 세력중 血이 더 세므로 木의 血[陰]인 태충을 瀉하고, 土金의 氣[陽]인 족삼리[土]와 상양[金]을 補한다.

【처방】 ▶ 침 – 1. 태충 瀉 2. 족삼리 補 3. 상양 또는 합곡 補
▶ 뜸 – 족삼리, 곡지 양혈(兩穴)에 직구뜸 5장 이상 매일 시행함

【木旺 3-13】 정 ●● (남) 음력 1972년 2월 5일 午시

시	일	월	년
금/+	토/-	수/-	수/+
庚	己	癸	壬
午	酉	卯	子
화/-	금/-	목/-	수/-

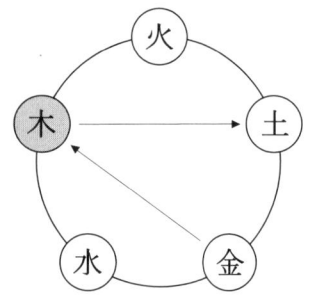

【증상】　　폐암

【명리진단】　▶ 卯酉沖

이 사주는 日干이 己土로 왔다. 사주구성은 월지를 卯목이 차지한 가운데 日支와 月支에서 卯酉沖이 일어나 金이 센지 木이 센지 구분이 필요하다. 먼저 卯木은 점수분포가 가장 큰 月支를 차지하고 있으며 바로 옆에 있는 子수 그리고 天干에 있는 癸수, 壬수로부터 직접 生을 받아 세력이 강해지고 있다. 반면에 酉金은 천간에 있는 己土의 生만 있을 뿐 충분한 生을 받지 못하고 있다. 결론적으로 木의 세력이 더 강한 상황에서 卯酉沖이 일어나 酉금이 손상을 당하게 되어 肺의 질환이 나타난 것이며 폐암도 이와 같은 상황에서 발생한 것이다. 중요한 점은 寅申沖이 陽對陽의 沖이라면 卯酉沖은 陰對陰의 沖으로서 木과 金이 沖을 일으켰다는 점은 같으나 분명한 차이점을 가지고 있다. 즉 陰對陰의 沖을 더 심각하게 보라는 의미이며 陰沖이 더 심각한 이유는 추후 강의에서 논하겠지만 여기에서 알아 두어야 할 것은 卯酉沖이 체질에 나타나면 寅申沖이 일어난 경우보다 더 심각한 중병(重病) 등을 야기할 수 있다는 점이다. 마찬가지로 水火沖에 있어서도 巳亥沖보다는 子午沖이 더 심각해 질수 있으며 天干의 沖도 이러하니 더 이상 부연하지 않아도 이해하리라 본다. 자신의 체질을 미리 알고 대비할 수 있다면 중병이 오기 전에 예방이 가능한 것이며 중병이 닥쳐온다 하더라도 병의 원인을 알 수 있다면 지혜로운 대처가 가능한 것이다.

【임상치료】　▶ 土金氣 補 / 木血 寫

전체 氣血 세력중 血이 더 세므로 木의 血[陰]인 태충을 寫하고, 土金의 氣[陽]인 족삼리[土]와 상양[金]을 補한다.

【처방】　▶ 침 - 1. 태충 寫　2. 족삼리 補　3. 상양 또는 합곡 補

　　　　　▶ 뜸 - 족삼리, 곡지 양혈(兩穴)에 직구뜸 5장 이상 매일 시행함

【木旺 3-14】 이 ●● (남) 음력 1969년 1월 13일 辰時

시	일	월	년
금/+	목/-	화/+	토/-
庚	乙	丙	己
辰	亥	寅	酉
토/+	수/+	목/+	금/-

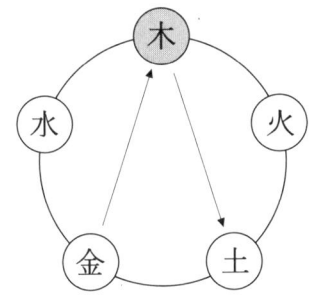

【증상】 기침 심함

【명리진단】 ▶ 乙庚[金], 寅亥[木]

이 사주는 日干이 乙木으로 왔다. 사주구성은 월지를 寅木이 차지한 가운데 亥水가 직접 木을 生하고 있어 木의 세력이 강해지고 있다. 木은 자체세력 38점에 水로부터 20점의 生을 받아 총 58점으로 가장 왕한 오행이 된다. 천간의 丙火는 寅[寅=甲丙]中에 丙火가 있어 살아 있다. 酉金이 처한 상황을 보면 亥水에게 生을 받은 寅木으로부터 逆剋을 당하는 형국이며 土 또한 왕한 木으로부터 剋을 당하여 약해지고 있다. 전체적으로 木실증에 의한 土金허증에 해당한다. 체질판별시 木의 氣運이 강한 체질은 性情 측면에서 볼 때 木의 용출하는 속성을 갖고 있어 추진, 결단력이 뛰어난 특성을 나타내며 어떠한 일을 추진함에 있어 망설임 없이 추진하는 성향이 많이 나타나기 마련이다. 즉 木의 본성인 쭉 뻗어나가고자 하는 기운이 그만큼 많이 포함되어 있다는 의미이다. 그러나 반대로 木의 기운이 강하다보니 상대적으로 金의 기운은 약할 수밖에 없어 金의 본질인 수장(收藏)하고자 하는 정리정돈력이 떨어져 결실을 맺기가 어려운 상황에 자주 처하게 되는 경우가 많다. 기침이 심한 것은 木실증으로 인한 肺허증에서 비롯된 것이다.

【임상치료】 ▶ 土金血 補 / 木氣 寫

전체 氣血 세력중 氣가 더 세므로 木의 氣[陽]인 족임읍을 寫하고, 土金의 血[陰]인 태백[土]과 경거[金]를 補한다.

【처방】 ▶ 침 – 1. 족임읍 寫 2. 태백 補 3. 경거 補

▶ 뜸 – 족삼리, 곡지 양혈(兩穴)에 직구뜸 5장 이상 매일 시행함

2. 火의 세력이 旺한 경우

火의 세력이 왕(旺)하다는 것은 상대적으로 승모(勝侮)관계에 있는 金과 水의 오행이 약해지는 결과를 초래하며, 인체의 장부로는 심소장[火]이 실(實)하여 폐대장[金]과 신방광[水]의 허(虛)증을 나타낸다. 병증(病症)은 크게 火실증만 나타나는 경우, 火실증과 金水허증이 겸하여 나타나는 경우 그리고 金水허증만 나타나기도 한다. 치료는 火의 세력이 왕하므로 火의 기운(氣運)을 사(寫)하고, 반대로 金水의 세력은 약해지므로 金水의 기운(氣運)을 보(補)하는 것이 치료의 원칙이다. 중요한 것은 임상에 있어서 증상 하나 하나에 얽매이기 보다는 장부의 허실(虛實)을 정확히 구분하여 實하면 기운을 빼주고[寫法], 虛하면 기운을 보충 해주는[補法] 단순함 속에서 치료의 이치를 들여다본다면 증상이 아닌 원인치료의 중요성을 알게 될 것이다.

▶火의 세력이 왕(旺)한 경우 치료방법

火의 氣[陽]가 실한 경우	치료원칙▶ 金水血 補 / 火氣 寫 침▶ 1.양곡 寫 2.경거 補 3.음곡 補
火의 血[陰]이 실한 경우	치료원칙▶ 金水氣 補 / 火血 寫 침▶ 1. 소부 寫 2. 상양 또는 합곡 補 3. 족통곡 補
직구뜸은 공통	곡지[LI11], 지음[UB67] 양혈(兩穴)에 직구뜸 5장 이상 매일 시행함

【火旺 1-1】 장 ●● (여) 음력 1945년 5월 21일 卯시

시	일	월	년
토/-	금/+	수/+	목/-
己	庚	壬	乙
卯	午	午	酉
목/-	화/-	화/-	금/-

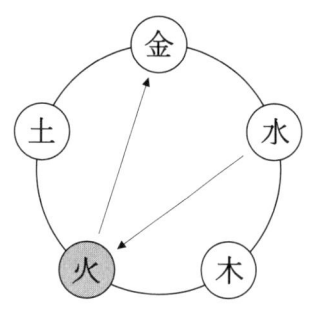

【증상】　　당뇨, 고혈압

【명리진단】　▶ 卯酉冲, 乙庚[金], 午午

이 사주는 일간이 庚金으로 왔다. 오행기행도 작성은 日干이 庚금이므로 상생법칙의 순서에 따라 金부터 시작하여 金 → 水 → 木 → 火 → 土 순으로 적는다. 사주구성은 月支와 日支를 火의 오행인 午화가 차지하고 있어 火의 자체 세력은 50점[午화30, 午화20]으로 세력이 이미 강하다고 볼 수 있으며, 또한 火는 地支의 卯목과 天干의 乙목으로부터 生을 받아 더욱 왕해지고 있다. 전체적으로 火의 세력이 가장 강하므로 火실증이라고 할 수 있으며, 장부(臟腑)로는 심장과 소장이 실(實)한 것이다. 심장과 소장은 오행상 火에 해당하는 장부이며 천간의 丙丁 그리고 지지의 巳午가 火에 배속되어 있다. 火실증(實證)이라는 의미는 다른 오행과 비교 했을 때 火의 오행이 가장 강하다는 것을 나타내며 심장과 소장의 구조가 튼튼하다 라는 의미가 담겨 있다. 그러나 구조가 튼튼하다고 해서 해당 장부에 병(病)이 오지 않는 것은 아니다. 왜냐하면 구조는 튼튼하다 하더라도 오행의 상생과 상극의 과다(過多)에 의해 기능상의 문제로 나타날 수 있기 때문이다. 다시 말해서 병(病)이라고 하는 것은 해당 장부가 실(實)하여도 올 수 있고 반대로 허(虛)해서도 올 수 있는 것이다. 당뇨와 고혈압은 탁혈(濁血)이 원인이며 신장의 원기(元氣)가 약하여 발생한 것이다

【임상치료】　▶ 金水氣 補 / 火血 寫

전체 氣血 세력중 血이 더 세므로 火의 血[陰]인 소부를 寫하고, 金水의 氣[陽]인 상양[金]과 족통곡[水]을 補한다.

【처방】　▶ 침 – 1. 소부 寫　2. 상양 또는 합곡 補　3. 족통곡 補
　　　　　▶ 뜸 – 곡지, 지음 양혈(兩穴)에 직구뜸 5장 이상 매일 시행함

【火旺 1-2】 서 ●● (여) 음력 1955년 4월 12일 卯시

시	일	월	년
화/-	목/+	금/-	목/-
丁	甲	辛	乙
卯	午	巳	未
목/-	화/-	화/+	토/-

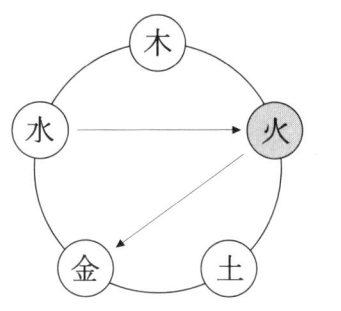

【증상】 요통, 관절염, 경항통[뒷목 뻣뻣], 얼굴부종, 변비

【명리진단】 ▶ 乙辛沖, 巳午未[火]

이 사주는 일간이 甲木으로 왔다. 사주구성은 월, 일지에 火의 오행인 巳화와 午화가 있으며 天干에는 丁화가 있다. 火는 자체세력이 57점[巳화30, 午화20, 丁화7]이며 木으로부터 25점[卯목10, 甲목8, 乙목7]의 生을 받아 총 82점으로 가장 왕한 오행임을 알 수 있다. 地支를 보면 三合 중 하나인 巳午未가 화국(火局)을 이루고 있어 火가 더욱 세지도록 힘을 더하고 있는 형국인데, 巳午未 火局이란 三合 중 하나로서 火의 오행이 태어나서 죽을 때까지의 삶을 담고 있으며 자세한 부분은 뒤편에서 논할 예정이니 여기에서는 火局을 이루어 火의 세력을 조금 더 강해지도록 돕고 있다는 정도만 파악하고 넘어가기로 하자. 전체적으로 다른 오행들의 生의 주고, 받음을 계산했을 경우 火의 세력이 가장 왕(旺)하므로 火실증이 되며 장부로는 심장과 소장이 實한 것이다. 火[심,소장]가 實하므로 火로부터 극(剋)을 당하는 金[폐,대장]과 역극[相侮]을 당한 水[신,방광]가 약해지게 된다. 요통, 관절염, 경항통은 水허증인 신(腎)허로 인한 것이며 얼굴부종과 변비는 金허로 인한 폐대장이 약하여 온 것이다.

【임상치료】 ▶ 金水氣 補 / 火血 寫

전체 氣血 세력중 血이 더 세므로 火의 血[陰]인 소부를 寫하고, 金水의 氣[陽]인 상양[金]과 족통곡[水]을 補한다.

【처방】 ▶ 침 - 1. 소부 寫 2. 상양 또는 합곡 補 3. 족통곡 補
▶ 뜸 - 곡지, 지음 양혈(兩穴)에 직구뜸 5장 이상 매일 시행함

【火旺 1-3】 한 ●● (여) 음력 1942년 4월 8일 巳시

시	일	월	년
금/-	목/-	목/-	수/+
辛	乙	乙	壬
巳	亥	巳	午
화/+	수/+	화/+	화/-

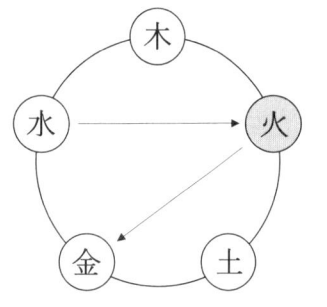

【증상】　　손발 떨림

【명리진단】　▶ 乙辛冲, 巳亥冲

이 사주는 일간이 乙木으로 왔으며 따라서 오행기행도 작성은 木부터 시작하여 木 → 火 → 土 → 金 → 水 순서로 작성을 한다. 사주구성은 월지를 巳화가 차지한 가운데 火의 자체세력은 50점[巳화30, 午화10, 巳화10]이다. 木은 火를 生하는 관계[木生火]에 있으므로 천간에 있는 乙목은 16점의 生을 火에게 주어 火는 총 66점의 세력으로 오행 중에서 가장 세력이 세다고 할 수 있다. 地支를 보면 巳亥冲이 있는데 四柱상에 충(冲)이 일어나면 살펴야할 점은 첫째, 冲을 일으킨 오행 중 어느 세력이 더 강한지 살펴보아야 하며, 둘째로 冲을 일으킨 위치가 어느 곳인지 살펴야 한다. 왜냐하면 같은 冲이라 하더라도 위와 같이 가장 점수 분포가 큰 자리인 일지(日支)와 월지(月支)에서 冲이 일어난다면 세력이 약한 오행은 더욱 심각한 타격을 받을 수 있으며 멀리 떨어져서 冲이 발생하였다면 상대적으로 약한 세력이 받는 충격은 줄어들기 때문이다. 전체적으로 火의 세력이 강한 가운데 巳亥冲이 발생하여 약한 亥水가 손상을 입기 때문에 장부로는 신장[腎臟-콩팥]과 방광(膀胱)의 기능이 약해지게 된다. 그리고 相生관계에서 水는 木을 生하는 오행이지만 巳亥冲으로 인하여 水가 약해져 木을 제대로 생조(生助) 할 수가 없기 때문에 木도 또한 약해지게 된다. 가장 강한 세력인 火가 金을 剋하여 폐와 대장이 약해지며 또한 水는 火를 견제하고 剋해야[水剋火] 하지만 火에게 역극[相侮]을 당하여 金과 마찬가지로 水도 허해진다. 손발 떨림은 水허증으로 인해 원기(元氣)가 약해지면서 水가 火의 열(熱)을 견제하지 못해 발생한 것이다.

【임상치료】　▶ 金水血 補 / 火氣 寫

전체 氣血 세력중 氣가 더 세므로 火의 氣[陽]인 양곡을 寫하고, 金水의 血[陰]인 경거[金]와 음곡[水]을 補한다.

【처방】
▶ 침 – 1. 양곡 寫 2. 경거 補 3. 음곡 補
▶ 뜸 – 곡지, 지음 양혈(兩穴)에 직구뜸 5장 이상 매일 시행함

【火旺 1-4】 김 ●● (여) 음력 1954년 5월 17일 巳시

시	일	월	년
토/-	목/+	금/+	목/+
己	甲	庚	甲
巳	辰	午	午
화/+	토/+	화/-	화/-

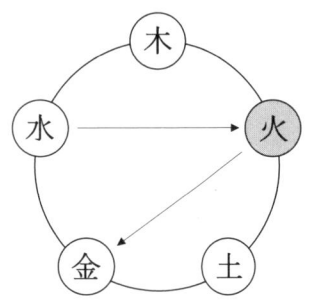

【증상】   간염보균

【명리진단】 ▶ 甲庚冲, 甲己[土], 午午

이 사주의 일간은 甲木으로 왔다. 사주구성은 월지 午화, 년지 午화, 시지에 巳화가 있어 火는 자체세력이 50점이다. 또한 天干에는 日干과 年干에 있는 甲목이 15점의 生을 火에게 주어 火는 총 65점의 세력을 차지하여 오행 중에서 가장 세력이 크다. 그런데 여기에서 과연 木이 15점의 生을 火에게 줄 수 있는지 검토가 필요하다. 아마 초심자 입장에서는 무조건 木이 火를 生한다고 생각하여 15점을 火 점수에 더했을 것이다. 그러나 총론 편에서 설명했다시피 식물에 비유하면 "天干은 줄기"에 해당하고 "地支는 뿌리"에 해당한다고 했다. 즉 天干에 떠있는 2개의 甲목이 살기 위해서는 줄기를 받쳐주는 뿌리가 있어야 하는데 地支를 보면 甲목의 뿌리가 될 만한 木의 오행이 없기 때문에 현재로선 천간의 甲목이 살아 있다고 보기 어렵다. 그러나 日支에 있는 辰토의 암장은 戊癸乙로 되어 있으며 辰토는 乙목을 품고 있기 때문에 辰中의 乙목이 天干에 떠있는 甲목의 뿌리가 될 수 있는 것이다. 현재 1단계에서 다루기에는 다소 난해함이 있지만 체질판별시 天干에 있는 오행이 地支에 뿌리를 갖고 살아 있는지 살펴보는 노력을 지금부터 해야 난이도가 높아질수록 정확한 체질판단을 할 수 있는 바탕이 마련될 수 있다.

【임상치료】 ▶ 金水血 補 / 火氣 寫

전체 氣血 세력중 氣가 더 세므로 火의 氣[陽]인 양곡을 寫하고, 金水의 血[陰]인 경거[金]와 음곡[水]을 補한다.

【처방】 ▶ 침 – 1. 양곡 寫 2. 경거 補 3. 음곡 補

▶ 뜸 – 곡지, 지음 양혈(兩穴)에 직구뜸 5장 이상 매일 시행함

【火旺 1-5】 이 ●● (여) 양력 1983년 6월 10일 亥시

시	일	월	년
목/-	토/-	토/+	수/-
乙	己	戊	癸
亥	巳	午	亥
수/+	화/+	화/-	수/+

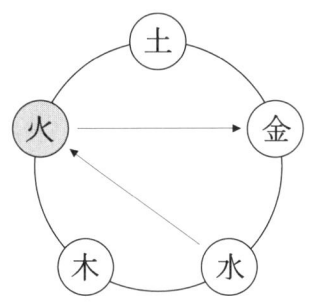

【증상】 통풍[右 엄지발가락]

【명리진단】 ▶ 戊癸[火], 巳亥冲, 亥亥

이 사주는 일간이 己土로 왔다. 사주구성을 보면 火는 자체세력 50점[午화30, 巳화20]을 차지한 가운데 木으로부터 7점의 生을 받아 총 57점의 세력을 차지하나 다시 土에게 7점을 주게 되어 火의 최종점수는 50점이 된다. 사주구성은 火와 土의 오행이 日柱에 己巳 그리고 月柱에 戊午로 이루어져 있으면서 年柱와 時支에 있는 水를 밖으로 밀어내는 형국이므로 水가 약해질 수밖에 없다. 사주구성까지 파악할 정도의 단계는 아니지만 항상 전체 사주의 구성이 어떻게 이루어져 있는지 지금부터 살펴보는 것이 필요하다. 오행기행도에 의하면 가장 강한 세력인 火가 尅하는 오행은 金이며 장부로는 폐, 대장이 허해진다. 또한 상극법칙에 의해 水는 火를 견제하고 극해야 하나 火의 세력이 강하여 오히려 역극[相侮]을 당하여 金과 마찬가지로 水도 허해진다. 통풍은 체내에 있는 요산(尿酸)이 관절 부위에 쌓여 통증을 유발하는데 특히 엄지발가락 부위에 많이 나타나는 경우가 많다. 더 중요한 것은 소변을 제때에 보지 않아 시간이 경과할수록 요독(尿毒)이 체내에 쌓여 방광경락을 타고 올라가 요통의 원인으로 작용하기도 하며 심하면 통풍까지 야기하게 되는 것이다. 水허증의 체질을 갖고 있을수록 용변을 제때에 해결하는 것이 중요하다.

【임상치료】 ▶ 金水氣 補 / 火血 寫

전체 氣血 세력중 血이 더 세므로 火의 血[陰]인 소부를 寫하고, 金水의 氣[陽]인 상양[金]과 족통곡[水]을 補한다.

【처방】 ▶ 침 – 1. 소부 寫 2. 상양 또는 합곡 補 3. 족통곡 補

▶ 뜸 – 곡지, 지음 양혈(兩穴)에 직구뜸 5장 이상 매일 시행함

【火旺 1-6】 김 ●● (여) 음력 1950년 3월 24일 亥시

시	일	월	년
화/-	목/-	금/-	금/+
丁	乙	辛	庚
亥	巳	巳	寅
수/+	화/+	화/+	목/+

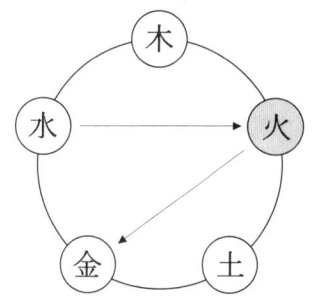

【증상】 좌골신경통, 요통, 빈뇨, 전립선

【명리진단】 ▶ 乙辛沖, 巳亥沖

이 사주는 일간이 乙木으로 왔다. 日支와 月支를 巳화가 차지하고 있고 천간에 丁화가 위치하여 火 자체세력의 합은 57점이 된다. 또한 火는 土로 빠져나가는 점수가 없이 地支에 있는 寅목과 天干의 乙목으로부터 18점의 생을 받아 총 75점의 세력을 차지하여 오행 중에서 가장 세력이 왕(旺)하다고 볼 수 있다. 전체적으로 火의 세력이 강한 상황에서 沖이 발생하였으므로 乙辛沖에서는 庚金이 그리고 巳亥沖에서는 亥水가 각각 손상을 당하는 형국이 된다. 좌골신경통, 요통, 빈뇨, 전립선의 문제는 모두 水허증에서 기인한 것이다. 전립선의 경우는 일반적으로 木허증에서 많이 나오는 증상인데 크게 두 가지 측면에서 살펴볼 수 있다. 첫째, 木[간담]허증으로 인해 담(膽)이 약해지면 담에서 쓸개즙 분비가 원활히 이루어지지 못해 지방을 제대로 분해할 수 없게 되며, 이로 말미암아 분해가 덜된 지방이 전립선에 쌓여 문제를 야기할 수 있고 들째, 간(肝)은 근육을 주관하는데[肝主筋] 肝이 약해지면 근육 또한 약해져 근육으로 이루어진 전립선에 문제가 발생할 수 있다.

【임상치료】 ▶ 金水血 補 / 火氣 寫

전체 氣血 세력중 氣가 더 세므로 火의 氣[陽]인 양곡을 寫하고, 金水의 血[陰]인 경거[金]와 음곡[水]을 補한다.

【처방】 ▶ 침 - 1. 양곡 寫 2. 경거 補 3. 음곡 補

▶ 뜸 - 곡지, 지음 양혈(兩穴)에 직구뜸 5장 이상 매일 시행함

【火旺 1-7】 윤 ●● (남) 음력 1978년 4월 2일 未시

시	일	월	년
수/-	금/+	화/-	토/+
癸	庚	丁	戊
未	午	巳	午
토/-	화/-	화/+	화/-

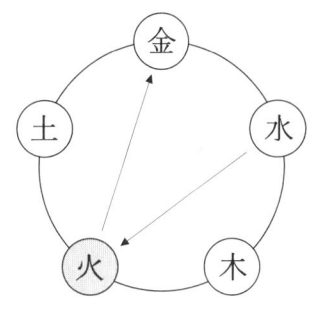

【증상】 요통, 변비

【명리진단】 ▶ 丁癸沖, 巳午未[火]

이 사주는 일간이 庚金으로 왔다. 사주구성은 地支에 火의 오행인 午화, 巳화, 午화가 그리고 天干에는 丁화가 있어 火의 자체세력을 점수로 계산하면 68점[巳화30, 午화20, 午화10, 丁화8]을 차지해 이미 세력이 강하다고 볼 수 있으며 또한 地支에 三合[五行의一生]중 하나인 巳午未가 화국(火局)을 이루어 火의 세력이 더욱 강해지는 형국이다. 火가 生하는 오행은 土인데[火生土] 火는 土에게 17점의 生을 준다 해도 결국 49점이 남게 되어 전체적으로 火의 세력이 가장 왕하여 火실증이라고 할 수 있다. 丁癸沖은 水와 火의 오행이 충돌한 것으로서 세력이 약한 오행일수록 더욱 손상을 받게 되며, 여기에서는 火의 세력이 강하여 水가 역극(逆剋)을 당하는 형국이므로 水는 약해지는 결과를 초래하게 된다. 그래서 가장 첫 번째로 손상 받는 오행은 水[신장,방광]이며 그 다음으로 金[폐,대장]이 해당된다. 요통은 水허증인 신(腎)허로 인한 것이며 변비는 金허증인 대장(大腸)의 허증에서 직접 온 것이다.

【임상치료】 ▶ 金水氣 補 / 火血 寫

전체 氣血 세력중 血이 더 세므로 火의 血[陰]인 소부를 寫하고, 金水의 氣[陽]인 상양[金]과 족통곡[水]을 補한다.

【처방】 ▶ 침 - 1. 소부 寫 2. 상양 또는 합곡 補 3. 족통곡 補

▶ 뜸 - 곡지, 지음 양혈(兩穴)에 직구뜸 5장 이상 매일 시행함

【火旺 1-8】 서 ●● (여) 음력: 1932년 4월 4일 戌시

시	일	월	년
화/+	금/+	목/-	수/+
丙	庚	乙	壬
戌	午	巳	申
토/+	화/-	화/+	금/+

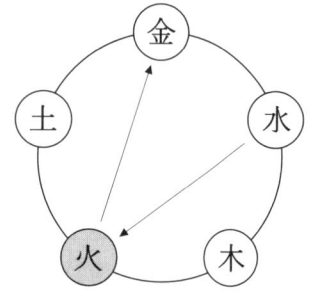

【증상】 불면, 꿈이 많다[多夢], 기침, 호흡곤란[氣短], 빈뇨

【명리진단】 ▶ 丙壬冲, 乙庚[金], 巳申[水]

이 사주는 일간이 庚金으로 왔다. 사주구성은 월지 巳화, 일지 午화, 천간에 丙화가 있어 火는 자체세력이 57점이며 또한 天干에서 乙木이 8점의 生을 火에게 주어 火는 총 65점의 세력을 갖게 된다. 地支에 있는 戌토에게 10점의 生을 준다 하더라도 최종적으로 55점이 되어 오행 중에서 가장 세력이 세다고 할 수 있다. 火로부터 剋을 당하여 金의 장부인 폐와 대장이 허해지며, 水는 수극화(水剋火)를 통해 火를 견제해야 하지만 오히려 逆剋을 당하여 水도 허해진다. 불면은 대부분 木허증[肝허]에서 주로 발생하는 목병(木病)으로서 간(肝)이 주관하는 혼(魂)이 안정이 되지 않아 초래되지만, 종종 폐대장이 주관하는 백(魄)이 안정이 되지 않아도 불면이 온다. 여기에서 불면은 火가 너무 실(實)하기 때문에 水가 火를 조절하지 못하여 심장에 발생한 열(熱)로 인한 것이다. 그밖에 꿈이 많은 것은 화실(火實)로 인한 대장의 숙변이 문제이고 호흡곤란과 기침이 심한 것은 金허[肺허]가 원인이며, 빈뇨는 水허증에서 비롯된 증상이다. 대부분의 증상들이 金과 水의 허증에서 비롯된 것임을 알 수 있는데 증상 하나 하나에 얽매이지 말고 원인을 파악한 대로 삼침법(三針法)으로 치료한다면 상기 증상들은 하나 둘씩 사라지게 될 것이다.

【임상치료】 ▶ 金水血 補 / 火氣 寫

전체 氣血 세력중 氣가 더 세므로 火의 氣[陽]인 양곡을 寫하고, 金水의 血[陰]인 경거[金]와 음곡[水]을 補한다.

【처방】 ▶ 침 – 1. 양곡 寫 2. 경거 補 3. 음곡 補

▶ 뜸 – 곡지, 지음 양혈(兩穴)에 직구뜸 5장 이상 매일 시행함

【火旺 1-9】 박 ●● (여) 음력 1960년 5월 26일 巳시

시	일	월	년
화/-	토/+	수/+	금/+
丁	戊	壬	庚
巳	寅	午	子
화/+	목/+	화/-	수/-

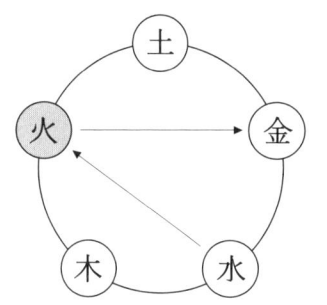

【증상】　　　요실금

【명리진단】　▶ 子午冲, 丁壬[木]

이 사주는 일간이 戊土로 왔다. 사주구성은 월지 午화, 시지에 巳화가 있으며 천간에는 丁화가 있어 火는 47점의 자체세력을 갖고 있으며 또한 地支에 있는 寅목으로부터 직접 生을 받아 火는 총 67점의 세력을 차지하여 火生土로 세력이 빠져나간다 하더라도 가장 왕한 세력임을 알 수 있다. 地支에 子午가 있어 세력구분이 필요한데 여기에서는 子水가 손상을 당한다. 왜냐하면 자체세력만으로도 큰 火는 木으로부터 生을 받아 더욱 세력이 더욱 강해진 상태에서 바로 옆에 있는 子수와 子午冲을 일으켜 水를 밖으로 밀어내면서 水를 더욱 위태롭게 만들기 때문이다. 冲이 발생하면 약한 오행은 더욱 약해지기 마련이며 치료에 있어서도 나타나는 증상에 따라 冲으로 인하여 손상당한 장부(臟腑)부터 적극적으로 보(補)를 해주거나 또는 火가 계속해서 水나 金을 공격하지 못하도록 火의 기운을 사(寫)해주는 것이 치료의 순서이다. 요실금은 水허증에서 나타나는 대표적인 증상 중 하나로서 아래처방과 함께 단전화침(丹田火針)을 추가하면 효과가 좋다. [단전화침은 부록 임맥편 참고]

【임상치료】　▶ 金水血 補 / 火氣 寫

전체 氣血 세력중 氣가 더 세므로 火의 氣[陽]인 양곡을 寫하고, 金水의 血[陰]인 경거[金]와 음곡[水]을 補한다.

【처방】　▶ 침 - 1. 양곡 寫　2. 경거 補　3. 음곡 補

　　　　▶ 뜸 - 곡지, 지음 양혈(兩穴)에 직구뜸 5장 이상 매일 시행함

【火旺 1-10】 김 ●● (여) 음력 1948년 4월 13일 丑시

시	일	월	년
토/-	화/+	화/-	토/+
己	丙	丁	戊
丑	午	巳	子
토/-	화/-	화/+	수/-

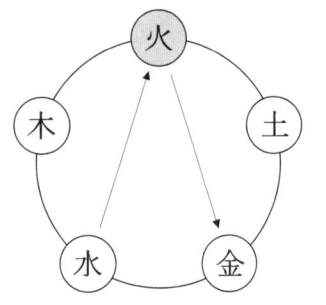

【증상】　　우울증, 아랫배가 차다[下腹冷]

【명리진단】　▶ 子午沖

이 사주는 일간이 丙火로 왔다. 사주구성은 월지를 巳화가 차지한 가운데 일지에 午화와 천간에 丙화, 丁화가 있어 火 자체세력의 합은 66점[巳화30, 午화20, 丙화8, 丁화8]이 된다. 火를 생하는 木의 오행은 보이지 않지만 火는 점수 분포가 가장 큰 월주(月柱)와 일주(日柱)를 모두 차지하고 있어 火 자체세력만으로도 火가 가장 왕한 오행인 것은 쉽게 알 수 있다. 위와 같이 火의 세력이 왕한 경우는 체질은 열성(熱性)에 해당하며 반대로 사주구성에 있어서 水의 세력이 왕한 경우는 한성(寒性)체질로 분류할 수 있다. 火의 기운(氣運)이 많은 사람은 다른 사람에 비하여 더위를 더 느끼거나 평소에도 몸에 열(熱)이 있는 경우가 많으며 반대로 水의 기운이 과다(過多)한 경우에는 몸이 항상 차갑고 보통 사람과 달리 추위를 더 잘 느낀다. 우울증은 대부분 木火허증에서 나타나는 증상인데, 그러나 이 경우는 강한 火의 기운에 의해 水가 주관하는 원기(元氣)가 무기력해져 생긴 것이다. 열성체질임에도 불구하고 아랫배가 찬 것은 심장의 열(熱)이 하단전(下丹田)까지 내려가 하복부를 덥혀주어야 하지만 火가 너무 왕하여 熱이 치받아 熱이 상부로만 뜰 뿐 水의 한(寒)을 덥혀주지 못하고 오히려 한(寒)을 뭉치게 하는 상황이 되어 발생한 것이다.

【임상치료】　▶ 金水氣 補 / 火血 寫

전체 氣血 세력중 血이 더 세므로 火의 血[陰]인 소부를 寫하고, 金水의 氣[陽]인 상양[金]과 족통곡[水]을 補한다.

【처방】　▶ 침 - 1. 소부 寫　2. 상양 또는 합곡 補　3. 족통곡 補

　　　　▶ 뜸 - 곡지, 지음 양혈(兩穴)에 직구뜸 5장 이상 매일 시행함

【火旺 2-1】 김 ●● (남) 음력 1972년 3월 29일 巳시

시	일	월	년
화/-	수/-	목/-	수/+
丁	癸	乙	壬
巳	卯	巳	子
화/+	목/-	화/+	수/-

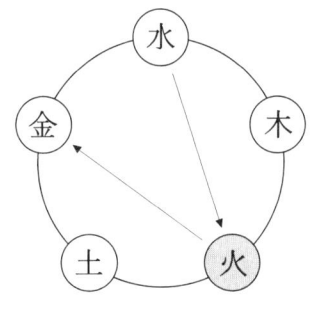

【증상】 발기부전

【명리진단】 ▶ 丁癸冲, 丁壬[木]

이 사주는 일간이 癸水로 왔다. 사주구성은 월지를 巳화가 차지하고 있으며, 시지에 巳화와 천간에 丁화가 있어 火 자체세력의 합은 47점이다. 또한 火는 일지 卯목과 월간 乙목으로부터 직접 28점의 生을 받아 총합은 75점으로 火의 세력이 가장 旺하다고 볼 수 있다. 木도 水生木을 받아 세력이 세진 듯 하지만 다시 火를 生하기 위해 세력이 빠져 나가므로 결국 火가 가장 旺하게 된 것이다. 발기부전의 문제는 다른 원인도 있을 수 있지만 일반적으로 정력(精力)을 주관하는 水가 약해져 신장(腎臟)의 기능이 떨어져서 오는 경우가 많은데 이 경우도 水허증에서 비롯된 신(腎)의 구조적인 문제에서 비롯된 것이다. 치료는 아래처방에 단전화침을 추가하는 것이 좋다. 天干에 丁癸冲이 있는데 癸수가 위치한 곳은 日干에 해당하며 또한 나[我]를 나타내는 자리이다. 같은 冲이라 하더라도 日干과 冲을 일으키는 경우는 다른 冲과는 달리 나와 직접 冲을 일으킨 상황이며, 내가 무엇 때문에 정신적인 갈등을 가지고 있는지를 더 자세하게 알 수가 있다. 이러한 부분은 추후 명리학(命理學)편에서 자세하게 논(論)할 부분이므로 여기에서는 단지 외부 환경에 의한 갈등 보다는 나[我] 자신으로부터 비롯된 정신적인 갈등이 더 크겠구나 하는 정도만 파악하고 넘어 가도록 하자.

【임상치료】 ▶ 金水氣 補 / 火血 寫

전체 氣血 세력중 血이 더 세므로 火의 血[陰]인 소부를 寫하고, 金水의 氣[陽]인 상양[金]과 족통곡[水]을 補한다.

【처방】 ▶ 침 - 1. 소부 寫 2. 상양 또는 합곡 補 3. 족통곡 補

▶ 뜸 - 곡지, 지음 양혈(兩穴)에 직구뜸 5장 이상 매일 시행함

【火旺 2-2】 김 ●● (여) 음력 1975년 4월 23일 午시

시	일	월	년
금/+	토/-	금/-	목/-
庚	己	辛	乙
午	卯	巳	卯
화/-	목/-	화/+	목/-

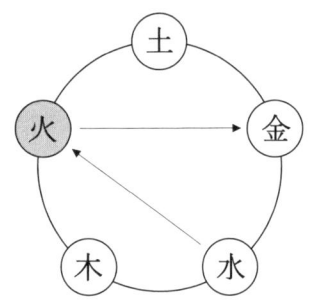

【증상】 불임

【명리진단】 乙辛沖

이 사주는 일간이 己土로 왔다. 사주구성을 보면 월지 巳화, 시지에 午화가 있으며 日支와 年支에서 卯목을 통해 木生火가 들어오고 있는 형국이다. 점수계산을 해보면 火 자체 세력은 40점이지만 木으로부터 37점의 生을 받아 火는 총 77점이 되어 가장 세력이 강한 오행이 된다. 火生土로 빠져나가는 세력 또한 미약하기 때문에 火가 가장 왕(旺)한 세력임을 알 수 있다. 전체판세는 火가 강한 가운데 乙辛沖이 있다. 木이 다칠 것인지 金이 다칠 것인지 구분이 필요한데 여기에선 金이 다친다. 이유는 金을 보면 가장 강한 세력인 火로부터 극(剋)을 당하여 세력이 약해진 상태에서 乙辛沖까지 발생하여 金의 입장으로서는 힘이 빠진 상태에서 한 번 더 얻어맞는 결과를 초래하기 때문이다. 불임은 水의 구조적인 결함에서 기인한 것이다. 구조적인 결함이란 사주구성에 水의 氣運[세력]이 약한 것을 말하며 水허증으로 인해 임신에 필요한 자궁(子宮)자체의 환경이 약하다는 의미이다. 水는 여성에게는 신장, 방광 그리고 자궁까지를 포함한 개념이며 따라서 水허증으로 인하여 자궁의 문제나 불임 등의 증상이 나타날 수 있으며, 남성에게는 신장, 방광 그리고 정력(精力)의 문제까지 포함하는 개념이다.

【임상치료】   ▶ 金水氣 補 / 火血 寫

전체 氣血 세력중 血이 더 세므로 火의 血[陰]인 소부를 寫하고, 金水의 氣[陽]인 상양[金]과 족통곡[水]을 補한다.

【처방】   ▶ 침 - 1. 소부 寫 2. 상양 또는 합곡 補 3. 족통곡 補

▶ 뜸 - 곡지, 지음 양혈(兩穴)에 직구뜸 5장 이상 매일 시행함

【火旺 2-3】 박 ●● (여) 음력 1966년 2월 9일 戌시

시	일	월	년
수/+	토/+	금/+	화/+
壬	戊	庚	丙
戌	午	寅	午
토/+	화/-	목/+	화/-

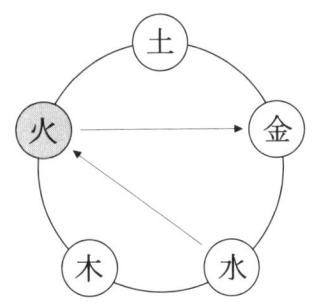

【증상】 귀에서 소리[耳鳴], 좌측 어깨통증[左肩痛]

【명리진단】 ▶ 丙壬冲, 午午, 寅午戌[火]

이 사주는 일간이 戊土로 왔다. 사주구성은 앞서 본 사주와 비슷한 구조를 보이고 있다. 寅목이 세력분포가 큰 월지를 차지하고 있으나 木은 양 옆에 있는 午화로 세력이 빠져나가 火의 세력이 세지는 형국이다. 또한 火는 다시 火生土로 세력이 빠져나간다 하더라도 여전히 가장 왕한 오행이 되고 있다. 사주구성을 좀 더 자세히 살펴보면 壬수는 뿌리도 없는 상태에서 日干에 있는 戊土와 時支 戌土에 포위되어 토극수(土剋水)를 당하고 있기 때문에 木을 生해줄[水生木] 여력이 없다. 게다가 약해진 壬수는 天干에서 丙화를 만나 丙壬冲까지 발생하여 壬수가 완전히 깨지는 형국을 보이고 있어 水허증이 두드러지게 나타날 수 있는 체질이다. 火의 세력이 왕한 가운데 午午 自刑까지 있어 장부로는 金[폐,대장]과 水[신장,방광]의 질환을 더욱 야기할 수 있다. 신(腎)은 원기(元氣)가 머무는 곳으로 이명은 신장의 元氣가 약해지면서 직접 온 것이다. 치료는 氣[陽]가 세므로 이명(耳鳴)이 있는 반대편 음곡을 補한 후 귀에서 나는 소리에 변화가 있는지를 살피는 것이 필요하다. 이명은 증상 정도에 따라 치료기간도 길어질 수 있으므로 만약 첫 시술에서 변화를 보인다면 체질에 따른 치료를 계속 진행하면 된다. 견통은 원인이 다양하지만 여기에서 견통은 金허로 인한 대장의 허열(虛熱)에서 비롯된 것이다. 만약 견통을 먼저 치료하고자 한다면 오른편 이간혈에 횡자로 자침하여 영수보사를 하면 된다.

【임상치료】 ▶ 金水血 補 / 火氣 寫

전체 氣血 세력중 氣가 더 세므로 火의 氣[陽]인 양곡을 寫하고, 金水의 血[陰]인 경거[金]와 음곡[水]을 補한다.

【처방】 ▶ 침 - 1. 양곡 寫 2. 경거 補 3. 음곡 補

▶ 뜸 - 곡지, 지음 양혈(兩穴)에 직구뜸 5장 이상 매일 시행함

【火旺 2-4】 박 ●● (남) 음력 1966년 3월 3일 辰시

시	일	월	년
목/+	수/+	금/+	화/+
甲	壬	辛	丙
辰	午	卯	午
토/+	화/-	목/-	화/-

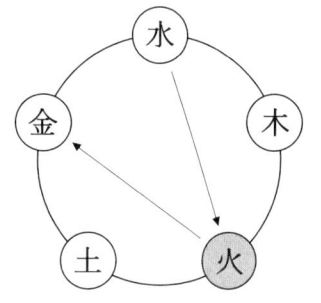

【증상】   변비

【명리진단】   ▶ 丙壬冲, 午午, 丙辛[水]

이 사주는 일간이 壬水로 왔다. 사주구성을 보면 월지를 卯목이 차지하고 있고 天干에 甲목까지 투출해있어 木의 세력이 강한 듯 보이지만 木은 다시 木生火로 세력이 빠져나가고 있는 형국이다. 木은 자체세력 37점에 水로부터 받은 생까지 포함하면 총 45점에 이르지만 木은 다시 火를 생하기 위해 37점의 세력이 빠져나가고 있어 대부분의 세력이 火쪽으로 집중되고 있음을 볼 수 있다. 木의 총 세력은 45점인데도 불구하고 단지 37점만 木이 火를 생하는 이유는 火의 그릇 크기가 37점[午화20, 午화10, 丙화10]이기 때문이다. 즉 앞서 설명을 한 바 있지만 生을 받는다는 것은 "자신의 그릇 크기"만큼만 받을 수 있는 것을 의미하고 있다. 결국 火는 자체세력 37점에 木으로부터 받은 37점의 生을 합쳐 총 74점에 이르므로 세력이 가장 旺하게 된다. 세력판별에 있어서 중요한 점은 生이 무슨 오행으로 흘러가서 최종적으로 어느 오행이 가장 강해지는지를 확인하는 연습이 필요하다 하겠다. 午午는 자형(自刑) 중 하나로서 말 그대로 해석하자면 "스스로 형국을 불러 들인다" 라는 뜻인데 午午는 오행상 火火로 이루어져 火의 세력을 더욱 뭉치게 하는 힘을 갖게 되어 金을 더욱 괴롭힐 수 있다는 것을 내포하고 있다[火剋金]. 여기에서는 自刑을 이루면 해당오행의 세력이 더 세진다 라고 이해하면 된다. 自刑은 午午, 辰辰, 酉酉, 亥亥 모두 4개에 불과 하므로 외워 두면 체질판별시 유용하게 활용할 수 있다. 三合 및 方合과 마찬가지로 自刑도 멀리 떨어져 있을 때 보다 서로 붙어 있는 상태에서 결합되어 있을 때 힘이 더 세진다는 점은 부연할 필요가 없다 하겠다.

【임상치료】   ▶ 金水氣 補 / 火血 寫

전체 氣血 세력중 血이 더 세므로 火의 血[陰]인 소부를 瀉하고, 金水의 氣[陽]인 상양[金]과 족통곡[水]을 補한다.

【처방】
▶ 침 – 1. 소부 瀉 2. 상양 또는 합곡 補 3. 족통곡 補
▶ 뜸 – 곡지, 지음 양혈(兩穴)에 직구뜸 5장 이상 매일 시행함

【火旺 2-5】 임 ●● (여) 음력 1966년 3월 3일 未時

시	일	월	년
화/-	수/+	금/+	화/+
丁	壬	辛	丙
未	午	卯	午
토/-	화/-	목/-	화/-

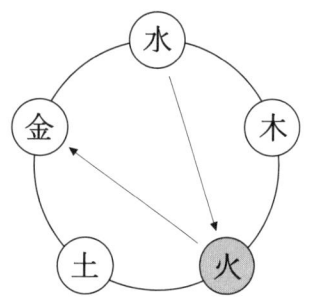

【증상】　배뇨통, 요통

【명리진단】　▶ 丙壬冲, 午午, 丙辛[水]

이 사주는 일간이 壬水로 왔다. 사주구성은 월지를 卯목이 차지한 가운데 양 옆에 있는 午화가 위치하여 卯목이 午화를 生하기 위해 세력이 빠져나가고 있다. 卯목이 月支를 차지하였으므로 木을 돕는 세력이 있는지 찾아보니 天干에 壬수가 하나 있는데 地支에 뿌리가 될 만한 오행이 보이지 않으며 오히려 午火 바로 위에 위치하여 壬水 자체도 위태로운 형국이라 木을 生하기가 어렵다. 반대로 火는 午午 自刑을 이루어 火의 세력이 더욱 결속된 가운데 월지의 卯목으로부터 직접 生을 받고 있어 火가 가장 왕한 오행임을 알 수 있다. 비록 未토를 生하기 위해 火의 세력이 빠져나간다고는 하나 여전히 火가 가장 왕한 오행이 된다. 天干의 辛金을 보면 地支에 뿌리를 두지 못하고 떠있는 상황에서 丙화가 火剋金을 하고 있으며 역극 관계에 있는 卯목 바로 위에 위치하여 辛金 역시 위태로움을 피할 수가 없다. 天干에 丙壬冲이 있는데 火의 세력이 왕하므로 壬水가 손상을 당하여 방광의 질환을 예고하고 있다. 배뇨통 및 요통은 水허로 인한 방광의 허열(虛熱)이 원인이다.

【임상치료】　▶ 金水氣 補 / 火血 寫

전체 氣血 세력중 血이 더 세므로 火의 血[陰]인 소부를 寫하고, 金水의 氣[陽]인 상양[金]과 족통곡[水]을 補한다.

【처방】　▶ 침 - 1. 소부 寫　2. 상양 또는 합곡 補　3. 족통곡 補

▶ 뜸 - 곡지, 지음 양혈(兩穴)에 직구뜸 5장 이상 매일 시행함

【火旺 2-6】 임 ●● (남) 음력 1954년 1월 15일 子시

시	일	월	년
화/+	목/-	화/+	목/+
丙	乙	丙	甲
子	巳	寅	午
수/-	화/+	목/+	화/-

【증상】 과민성 대장[변이 묽음]

【명리진단】 ▶ 子午冲

이 사주는 일간이 乙木으로 왔다. 사주구성은 월지를 寅목이 차지한 가운데 時支에서 子水가 木을 生하고 있어 木의 세력이 강하게 보인다. 그런데 火를 보면 地支에 巳화와 午화가 있고 天干에는 丙화까지 있어 火의 세력도 만만치 않아 木과 火의 세력구분이 필요해 보인다. 먼저 木은 자체 세력 37점에 水로부터 받은 10점을 더하면 총 47점이 되지만 다시 木生火로 대부분의 세력이 빠져나가 남는 점수가 별로 없다. 반면에 火는 자체세력 45점에 木의 生을 모두 받아 火가 가장 왕한 오행이 되고 있다. 地支에 子午冲이 멀리 떨어져 있지만 木生火를 받은 巳화가 子수를 밖으로 밀어내고 있는 형국이라 역극(逆剋)을 당한 子수는 약해지게 된다. 변이 묽은 것은 金허로 인한 대장(大腸)의 무력에서 비롯된 것인데 이러한 경우 유산균을 복용하면 효과가 좋다.

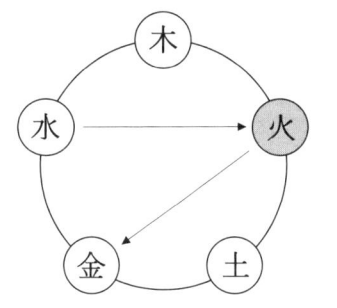

【임상치료】 ▶ 金水血 補 / 火氣 寫

전체 氣血 세력중 氣가 더 세므로 火의 氣[陽]인 양곡을 寫하고, 金水의 血[陰]인 경거[金]와 음곡[水]을 補한다.

【처방】 ▶ 침 - 1. 양곡 2. 경거 補 3. 음곡 補
▶ 뜸 - 곡지, 지음 양혈(兩穴)에 직구뜸 5장 이상 매일 시행함

【火旺 2-7】 이 ●● (여) 음력 1978년 2월 25일 寅시

시	일	월	년
화/+	목/+	목/-	토/+
丙	甲	乙	戊
寅	午	卯	午
목/+	화/-	목/-	화/-

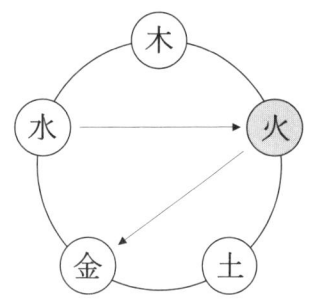

【증상】 불임

【명리진단】 ▶ 午午

이 사주는 일간이 甲木으로 왔다. 사주구성은 月柱가 木의 오행인 乙卯로 이루어져 있고 地支 寅목과 天干에 甲乙木까지 있어 甲의 세력이 상당히 강해 보인다. 木 자체세력은 56점이며 火를 生하고 난후 최종점수는 26점이 된다. 그러나 火는 자체세력이 30점에 불과하지만 木으로부터 30점의 生을 받아 총 60점에 이르고 土를 生하기 위해 세력이 빠져나간다 하더라도 최종적으로 53점이 남아 가장 왕한 오행이 된다고 할 수 있다. 그리고 午午 自刑을 이루어 火의 세력에 힘을 보태고 있는데, 午午 自刑은 火의 오행이 결합하여 火의 氣運을 더욱 치열하게 만들며 火剋金을 더 강하게 한다는 의미도 들어 있으니 체질판별시 참고해야 한다. 임신은 기본적으로 水의 氣運을 필요로 하는데 위 체질을 보면 水氣가 전혀 보이지 않고 木火쪽으로만 발달하여 사주 자체가 매우 건조해 보인다. 이러한 체질은 아래 처방에 水氣를 補하는 단전화침을 추가하여 적어도 3개월 이상 치료가 필요하다.

【임상치료】 ▶ 金水氣 補 / 火血 寫

전체 氣血 세력중 血이 더 세므로 火의 血[陰]인 소부를 寫하고, 金水의 氣[陽]인 상양[金]과 족통곡[水]을 補한다.

【처방】 ▶ 침 - 1. 소부 寫 2. 상양 또는 합곡 補 3. 족통곡 補
▶ 뜸 - 곡지, 지음 양혈(兩穴)에 직구뜸 5장 이상 매일 시행함

【火旺 2-8】 김 ●● (남) 음력 1977년 4월 30일 亥시

시	일	월	년
목/-	목/+	화/+	화/-
乙	甲	丙	丁
亥	辰	午	巳
수/+	토/+	화/-	화/+

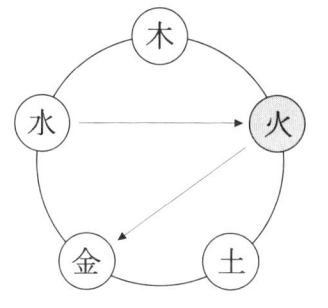

【증상】 요통[허리디스크]

【명리진단】

이 사주는 일간이 甲木으로 왔다. 월주(月柱)와 년주(年柱)가 모두 火의 오행으로 구성이 되어 있으며 火 자체세력의 합은 55점된다. 또한 木으로부터 25점[甲목8, 乙목7, 木이 水로부터 받은 生10]의 生을 받아 火세력의 총합은 70점에 이르므로 火는 가장 왕한 오행이 된다. 地支를 보면 火로부터 生을 받은 辰土가 時支에 있는 亥수를 土剋水 하면서 밖으로 밀어내는 형국이라 水가 매우 위태롭게 보인다. 요통을 포함한 허리의 문제는 주로 水허증[腎虛]에서 많이 발생하는 것이 사실이지만 체질에 따라 요통의 원인은 다양하므로 신허(腎虛)요통 이라는 고정관념을 가진 채 치료에 임한다면 좋은 치료결과를 얻기가 어렵다. 이 체질의 경우는 水허증에서 직접 발생한 것이므로 신장 자체가 약한 구조적 문제이다. 水는 뼈[腎主骨]를 주관하는데 여기에서 요통은 水허로 인해 직접 뼈가 약해진 데서 출발한 것으로서, 이러한 요통은 뼈를 교정(矯正)해 줄 수 있는 추나교정을 한 후 針 시술이 들어가야 효과가 좋다. 구조적인 문제에서 비롯된 요통이므로 침 시술은 아래에 나와 있는 처방에 단전화침(丹田火針)을 추가한다면 효과가 더 좋다.

【임상치료】 ▶ 金水血 補 / 火氣 寫

전체 氣血 세력중 氣가 더 세므로 火의 氣[陽]인 양곡을 寫하고, 金水의 血[陰]인 경거[金]와 음곡[水]을 補한다.

【처방】 ▶ 침 – 1. 양곡 寫 2. 경거 補 3. 음곡 補

▶ 뜸 – 곡지, 지음 양혈(兩穴)에 직구뜸 5장 이상 매일 시행함

【火旺 2-9】 이 ●● (남) 음력 1987년 5월 14일 未시

시	일	월	년
금/-	금/+	화/+	화/-
癸	庚	丙	丁
未	寅	午	卯
토/-	목/+	화/-	목/-

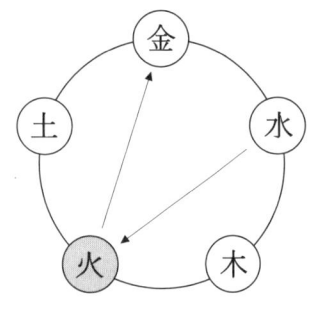

【증상】 견통

【명리진단】 ▶ 丙辛[水], 午未[火]

이 사주는 일간이 庚金으로 왔다. 사주구성은 월주(月柱)를 火의 오행이 차지하고 있으며 天干에 丁화가 있다. 또한 地支를 보면 월지에 있는 午화를 寅목과 卯목이 바로 옆에서 직접 火를 生하고 있어 火의 세력이 강해지고 있음을 쉽게 알 수 있다. 地支에 戌토만 있다면 三合 중 하나인 寅午戌 火局이 이루어질 수 있다. 그러나 이 경우엔 戌토가 빠져있기 때문에 삼합(三合)이 성립 될 수 없다. 삼합[三合=五行의 一生]을 구성하는 3개의 오행 중 2개의 오행만 있는 경우를 반합(半合)이라 한다. 그러나 삼합을 구성하는 오행 중 무조건 2개의 오행만 있다고 해서 반합이 이루어지는 것이 아니라 반합을 이루기 위해서는 최소한 왕지(旺支)에 해당하는 오행이 반드시 포함되어 있어야 한다. 예를 들면, 寅午戌 삼합에서 최소한 반합이 되기 위해서는 寅午○ 또는 ○午戌과 같이 구성이 되어야 하며 만약 왕지(旺支)에 해당하는 午화가 빠진 寅○戌만 있을 경우 반합은 성립되지 않는다. 체질판별에 있어서 삼합이 나타나 있으면 해당오행의 세력이 더 커지는 것을 의미하며 반합은 삼합보다는 못하지만 삼합의 50% 정도의 영향력은 발휘하기 때문에 난이도가 높은 체질판별시에는 참고해야 한다. 이 체질은 火실증으로 인한 金水허증이며 견통은 金허로 인한 大腸의 허증에서 비롯된 것이다. 건측의 반대편 상양을 보면 된다.

【임상치료】 ▶ 金水氣 補 / 火血 寫

전체 氣血 세력중 血이 더 세므로 火의 血[陰]인 소부를 寫하고, 金水의 氣[陽]인 상양[金]과 족통곡[水]을 補한다.

【처방】 ▶ 침 – 1. 소부 寫 2. 상양 또는 합곡 補 3. 족통곡 補

▶ 뜸 – 곡지, 지음 양혈(兩穴)에 직구뜸 5장 이상 매일 시행함

【火旺 2-10】 박 ●● (여) 양력 1990년 6월 6일 辰시

시	일	월	년
목/+	수/+	수/+	금/+
甲	壬	壬	庚
辰	寅	午	午
토/+	목/+	화/-	화/-

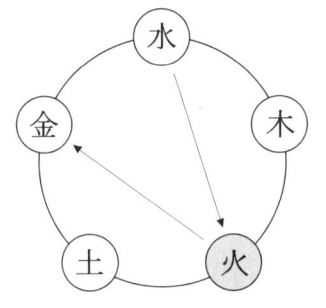

【증상】 後두통, 변비

【명리진단】 ▶ 甲庚冲, 午午

이 사주는 일간이 壬水로 왔다. 月支를 차지하고 있는 午화가 午午 자형(自刑)을 이루고 있어 火의 세력에 힘을 보태고 있으며 地支의 寅목이 바로 옆에서 火를 生하고 있어 어렵지 않게 火가 가장 왕한 오행임을 알 수 있다. 천간에 있는 壬수와 庚금을 살펴보면 먼저 庚금은 午화 바로 위에 위치하여 직접 화극금(火剋金)을 당하고 있으며 庚금은 水를 生하려 하나 庚금의 뿌리가 地支에 전혀 보이지 않아 힘을 발휘할 수 없는데 이와 같은 상황에 있는 庚금을 허수(虛數)라 한다. 虛數란 天干에 떠있기만 할 뿐 뿌리를 갖지 못하여 영향력을 전혀 발휘할 수 없는 오행을 가리킨다. 天干에 있는 壬수도 金으로부터 生을 전혀 받지 못하고 그리고 세력도 약한 상태에서 午화 바로 위에 위치하여 위태로울 수밖에 없다. 뒷머리 쪽이 주로 아픈 것은 水허증으로 인한 방광의 허증에서 비롯된 것이고 변비는 金허로 인한 대장의 허열(虛熱)이 원인이다. 처방은 陰과 陽의 세력을 비교했을 때 양(陽)의 세력이 60점을 차지하여 火의 氣[陽]가 세므로 火의 氣를 寫하고[火氣寫] 반대로 음(陰)의 세력은 40점이므로 金水의 血[陰]이 약하므로 金水의 血을 補한다[金水血補]. 두통은 크게 전(前)두통, 편(偏)두통, 후(後)두통이 있는데 전두통은 土[비위]가 원인이며, 편두통은 木[간담], 후두통은 水[신방광]의 문제에서 비롯된다.

【임상치료】 ▶ 金水血 補 / 火氣 寫

전체 氣血 세력중 氣가 더 세므로 火의 氣[陽]인 양곡을 寫하고, 金水의 血[陰]인 경거[金]와 음곡[水]을 補한다.

【처방】 ▶ 침 – 1. 양곡 寫 2. 경거 補 3. 음곡 補

▶ 뜸 – 곡지, 지음 양혈(兩穴)에 직구뜸 5장 이상 매일 시행함

【火旺 3-1】 김 ●● (여) 음력 1954년 8월 23일 巳시

시	일	월	년
화/-	토/+	수/-	목/+
丁	戊	癸	甲
巳	寅	酉	午
화/+	목/-	금/-	화/+

【증상】 코골이

【명리진단】 ▶ 丁癸沖, 戊癸[火]

이 사주는 日干이 戊土로 왔다. 가장 점수분포가 큰 月支를 酉금이 차지하고 있지만 土로부터 生을 그리 많이 받고 있지는 못하다. 木도 또한 天干에 있는 癸수 하나로부터 生을 받을 뿐 세력이 그렇게 세지 않게 보인다. 火를 보면 地支의 양 끝에 午화와 巳화가 위치해 있으며 天干에는 丁화가 있어 火 자체세력의 합은 27점이며 火는 木으로부터 27점의 生을 받아 세력 면에서는 총 54점으로 세력이 旺해진 것을 알 수 있다. 전체적으로 보면 酉금이 月支를 차지하여 강한 듯 보였으나 점차 오행의 흐름이 木火쪽으로 흘러가는 것을 알 수 있다. 月支나 日支를 차지한 오행이 대부분 강한 세력으로 결론이 났지만 3단계부터 나오는 임상사례는 다소 난이도가 높은 경우에 해당하므로 체질판별시 오행의 흐름과 더불어 사주의 판[局]을 분석하는 시각을 키우는데 중점을 두어야 할 것이다. 일반적으로 약 70~80%에 해당하는 임상사례들의 경우 단순히 점수계산만을 통하여도 체질 판별이 가능하다. 그러나 나머지 20~30% 정도는 사주의 전체적인 판의 구성을 보는 안목이 더 중요하다는 점을 명심해야 한다. 코골이는 心과 肺의 부조화에서 발생하는 질환으로서 여기에서는 金허로 인하여 肺의 기능이 저하되어 온 것이다.

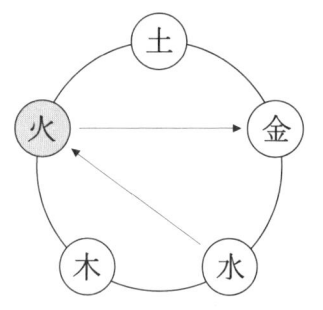

【임상치료】 ▶ 金水氣 補 / 火血 寫

전체 氣血 세력중 血이 더 세므로 火의 血[陰]인 소부를 寫하고, 金水의 氣[陽]인 상양[金]과 족통곡[水]을 補한다.

【처방】 ▶ 침 - 1. 소부 寫 2. 상양 또는 합곡 補 3. 족통곡 補

▶ 뜸 - 곡지, 지음 양혈(兩穴)에 직구뜸 5장 이상 매일 시행함

【火旺 3-2】 제 ●● (여) 음력 1974년 2월 13일 辰時

시	일	월	년
수/+	화/+	화/−	목/+
壬	丙	丁	甲
辰	午	卯	寅
토/+	화/−	목/−	목/+

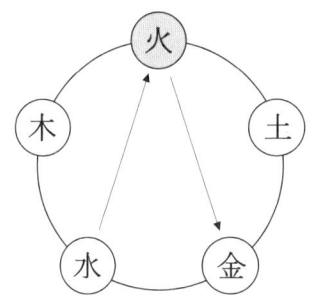

【증상】 대장과민[변이 묽다]

【명리진단】 ▶ 丙壬冲, 丁壬[木], 寅卯辰[木]

이 사주는 日干이 丙火로 왔다. 사주구성은 月支에 卯목, 년지에 寅목 그리고 天干에 甲목까지 투출해 있어 木은 자체세력이 47점으로 강하다고 볼 수 있다. 그런데 火를 보면 火 자체세력도 36점으로 만만치 않게 보인다. 木 세력의 크기를 알기 위해서는 먼저 壬수가 木을 生하는 것이 가능한지 검토가 필요하다. 첫째, 壬수는 丙화와 辰토 사이에 고립되어 있으며 둘째, 壬수는 水生木을 하고자 하나 火의 오행으로 구성된 丙午 日柱에 가로막혀 있어 木을 生하기가 여의치 않다. 결론적으로 木은 水로부터 生을 받기가 어려운 상황인 반면에 火는 木으로부터 火 그릇의 크기인 36점의 生을 받아 세력의 합이 72점에 이르러 세력이 가장 강해지며 비록 生土하기 위해 세력이 빠져나간다 하더라도 여전히 火가 가장 旺하다고 볼 수 있다. 丙壬冲으로 인해 다치는 오행은 水이므로, 壬수가 더욱 위태로워져 水[신방광]허증의 대표적 문제인 원기(元氣)가 부족하고 허리가 약하여 요통의 문제를 장차 드러낼 수 있는 체질이다. 대장과민은 火로부터 剋을 당한 金이 허해지면서 장(腸)이 무력해진 것이다.

【임상치료】 ▶ 金水氣 補 / 火血 寫

전체 氣血 세력중 血이 더 세므로 火의 血[陰]인 소부를 寫하고, 金水의 氣[陽]인 상양[金]과 족통곡[水]을 補한다.

【처방】 ▶ 침 − 1. 소부 寫 2. 상양 또는 합곡 補 3. 족통곡 補

▶ 뜸 − 곡지, 지음 양혈(兩穴)에 직구뜸 5장 이상 매일 시행함

【火旺 3-3】 이 ●● (여) 음력 1967년 2월 9일 巳시

시	일	월	년
목/-	수/+	수/-	화/-
乙	壬	癸	丁
巳	午	卯	未
화/+	화/-	목/-	토/-

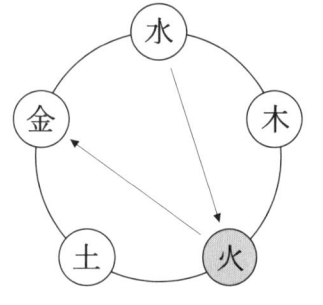

【증상】   갑상선 기능항진
【명리진단】 ▶ 丁癸沖, 巳午未[火]

이 사주는 日干이 壬水로 왔다. 月支를 卯목이 차지하고 있으나 地支를 살펴보니 木을 生하는 세력은 보이지 않는다. 天干에 있는 壬수와 癸수가 木을 生하여 16점을 木에게 줄 수 있다고 생각하기 쉬우나 地支를 보면 水의 뿌리가 전혀 없고 암장을 살펴보아도 水의 뿌리가 될 만한 오행을 찾을 수 없기 때문에 壬수와 癸수는 이미 허수(虛數)에 불과하다. 天干의 五行이 힘을 발휘하기 위해서는 地支에 어떻게 착근(着根)했는지가 중요한 것이며 地支에 바탕을 두지 못한 天干은 다른 영향에 의해 흔들리고 날라 가기가 쉽기 때문이다. 火를 보면 巳화, 午화가 地支에 있으며, 年干에 있는 丁화는 고립되어 있는 것 같지만 未토[未=己乙丁]의 丁火가 天干에 있는 丁화의 뿌리가 될 수 있기 때문에 火의 자체세력은 37점이 되며 木으로부터 37점의 生을 받아 총 74점으로 가장 旺한 오행이라고 볼 수 있으며 게다가 巳午未가 火局을 이루어 火 자체세력에 힘을 보태고 있는 상황이기도 하다. 전체적으로 火가 강하여 金水가 약하다고 결론 내릴 수 있는데 木은 비록 月支를 차지하여 세력이 강하게 보이나 水로부터 生을 전혀 받지 못하고 木生火로 세력이 빠져나가고만 있기 때문에 木도 약해질 수 있으니 나중에 木의 증상이 나오면 상황에 맞게 대처하는 것이 바람직하다. 갑상선 질환은 대표적인 土病 중 하나로써 土실증 또는 土허증에서 나타나는 증상이다. 여기에서는 火土가 實하여 열(熱) 통제가 제대로 되지 않아 발생한 것이다.

【임상치료】 ▶ 金水氣 補 / 火血 寫

전체 氣血 세력중 血이 더 세므로 火의 血[陰]인 소부를 寫하고, 金水의 氣

[陽]인 상양[金]과 족통곡[水]을 補한다.

【처방】
▶ 침 – 1. 소부 寫 2. 상양 또는 합곡 補 3. 족통곡 補
▶ 뜸 – 곡지, 지음 양혈(兩穴)에 직구뜸 5장 이상 매일 시행

MEMO

【火旺 3-4】 이 ●● (여) 음력 1972년 5월 16일 午시

시	일	월	년
토/+	토/+	화/+	수/+
戊	戊	丙	壬
午	子	午	子
화/-	수/-	화/-	수/-

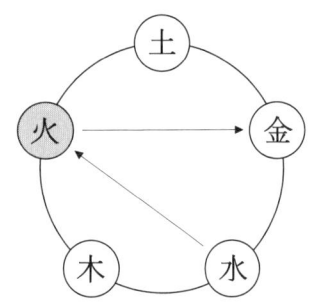

【증상】 임신중 몸이 떨림

【명리진단】 ▶ 丙壬冲, 子午冲

이 사주는 日干이 戊土로 왔다. 사주구성을 보니 地支에 子午冲이 곳곳에서 보이고 天干에는 丙壬冲이 있어 한눈에 정신적인 갈등을 예고하고 있음을 알 수 있다. 먼저 水火冲이 있으므로 水가 센지 火가 센지 검토를 해보자. 먼저 火는 丙午 月柱로 이루어진 가운데 時支에도 午火가 있어 자체세력은 48점에 해당하며 土를 生하고 나면 최종적으로 33점이 남는다. 水는 자체세력이 37점에 해당하지만 金으로부터 받는 生은 없다. 점수로는 水가 火보다 더 강하게 보이지만 여기에서는 火가 더 강하다고 판단해야 한다. 왜냐하면 전체 판세를 보면 火土와 水가 대적하는 상황에서 月支를 차지한 午火가 日支의 子水를 포위하고 있고, 火로부터 生을 받은 土가 火土와 연합하여 水를 剋하고 있기 때문이다. 임신중 몸이 떨리는 현상은 水허[腎허]로 인한 것인데 자궁에 해당하는 子水가 포위되어 공격을 당하는 형국에서 비롯된 것이다.

【임상치료】 ▶ 金水氣 補 / 火血 寫

전체 氣血 세력중 血이 더 세므로 火의 血[陰]인 소부를 寫하고, 金水의 氣[陽]인 상양[金]과 족통곡[水]을 補한다.

【처방】 ▶ 침 - 1. 소부 寫 2. 상양 또는 합곡 補 3. 족통곡 補

▶ 뜸 - 곡지, 지음 양혈(兩穴)에 직구뜸 5장 이상 매일 시행함

【火旺 3-5】 노 ●● (여) 음력 1979년 6월 12일 寅시

시	일	월	년
木/-	水/-	金/+	土/-
甲	癸	庚	己
寅	酉	午	未
木/+	金/-	火/-	土/-

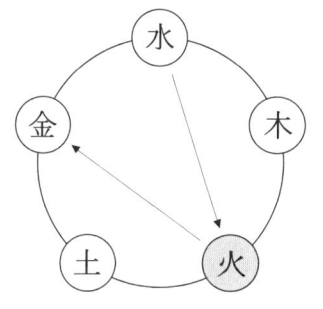

【증상】 어지러움

【명리진단】 ▶ 甲庚冲, 甲己[土], 午未[火]

이 사주는 日干이 癸水로 왔다. 月支를 午火가 차지하고 있으며 時柱에 있는 甲寅으로부터 生을 받고 있다. 火는 자체세력 30점에 木으로부터 받은 25점[寅목10, 甲목7, 水로부터 받은 生 7]의 生을 더하면 총 55점이 되지만 다시 土를 生하기 위해 17점이 빠져 나가므로 최종점수는 38점이 남는다. 金은 자체세력 27점에 土로부터 받은 生 27점을 더하면 총 54점에 이르며 癸水를 生한다 하더라도 최종점수는 46점이 되어 점수 측면에서 볼 때 火보다 더 강하게 나타나고 있다. 그러나 여기에서 가장 강한 오행은 火가 된다. 왜냐하면 午火가 月支를 차지한 상황에서 火를 돕는 甲寅이 있으며 未中에 丁火가 있고 또한 寅中에 丙火가 있어 支地의 전체적인 구성이 火를 단단히 받쳐주고 있기 때문이다. 점수계산만을 따졌을 때는 金이 왕하다고 생각할 수 있으나 점수 이전에 더 중요한 것은 전체적인 판[局]의 구성과 오행의 흐름임을 다시 한번 생각해 볼 수 있는 경우이다. 이러한 경우는 난이도가 높은 사례에 해당하며 전체 체질에서 보통 20% 정도 차지한다고 보면 된다. 어지러운 것은 水허로 인한 元氣부족이 원인이다.

【임상치료】 ▶ 金水氣 補 / 火血 寫

전체 氣血 세력중 血이 더 세므로 火의 血[陰]인 소부를 寫하고, 金水의 氣[陽]인 상양[金]과 족통곡[水]을 補한다.

【처방】 ▶ 침 - 1. 소부 寫 2. 상양 또는 합곡 補 3. 족통곡 補

▶ 뜸 - 곡지, 지음 양혈(兩穴)에 직구뜸 5장 이상 매일 시행함

【火旺 3-6】 정 ●● (여) 음력 1952년 2월 6일 子시

시	일	월	년
토/+	화/+	수/+	수/+
戊	丙	壬	壬
子	午	寅	辰
수/-	화/-	목/+	토/+

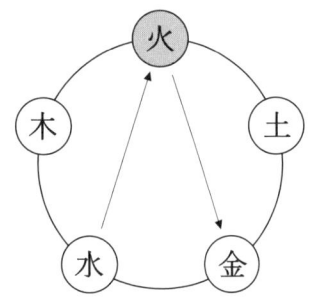

【증상】 우울증

【명리진단】 ▶ 丙壬沖, 子午沖

이 사주는 日干이 丙火로 왔다. 사주구성은 月支를 寅목이 차지하고 있고 天干의 壬수는 辰 중[辰=戊癸乙]에 癸水가 있어 天干 壬수의 뿌리가 될 수 있다. 木은 자체세력 30점에 水로부터 받은 25점의 生을 더하면 총 55점으로 세력이 강하게 보인다. 그러나 水生木을 받아 세력이 커진 木은 다시 火에게 27점의 生을 주게 되면 火는 57점이 되고 木은 28점만 남게 되어 火가 가장 강한 오행이 된다. 土를 生하기 위해 17점을 준다 해도 최종적으로 40점이 남게 되어 다른 오행의 세력을 살펴보더라도 火가 가장 세력이 旺하다고 할 수 있다. 이 체질(體質)은 火의 세력이 왕한 가운데 子午沖과 丙壬沖이 발생하여 水가 크게 손상될 수 있는 형국이며 따라서 현재는 증상에 언급되어 있지 않지만 신장, 방광, 자궁의 문제를 이미 갖고 있음을 알 수 있다. 또한 천간에 있는 丙壬沖은 직접 日干과 沖을 일으켰는데 日干의 丙화와 壬수가 沖을 일으켰다는 것은 정신적인 갈등이 직접 나[我]로부터 비롯되었음을 의미하고 있다. 우울증은 木火허증에서 발생하는 대표적인 질환인데, 이 경우는 日干과 沖을 일으킨 본인 스스로가 직접 만든 경우이다.

【임상치료】 ▶ 金水血 補 / 火氣 寫

전체 氣血 세력중 氣가 더 세므로 火의 氣[陽]인 양곡을 寫하고, 金水의 血[陰]인 경거[金]와 음곡[水]을 補한다.

【처방】 ▶ 침 - 1. 양곡 寫 2. 경거 補 3. 음곡 補

▶ 뜸 - 곡지, 지음 양혈(兩穴)에 직구뜸 5장 이상 매일 시행함

【火旺 3-7】 정 ●● (여) 음력 1956년 5월 6일 寅시

시	일	월	년
수/+	수/+	목/+	화/+
壬	壬	甲	丙
寅	子	午	申
목/+	수/-	화/-	금/+

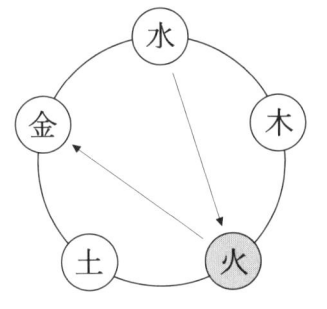

【증상】　다리 부종, 뒤꿈치 통증

【명리진단】　▶ 丙壬冲, 子午冲, 寅申冲

이 사주는 日干이 壬水로 왔다. 天干에 丙壬冲이 있고 地支에는 子午冲이 일어났으며 또한 멀리 떨어져 있긴 하지만 寅申冲도 보여 체질 자체가 거의 冲으로만 구성되어 있다. 건강한 체질이란 오행이 골고루 분포되어 있으면서 오행의 흐름이 서로 相生하는 방향으로 순조롭게 흘러가는 체질을 말한다. 그런데 위와 같은 체질은 한눈에 冲도 많고 극지(剋支)에 있는 오행이 서로 대립하는 양상을 보이고 있어 건강의 문제를 이미 예고하고 있다고 보아도 무리가 없다. 핵심은 결국 水가 강한가 火가 강한가 이다. 먼저 水를 보면 子수와 壬수는 水生木으로 세력이 빠져 나가고 있고, 申금은 水를 生하려 하지만 丙화와 午화에게 둘러싸여 화극금(火剋金)을 당하고 있어 金이 水를 지원하는 것이 쉽지 않다. 전체적으로 水는 기운(氣運)이 빠져나가는 상황이며, 金은 火로부터 공격을 당하여 金生水를 못하고 있다. 결론적으로 火가 왕한 가운데 丙壬冲과 子午冲이 일어나 水가 크게 다쳐 水허증을 초래한 경우이다. 재미있는 점은 전체 판의 陰과 陽의 세력을 따져 보니 氣와 血의 비율이 50:50으로 동수(同數)를 이루고 있다. 이런 경우 치료에 있어서는 氣부터 보(補)하는 것이 원칙이지만 이 체질은 판[局]의 구성이 氣가 血을 둘러싸고 있는 형국이기 때문에 血부터 보한다.

【임상치료】　▶ 金水血 補 / 火氣 寫

전체 氣血 세력중 氣가 더 세므로 火의 氣[陽]인 양곡을 寫하고, 金水의 血[陰]인 경거[金]와 음곡[水]을 補한다.

【처방】　▶ 침 – 1. 양곡 寫　2. 경거 補　3. 음곡 補

　　　　▶ 뜸 – 곡지, 지음 양혈(兩穴)에 직구뜸 5장 이상 매일 시행함

【火旺 3-8】 남 ●● (남) 음력 1951년 4월 5일 卯시

시	일	월	년
토/-	금/+	수/-	금/-
己	庚	癸	辛
卯	戌	巳	卯
목/-	토/+	화/+	목/-

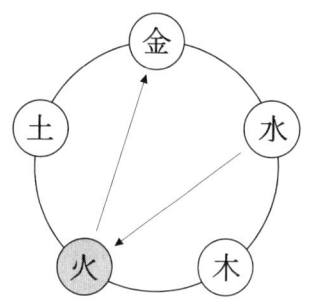

【증상】　　조루

【명리진단】　▶ 卯戌[火]

이 사주는 日干이 庚金으로 왔다. 사주구성은 巳화가 월지를 차지하고 있으며, 時支와 年支에서 卯木 이 각각 火를 生하고 있어 火의 세력이 세지고 있음을 알 수 있다. 즉 어떠한 오행이 月支를 차지하면 月支를 돕는 세력이 있는지 검토하는 것이 순서인데 地支를 보니 地支의 양 끝에 卯木이 있어 火를 돕고 있으며 戌中에도 丁화가 있어 月支를 차지한 火의 환경을 전체적으로 지원하는 형국이기 때문에 여기에서는 火가 가장 旺하다고 볼 수 있다. 天干에 있는 癸수는 天干에 있는 辛금과 庚금으로부터 金生水를 받고 있지만 뿌리가 없는데다 巳火 바로 위에 위치하여 약해질 수밖에 없는 상황이다. 이 체질도 단순 점수로는 土가 왕하게 보일 수 있지만 위와 같은 연유로 火가 더 강하게 되는 것이다. 즉 月支를 차지한 오행을 주변 환경이 어떻게 돕고 있는지를 살펴 판을 분석하는 것이 중요한 요소라 할 수 있다. 조루는 水허로 인한 腎허가 원인이다.

【임상치료】　▶ 金水血 補 / 火氣 寫

전체 氣血 세력중 氣가 더 세므로 火의 氣[陽]인 양곡을 寫하고, 金水의 血[陰]인 경거[金]와 음곡[水]을 補한다.

【처방】　▶ 침 – 1. 양곡 寫　2. 경거 補　3. 음곡 補

　　　　　▶ 뜸 – 곡지, 지음 양혈(兩穴)에 직구뜸 5장 이상 매일 시행함

【火旺 3-9】 이 ●● (여) 음력 1929년 1월 30일 戌시

시	일	월	년
화/+	목/-	화/-	토/-
丙	乙	丁	己
戌	卯	卯	巳
토/+	목/-	목/-	화/+

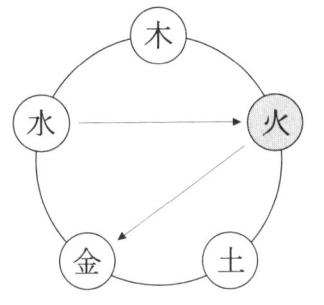

【증상】 요통, 좌골신경통, 고혈압

【명리진단】 ▶ 卯戌[火]

이 사주는 日干이 乙木으로 왔다. 사주구성은 月支를 卯木이 차지한 가운데 日支까지 卯木이 차지하여 木의 세력이 강하게 보인다. 그러나 木을 生하는 水의 세력이 전혀 보이지 않은 채 木은 火로 세력이 빠져나가고만 있다. 火를 보면 木으로부터 직접 生을 받고 있으며 火 자체세력은 25점이지만 木으로부터 받은 25점의 生을 더하면 총 50점으로 세력이 세진다. 木은 총 57점에서 火에게 25점을 주고 난 후 32점이 남지만, 火는 50점에서 土에게 17점을 준다해도 최종적으로 33점이 남게 되므로 火는 木보다 세력이 약간 더 세다고 할 수 있다. 위의 경우는 점수계산만을 따졌을 때 火의 세력이 1점 더 많기 때문에 火가 더 세력이 크다는 이유보다는 오행세력의 흐름에 있어서 木의 기운이 火로 이동하여 火가 세지고 있다는 점이 더 중요하다. 이 체질은 木火土 3개의 氣로만 이루어진 三氣成狀에 해당한다. 요통, 좌골신경통, 고혈압 모두 水허증에서 비롯된 것이며 특히 고혈압은 水허로 인하여 水가 火의 열(熱)을 끌어당기지 못하여 火의 熱이 상부(上府)로 떠서 발생한 것이다. 水가 火를 헨하는 이치가 여기에 숨어있다고 할 수 있다.

【임상치료】 ▶ 金水氣 補 / 火血 寫

전체 氣血 세력중 血이 더 세므로 火의 血[陰]인 소부를 寫하고, 金水의 氣[陽]인 상양[金]과 족통곡[水]을 補한다.

【처방】 ▶ 침 − 1. 소부 寫 2. 상양 또는 합곡 補 3. 족통곡 補
▶ 뜸 − 곡지, 지음 양혈(兩穴)에 직구뜸 5장 이상 매일 시행함

【火旺 3-10】 정 ●● (남) 음력 1950년 1월 24일 卯시

시	일	월	년
금/-	화/+	토/-	금/+
辛	丙	己	庚
卯	午	卯	寅
목/-	화/-	목/-	목/+

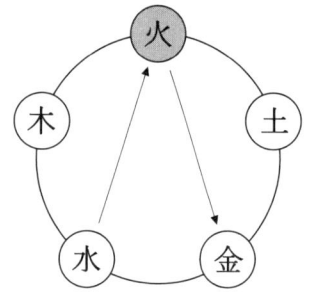

【증상】　　요통, 좌골신경통, 견통

【명리진단】　▶ 丙辛[水]

이 사주는 日干이 丙火로 왔다. 사주구성은 月支를 卯목이 차지하고 있고 地支에 있는 오행의 대부분이 木으로 구성되어 있어 木의 세력이 상당히 세게 보인다. 그러나 木은 水로부터 어떠한 生도 받지 못한 상태에서 火를 生하기 위해 계속해서 세력이 빠져 나가는 형국이다. 丙午 日柱를 이루고 있는 火는 28점의 세력에 다시 木으로부터 28점의 生을 받아 총 56점으로 가장 旺한 세력이 된다. 좀 더 자세히 보면 天干의 己토는 바로 옆에 있는 丙화로부터 生을 받고 있으며 또한 午화[午=丁己]속에 있는 己토가 天干 己토의 뿌리가 될 수 있다. 그리고 庚금은 약하게나마 己토로부터 生을 받고 있다. 전체적으로 木은 일점(一點) 水의 도움 없이 木生火로 빠져 나가기만 하고 있으며 또한 木은 50점의 자체세력이었지만 火에게 28점을 주고 나면 결국 22점만 남게 되어 火가 가장 강한 오행이 되는 것이다. 요통과 좌골신경통은 水허증이 원인이며 견통은 金허에서 비롯된 것이다.

【임상치료】　▶ 金水氣 補 / 火血 寫

전체 氣血 세력중 血이 더 세므로 火의 血[陰]인 소부를 寫하고, 金水의 氣[陽]인 상양[金]과 족통곡[水]을 補한다.

【처방】　▶ 침 - 1. 소부 寫 2. 상양 또는 합곡 補 3. 족통곡 補

　　　　▶ 뜸 - 곡지, 지음 양혈(兩穴)에 직구뜸 5장 이상 매일 시행함

【火旺 3-11】 안 ●● (여) 음력 1966년 5월 14일 寅시

시	일	월	년
수/+	수/+	목/+	화/+
壬	壬	甲	丙
寅	戌	午	午
목/+	토/+	화/-	화/-

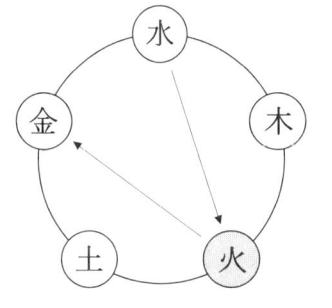

【증상】　　발뒤꿈치 통증

【명리진단】　▶ 丙壬冲, 午午, 寅午戌[火]

이 사주는 日干이 壬水로 왔다. 사주구성은 天干에 丙壬冲이 있고 地支에는 午午 自刑이 있으며 寅午戌 火局을 이루고 있다. 火는 午午 自刑 및 寅午戌 火局으로 세력이 세지는 가운데 木으로부터 지원을 받고 있어 火가 가장 旺하다는 것을 쉽게 알 수 있으며 그리하여 丙壬冲에서는 水가 손상당할 수밖에 없다. 火의 氣運이 강하면 수화기제(水火旣濟[=水升火降]) 측면에서 문제가 발생하게 된다. 심장[火]의 熱이 위[上]로 뜨지 못하도록 눌러주는 것은 肺가 하는 일이며 기능이 정상일 때는 腎臟이 熱을 끌어당겨서 心臟의 熱이 하단전까지 내려오게 하여 水의 寒을 풀어주는데, 만약 火의 기운이 강하면 熱이 아래로 내려오지 않고 熱이 위로만 뜨게 되어 얼굴에 열감을 느끼거나 또는 熱이 뭉쳐 번조(煩燥)증상을 나타내게 되는 것이며, 상대적으로 水[신장]가 약해지게 되면 심장에서 내려주는 熱을 끌어당기지 못하여 그 결과로 水의 寒을 풀지 못하여 하복부가 차게 되는 것이다. 발뒤꿈치는 水[신장,방광]가 주관하는 부위로서 여기에서 통증은 水허증으로 인한 것이다. 대개 발뒤꿈치가 갈라진 채로 방치하는 경우가 많은데 발뒤꿈치가 갈라진다는 것은 水가 주관하는 元氣가 떨어진 경우에 주로 발생하며, 또한 갈라진 틈새로 元氣가 빠져 나가니 발 관리의 중요성을 이해함이 필요하다.

【임상치료】　▶ 金水血 補 / 火氣 寫

전체 氣血 세력중 氣가 더 세므로 火의 氣[陽]인 양곡을 寫하고, 金水의 血[陰]인 경거[金]와 음곡[水]을 補한다.

【처방】　▶ 침 – 1. 양곡 寫　2. 경거 補　3. 음곡 補

　　　　　▶ 뜸 – 곡지, 지음 양혈(兩穴)에 직구뜸 5장 이상 매일 시행함

【火旺 3-12】 황 ●● (남) 음력 1956년 8월 8일 午시

시	일	월	년
화/+	수/+	화/-	화/+
丙	壬	丁	丙
午	午	酉	申
화/-	화/-	금/-	금/+

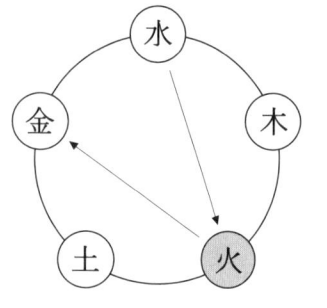

【증상】 左무릎관절염, 기침 심함[咳嗽], 가래[痰多], 숨이 참[氣短]

【명리진단】 ▶ 丙壬冲, 午午, 丁壬[木]

이 사주는 日干이 壬水로 왔다. 地支를 보면 金과 火의 오행이 서로 대립하는 양상을 보이고 있어 金이 강한가 火가 강한가를 먼저 따져 보아야 하는 상황이다. 먼저 金을 보면 月支를 酉金이 차지하고 있으며 年支에 申金까지 있어 金의 세력이 세게 보이나 生金을 해주는 土는 보이지 않는다. 火를 보면 地支에 午午 自刑을 이루고 있으며 天干에 丁화와 丙화가 있어 세력이 만만치 않다. 火도 金과 마찬가지로 木으로부터 어떠한 生도 받지 못하는 상황이나 점수계산을 통해 火가 더 旺하다는 것을 알 수 있다. 가래[痰]는 기관(氣管)에 끼어 있는 찌꺼기인데 이 가래가 많다는 것은 폐(肺)의 구조가 약하다는 것으로서 肺허증에서 주로 나오는 증상이다. 해수(咳嗽)는 천식(喘息)과 반드시 구분을 해야 하는데 해수(咳嗽)는 金허에서 발생하는 것이며 천식은 80%이상이 金실증에서 비롯된다. 숨이 찬 것은 심실(心實)로 인해 肺가 剋을 당하여[火剋金] 肺허로부터 발생한 것이다. 보통 무릎관절염은 뼈를 주관하는 신장[腎主骨]이 약해져서 발생한다고 생각하지만 오히려 혈맥을 주관하는 심장[心主血脈]이 약해짐으로써 발생하는 확률이 80% 정도 차지하고 있다. 그러나 여기에서 무릎관절염은 腎허에서 비롯된 것으로서 만약 무릎의 통증이 심하다면 우측 소부穴을 寫하고, 우측 족통곡을 補하면 통증은 곧바로 완화 시킬 수 있다. 그러나 관절염치료는 단시일에 해결되는 문제가 아니므로 침 치료와 더불어 직구뜸을 적극적으로 행하는 것이 필요하다.

【임상치료】 ▶ 金水氣 補 / 火血 寫

전체 氣血 세력중 血이 더 세므로 火의 血[陰]인 소부를 寫하고, 金水의 氣 [陽]인 상양[金]과 족통곡[水]을 補한다.

【처방】
▶ 침 – 1. 소부 寫 2. 상양 또는 합곡 補 3. 족통곡 補
▶ 뜸 – 곡지, 지음 양혈(兩穴)에 직구뜸 5장 이상 매일 시행함

【火旺 3-13】 박 ●● (남) 음력 1962년 4월 19일 亥시

시	일	월	년
화/-	금/+	목/-	수/+
丁	庚	乙	壬
亥	申	巳	寅
수/+	금/+	화/+	목/+

【증상】 만성피로, 배 개스차고 더부룩[腹脹]
【명리진단】 ▶ 寅申冲, 巳亥冲, 乙庚[金], 丁壬[木], 巳申[水]

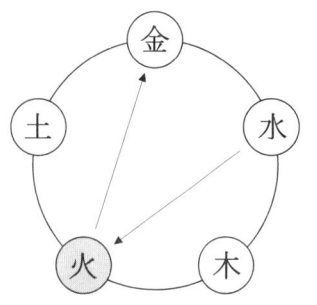

이 사주는 日干이 庚金으로 왔다. 地支를 보면 寅목, 申금, 巳화, 亥수 즉 寅申巳亥로 구성이 되어 있다. 앞서 이론 편에서 설명했듯이 寅申巳亥는 사생지(四生支)를 가리키는데, 사생지(四生支)란 寅申巳亥 각각의 오행이 모두 生支에 해당하는 五行이라는 뜻이다. 다시 말해서 寅목은 木의 오행이 태어난 곳이며, 申은 金의 오행, 巳는 火의 오행, 亥는 水의 오행이 태어난 곳이라 하여 生支라 한다. 사주구성에서 生支를 나타내는 오행이 많이 차지하고 있을수록 이런 사람은 항상 분주히 움직이려 하고 가만히 있지 못하는 성격의 특성을 나타낸다. 즉 쉬지 않고 너무나 바쁘게 살아가는 사람이다. 지면관계상 자세하게 설명이 어려운 점은 강의에서 논하고자 한다. 다시 체질로 돌아와서 月支를 巳화가 차지하고 있고 年支의 寅목이 바로 옆에서 生을 해주고 있어 火의 세력이 강해 보인다. 金을 보니 土生金은 없고 다시 水를 生하고 있기 때문에 金보다는 오히려 水쪽으로 生이 흘러가고 있다. 그래서 전체적으로 水와 火의 싸움인데 세력계산을 해보면 火가 더 세력이 세서 火실증이라 진단할 수 있다. 만성피로는 木허증[肝허증]의 대표적인 증상이지만 여기에서는 水허증으로 인해 원기(元氣)가 부족한 데서 오는 피로이다. 또한 水氣가 허하여 체질적으로 元氣가 부족한데도 불구하고 사주의 특성상 쉬지 않고 항상 분주하게 움직이는 체질이다 보니 만성피로를 달고 사는 것이 어쩌면 당연하다 하겠다. 배가 더부룩하고 가스가 자주 차는 것은 金허로 인해 대장에서 직접 발생한 것이다. 이러한 체질은 휴식도 필요하다는 점을 일깨워 주는 것이 치료의 출발이라 할 수 있다.

【임상치료】　▶ 金水血 補 / 火氣 寫

전체 氣血 세력중 氣가 더 세므로 火의 氣[陽]인 양곡을 寫하고, 金水의 血[陰]인 경거[金]와 음곡[水]을 補한다.

【처방】　▶ 침 – 1. 양곡 寫 2. 경거 補 3. 음곡 補

　　　　▶ 뜸 – 곡지, 지음 양혈(兩穴)에 직구뜸 5장 이상 매일 시행함

【火旺 3-14】 임 ●● (여) 음력 1963년 5월 15일 子시

시	일	월	년
목/+	토/-	토/+	수/-
甲	己	戊	癸
子	酉	午	卯
수/-	금/-	화/-	목/-

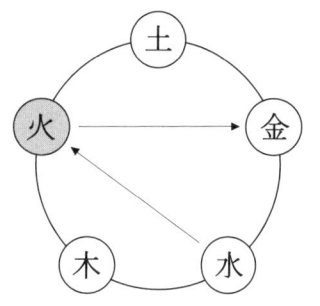

【증상】　　요통, 얼굴부종

【명리진단】　▶ 甲己[土], 子午冲, 卯酉冲

이 사주는 日干이 己土로 왔다. 地支를 보면 子수, 午화, 卯목, 酉금으로 구성이 되어 있다. 앞서 나온 체질은 地支에 四生支가 있었는데 이번에는 四旺支를 나타내는 子午卯酉가 있다. 사왕지(四旺支)란 각각의 해당 오행이 가장 旺하게 성장한 상태를 가리키는데 즉 子수는 水의 오행이 亥수[水의 生支]에서 태어나서 子수에 이르러 가장 旺하게 성장함을 나타내며, 午화는 巳화[火의 生支]에서 태어나서 午화에 이르러서, 卯목은 寅목[木의 生支]에서 태어나 卯목에 이르러서, 酉금은 申금[金의 生支]에서 태어나 酉금에 이르러 金의 오행이 가장 旺해졌다는 것을 의미한다. 사주 구성에 있어 四旺支가 많이 분포되어 있는 경우 이런 체질은 듬직하고 점잖은 면을 보이는 것이 특징이다. 사주구성을 보면 月支를 午화가 차지하고 있는데 卯목으로부터 직접 生을 받고 있어 일단 火가 세진 듯 보이고, 日支에 있는 酉금은 土로부터 生을 받으나 다시 水를 生하기 위해 세력이 빠져나가는 상황이며, 水는 金으로부터 生을 받아 세력이 세지는 듯 하다가 다시 木을 生하기 위해 세력이 빠져 나가고 있다. 天干의 戊토와 己토는 地支에 뿌리가 없는 듯 보이지만 월지 午화[午=丁己]속에 己土가 있어 土는 살아 있다. 최종적으로 火가 가장 旺하다고 볼 수 있으며 요통은 水허증으로 인한 腎허의 문제이며 얼굴부종은 金허로 인한 肺허에서 직접 발생한 것이다. 다행스러운 것은 冲이 바로 옆에서 직접적으로 일어나지 않고 서로 떨어져서 나타났다는 점이다.

【임상치료】　▶ 金水氣 補 / 火血 寫

전체 氣血 세력중 血이 더 세므로 火의 血[陰]인 소부를 寫하고, 金水의 氣

[陽]인 상양[金]과 족통곡[水]을 補한다.

【처방】
▶ 침 − 1. 소부 寫 2. 상양 또는 합곡 補 3. 족통곡 補
▶ 뜸 − 곡지, 지음 양혈(兩穴)에 직구뜸 5장 이상 매일 시행함

【火旺 3-15】 최 ●● (남) 양력 1973년 6월 9일 午시

시	일	월	년
목/+	화/+	토/+	수/-
甲	丙	戊	癸
午	子	午	丑
화/-	수/-	화/-	토/-

【증상】 요통

【명리진단】 ▶ 戊癸[火], 子午沖, 午午, 子丑[土]

이 사주는 日干이 丙火로 왔다. 사주구성은 月支를 午火가 차지하고 있으며 地支에서 午午 自刑을 이루고 있다. 점수분포가 큰 日支와 月支에서 子午沖이 발생하였기 때문에 자세한 검토가 필요하다. 먼저 日支에 있는 子수는 午화와 丙화에 의해 포위되어 있으며 특히 火의 세력이 강한 가운데 日支와 月支에 子午沖이 발생하여 子水가 크게 다칠 수 있는 형국이다. 여기에서 요통은 水 자체가 약함과 동시에 金허증으로 인한 장(腸)의 숙변이 겹쳐서 발생할 수 있다. 요통치료에 대해 간단히 정리하면 첫째, 위 경우처럼 金水허증으로 온 경우는 腸과 腎허로 인한 것이며 치료는 腸의 숙변을 제거하고 腎을 보하는 것이 필요하다. 둘

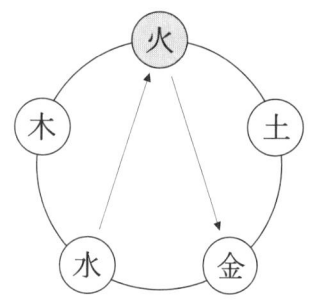

째, 水木허증으로 인한 요통은 본질적으로 肝이 주관하는 근육[筋]과 腎이 주관하는 뼈[骨]의 문제로 인한 것인데, 즉 뼈가 약한 가운데 근육마저 뼈를 제대로 잡아주지 못하여 발생한 요통으로서 이 경우는 뼈를 먼저 교정(矯正)한 후 침 시술이 들어가야 효과가 좋다. 임상에서 흔히 볼 수 있고 가장 본질적인 경우의 요통에 속한다. 셋째, 火허증으로 인한 경우인데 이것은 火허로 인해 심장이 주관하는 熱이 하초(下焦)까지 즉 신장(腎臟)까지 전달되지 않아 하체가 차가워져 하체냉증에 의한 요통이다. 火허로 인한 요통은 기본적으로 水실증에서 발생한 것이므로 허리의 문제를 총괄하는 신장의 구조적 이상이 아닌[뼈에는 문제가 없는] 단지 기능의 문제이므로 心을 보하여 심장이 주관하는 혈액순환만 잘 되게 하면 쉽게 나을 수 있는 체질이다.

【임상치료】 ▶ 金水氣 補 / 火血 寫

전체 氣血 세력중 血이 더 세므로 火의 血[陰]인 소부를 寫하고, 金水의 氣

[陽]인 상양[金]과 족통곡[水]을 補한다.

【처방】
▶ 침 – 1. 소부 瀉 2. 상양 또는 합곡 補 3. 족통곡 補

▶ 뜸 – 곡지, 지음 양혈(兩穴)에 직구뜸 5장 이상 매일 시행함

MEMO

3. 土의 세력이 旺한 경우

土의 세력이 왕(旺)하다는 것은 상대적으로 승모(勝侮)관계에 있는 水와 木의 오행이 약해지는 결과를 초래하며, 인체의 장부로는 비위[土]가 실(實)하여 간담[木]과 신방광[水]의 허(虛)증을 나타낸다. 병증(病症)은 크게 土실증만 나타나는 경우, 土실증과 水木허증이 겸하여 나타나는 경우 그리고 水木허증만 나타나기도 한다. 다른 체질과는 달리 土가 왕한 경우는 水木허증 이외에 木火허증을 나타내는 경우도 있기 때문에 체질 판별시 주의해야 한다. 치료는 土의 세력이 왕하므로 土의 기운(氣運)을 사(寫)하고, 반대로 水木 또는 木火의 세력은 약해지므로 水木 또는 木火의 기운(氣運)을 보(補)하는 것이 치료의 원칙이다. 중요한 것은 임상에 있어서 증상 하나 하나에 얽매이기보다는 장부의 허실(虛實)을 정확히 구분하여 實하면 기운을 빼주고[寫法], 虛하면 기운을 보충 해주는[補法] 단순함 속에서 치료의 이치를 들여다본다면 증상이 아닌 원인치료의 중요성을 알게 될 것이다.

▶土의 세력이 旺한 경우 치료방법

土의 氣[陽]가 실한 경우	치료원칙▶ 水木血 補 / 土氣 寫 침▶ 1.족삼리 寫 2.음곡 또는 용천 補 3.태충 補
土의 血[陰]이 실한 경우	치료원칙▶ 水木氣 補 / 土血 寫 침▶ 1.태백 寫 2.족통곡 補 3.족임읍[또는 양릉천 추가] 補
직구뜸은 공통	지음[UB67], 태충[LR3] 양혈(兩穴)에 직구뜸 5장 이상 매일 시행함

【土旺 1-1】 강 ●● (여) 음력 1946년 3월 17일 申시

시	일	월	년
토/+	수/+	수/+	화/+
戊	壬	壬	丙
申	戌	辰	戌
금/+	토/+	토/+	토/+

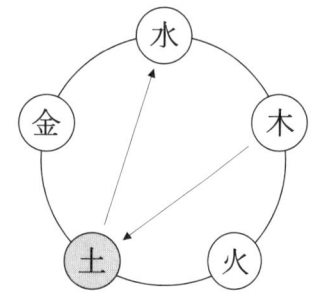

【증상】 당뇨, 고지혈증, 비만, 편두통

【명리진단】 ▶ 丙壬冲, 辰戌冲

이 사주는 일간이 壬水로 왔다. 오행기행도 작성은 日干이 壬水로 왔으므로 相生법칙의 순서에 따라 水부터 시작하여 水 → 木 → 火 → 土 → 金 순으로 적는다. 사주구성을 보면 월지 辰토, 일지와 년지에 戌토가 있으며 天干에는 戊토가 있어 土 자체세력의 합은 67점[辰토30, 戌토20, 戌토10, 戊토7]이다. 또한 土는 丙화로부터 7점의 生을 받아 총 74점에 해당하며 金에게 10점의 生을 주더라도 최종적으로 64점이 남아 다른 오행들의 生을 주고, 生을 받는 관계를 계산하면 土가 가장 세력이 크다고 볼 수 있다. 土는 비장(脾臟)과 위(胃)를 가리키며 土의 세력이 세다는 말은 다른 장부(臟腑)보다 脾臟과 胃가 실(實)하다는 의미를 담고 있다. 체질 분석에 있어서 선행되어야 할 점은 오행 중에서도 어느 오행이 가장 세력이 강한가를 찾아내는 일이다. 강한 세력을 찾아 낼 수 있어야만 상극법칙에 따라 극(剋)을 당하여 약해지는 오행을 찾을 수 있으며 강한 세력을 견제하는 오행이 무엇을 하고 있는지를 알 수 있기 때문이다. 강한 오행과 약한 오행의 구분이 이루어진다면 장부의 허실(虛實), 기혈(氣血), 한열(寒熱), 조습(燥濕)은 어렵지 않게 파악할 수 있으며 치료의 방법은 더욱 쉽고 간단하니 처음 시작단계에서는 세력을 구분하는 측면에 중점을 두어 공부하기를 기대한다.

【임상치료】 ▶ 水木血 補 / 土氣 寫

전체 氣血 세력중 氣가 더 세므로 土의 氣[陽]인 족삼리를 寫하고, 水木의 血[陰]인 음곡[水]과 태충[木]을 補한다.

【처방】 ▶ 침 - 1. 족삼리 寫 2. 음곡 또는 용천 補 3. 태충 補

▶ 뜸 - 지음, 태충 양혈(兩穴)에 직구뜸 5장 이상 매일 시행함

【土旺 1-2】 송 ●● (남) 음력 1975년 12월 8일 酉시

시	일	월	년
수/-	토/-	토/-	목/-
癸	己	己	乙
酉	未	丑	卯
금/-	토/-	토/-	목/-

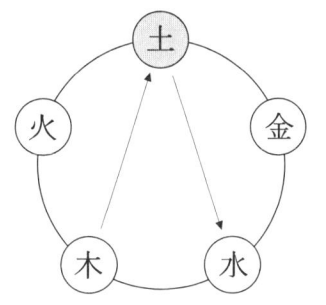

【증상】 편두통

【명리진단】 ▶ 丑未冲, 卯酉冲

이 사주는 일간이 己土로 왔다. 사주구성을 살펴보면 월지 丑토와 일지 未토가 丑未충을 이루고 있으며 천간에 己토가 있어 土 자체세력의 합은 66점이다. 土를 생해주는 火의 오행이 보이지 않으며 土는 金에게 10점의 生을 주더라도 총 56점이 남아 土의 세력이 여전히 가장 강함을 알 수 있다. 土의 세력이 가장 강하다는 것은 장부로는 비위가 실(實)하다는 뜻이다. 오행의 상극관계에서 가장 강한 土가 극(剋)하는 오행은 水이며, 水[신장,방광]는 土로부터 剋을 당하여 허해지게 된다. 또한 土를 견제하고 조절하는 오행은 木인데 木 자체세력이 너무 약하기 때문에 왕(旺)한 土를 제대로 극(剋)하지 못하고 오히려 역극[相侮]을 당하여 木[간담] 역시 약해진다. 따라서 이 체질은 土실증으로 인한 水木허증 이라고 할 수 있다. 편두통은 木허[肝허]에서 비롯된 것이다. 지지(地支)에 丑未沖이 있는데 土와 土가 충(冲)을 일으키면 다른 冲과는 달리 어느 한쪽이 일방적으로 다치는 것이 아니라 반대로 土의 세력이 더욱 커진다는 점이다. 자세한 사항은 뒷부분에서 차차 논하고자 한다.

【임상치료】 ▶ 水木氣 補 / 土血 瀉

전체 氣血 세력중 血이 더 세므로 土의 血[陰]인 태백을 瀉하고, 水木의 氣[陽]인 족통곡[水]과 족임읍[木]을 補한다.

【처방】 ▶ 침 – 1. 태백 瀉 2. 족통곡 補 3. 족임읍[또는 양릉천 추가] 補

▶ 뜸 – 지음, 태충 양혈(兩穴)에 직구뜸 5장 이상 매일 시행함

【土旺 1-3】 최 ●● (여) 음력 1941년 3월 20일 子時

시	일	월	년
목/+	목/+	수/+	금/-
甲	甲	壬	辛
子	午	辰	巳
수/-	화/-	토/+	화/+

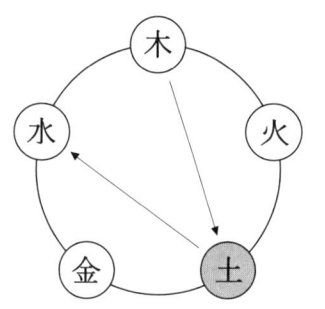

【증상】 우울증

【명리진단】 ▶ 子午冲

이 사주는 일간이 甲木으로 왔다. 사주구성을 보면 土는 辰土가 월지를 차지하여 자체세력이 30점이며 地支의 午火와 巳火가 辰土에게 직접 30점의 生을 해주고 있어 土 세력의 합은 총 60점이 된다. 그러나 土는 다시 金에게 7점의 生을 주게 되어 土는 최종적으로 53점이 남는다. 다른 오행들의 生을 주고, 生을 받는 관계를 비교해 보면 土가 가장 세력이 크다고 볼 수 있다. 子午冲은 子水와 午火가 서로 부딪치는 것인데 이와 같이 冲이 발생하게 되면 두 오행 중 약한 오행은 더욱 약해지는 상황을 초래하게 된다. 그래서 사주(四柱)에 충(冲)이 발생한 경우에는 어느 오행의 세력이 더 강한지 구분이 반드시 필요하다. 여기에서는 子水가 약해진다고 볼 수 있다. 왜냐하면 세력이 강한 土로부터 子水는 剋을 당하여 약해진 상태에서 午火와 冲이 발생하였기 때문이다. 子午冲은 정[精-腎藏精]과 신[神-心主神]의 冲이며 한마디로 精神冲이라고 말할 수 있다. 사주구성에 이러한 冲이 나타나면 정신적인 갈등을 갖고 있음을 나타내며 심하면 정신질환의 문제를 야기할 수 있다. 우울증은 대부분 木火허증[肝心虛]에서 비롯되는데, 이 체질의 경우는 水허증으로 인하여 火의 熱을 잡아주지 못하여 발생한 것이다.

【임상치료】 ▶ 水木血 補 / 土氣 寫

전체 氣血 세력중 氣가 더 세므로 土의 氣[陽]인 족삼리를 寫하고, 水木의 血[陰]인 음곡[水]과 태충[木]을 補한다.

【처방】 ▶ 침 - 1. 족삼리 寫 2. 음곡 또는 용천 補 3. 태충 補

▶ 뜸 - 지음, 태충 양혈(兩穴)에 직구뜸 5장 이상 매일 시행함

【土旺 1-4】 이 ●● (남) 음력 1981년 9월 29일 午시

시	일	월	년
화/+	화/-	토/+	금/-
丙	丁	戊	辛
午	丑	戌	酉
화/-	토/-	토/+	금/-

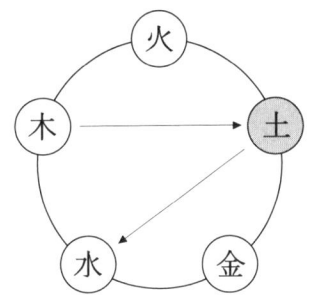

【증상】 발목 통증[발목염좌]

【명리진단】 ▶ 丙辛[水]

이 사주는 일간이 丁火로 왔다. 사주구성을 살펴보면 월지 戌토, 일지 丑토 그리고 천간에 戊토가 있어 土 자체세력의 합은 58점[戌토30, 丑토20, 戊토8]이다. 또한 土는 火의 오행인 丙화, 丁화 그리고 午화로부터 25점[午화10, 丁화8, 丙화7]의 生을 받아 총 83점의 세력을 차지하여 金에게 17점의 生을 주더라도 최종적으로 66점이 되어 土의 세력이 가장 강하다고 할 수 있다. 앞서 보았던 사주와 달리 음(陰)과 양(陽)이 한쪽으로 치우치지 않고 세력이 엇비슷한데 陰과 陽의 세력이 비슷하다는 말은 氣와 血의 분포가 비슷하다는 의미와 같다. 이 체질은 土실(實)증으로 인한 水木허증이라고 할 수 있다. 신체 부위에서 목, 팔목, 발목 등의 이상은 木[간담]이 담당하고 있으며 여기에서 발생한 발목 염좌는 근육을 주관하는[肝主筋-간주근] 木허증에서 직접 발생한 경우이다. 따라서 실제 임상에서도 발목 염좌는 대부분 木허증에서 많이 발생하는 경우가 대부분이다. 전체적으로 陰[血]이 더 강하여 陽[氣]이 약하므로 치료는 통증이 있는 반대편 양릉천을 補하고 태백을 瀉하면 된다. 발목염좌의 경우 아래에 있는 처방이외에 피내침(皮內針) 요법을 사용해도 간단하고 쉽게 치료가 가능하다.

【임상치료】 ▶ 水木氣 補 / 土血 瀉

전체 氣血 세력중 血이 더 세므로 土의 血[陰]인 태백을 瀉하고, 水木의 氣[陽]인 족통곡[水]과 족임읍[木]을 補한다.

【처방】 ▶ 침 - 1. 태백 瀉 2. 족통곡 補 3. 족임읍[또는 양릉천 추가] 補

▶ 뜸 - 지음, 태충 양혈(兩穴)에 직구뜸 5장 이상 매일 시행함

【土旺 1-5】 장 ●● (여) 음력 1956년 9월 15일 未시

시	일	월	년
토/-	토/+	토/+	화/+
己	戊	戊	丙
未	午	戌	申
토/-	화/-	토/+	금/+

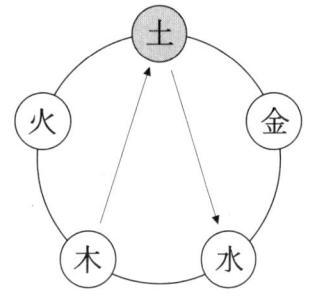

【증상】　　감기몸살

【명리진단】　▶ 午未[火]

이 사주는 일간이 戊土로 왔다. 사주구성은 월지 戌土, 시지에 未土가 있으며 天干에는 戊土 戊土 己土가 있어 土 자체세력의 합은 63점[戌토30, 未토10, 戊토8, 戊토8, 己토7]이다. 또한 土는 年干에 있는 丙화와 日支의 午화로부터 27점의 生을 받아 총 90점으로 土의 세력이 매우 강해지고 있음을 알 수 있다. 申金을 生하기 위해 10점의 세력이 빠져 나간다 하더라도 土는 최종적으로 80점이 남아 가장 왕한 오행이 된다. 이 체질은 火土金 3개의 오행으로만 구성된 삼기성상(三氣成狀)에 해당하며 전체 오행의 흐름이 火에서 시작하여 土金으로 집중되고 있는데 이런 경우에는 특히 木에 해당하는 간담(肝膽)의 문제가 대두될 수 있다. 왜냐하면 木은 金으로부터 剋을 당하는 관계[金剋木]에 있고 또한 약한 木이 土를 剋하지[木剋土] 못하고 오히려 역극(逆剋)을 당하여 木이 괴로움을 당할 수밖에 없기 때문이다. 감기몸살은 체질과 관계없이 나타날 수 있는 증상으로서 감기에 걸렸다는 것은 병사(病邪)에 대한 인체의 방어력이 저하되었다는 것을 나타낸다. 木허증에서 비롯된 감기의 특징은 피로가 누적되어 오는 감기이므로 인체의 피로가 풀리기 전까지는 잘 낫지 않고 오래 가는 경우가 많다. 충분히 쉬는 것이 치료의 지름길이지만 이 경우는 몸살까지 겹쳐 있으므로 침치료와 더불어 아래 처방대로 직구뜸을 하면 효과가 좋다.

【임상치료】　▶ 水木血 補 / 土氣 寫

전체 氣血 세력중 氣가 더 세므로 土의 氣[陽]인 족삼리를 寫하고, 水木의 血[陰]인 음곡[水]과 태충[木]을 補한다.

【처방】　▶ 침 - 1. 족삼리 寫　2. 음곡 또는 용천 補　3. 태충 補
　　　　▶ 뜸 - 지음, 태충 양혈(兩穴)에 직구뜸 5장 이상 매일 시행함

【土旺 1-6】 최 ●● (여) 음력 1952년 윤5월 27일 辰시

시	일	월	년
금/+	목/-	화/-	수/+
庚	乙	丁	壬
辰	丑	未	辰
토/+	토/-	토/-	토/+

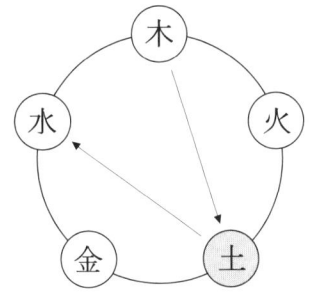

【증상】 만성피로

【명리진단】 ▶ 丑未冲, 辰辰, 乙庚[金], 丁壬[木]

이 사주는 일간이 乙木으로 왔다. 사주구성은 未토와 丑토가 日支와 月支에서 丑未冲을 이루고 있고, 年支와 時支에서는 辰辰 자형(自刑)을 이루고 있다. 지지(地支) 전체가 土의 오행으로 구성되어 있어 점수계산을 하지 않더라도 바로 土가 가장 왕(旺)한 세력임을 알 수 있다. 본 사주구성은 地支에 丑未冲이 있고 辰辰 自刑이 있기 때문에 土의 자체 세력을 계산한 점수에 추가 점수를 주어야 하는 상황이다. 체질판단에 있어서 아직은 이러한 부분까지 대입시키기에는 어려울 수 있지만 초심자 입장에서는 사주구성을 살필 때 地支와 天干에 무슨 합(合), 충(冲), 형(刑) 등이 있는지 살피는 연습이 필요하며 200여개의 임상사례를 거치는 동안 이러한 부분은 자연스럽게 해결되리라 본다. 土가 훼하는 오행은 水이며[土훼水] 극(훼)을 당한 水는 허(虛)해지게 되며, 또한 土를 훼하는 오행은 木인데 木의 세력이 너무 약하여 왕(旺)한 土를 제대로 훼하지 못하고 오히려 역극(逆훼)을 당하여 木 역시 허해졌다. 만성피로는 木허증의 대표적인 증상으로서 간(肝)은 신장에서 보내준 혈액을 다시 한번 검사를 하여 혈액에 있는 독소를 제거하는 역할을 하는데 위의 경우와 같이 간이 약해지면 피로물질을 肝에서 제대로 해독하지 못하게 되며 이러한 간의 환경으로 인하여 만성피로가 발생한 것이다.

【임상치료】 ▶ 水木氣 補 / 土血 寫

전체 氣血 세력중 血이 더 세므로 土의 血[陰]인 태백을 寫하고, 水木의 氣[陽]인 족통곡[水]과 족임읍[木]을 補한다.

【처방】 ▶ 침 – 1. 태백 寫 2. 족통곡 補 3. 족임읍[또는 양릉천 추가] 補
▶ 뜸 – 지음, 태충 양혈(兩穴)에 직구뜸 5장 이상 매일 시행함

【土旺 1-7】 박 ●● (여) 음력 1952년 윤 5월 25일 辰시

시	일	월	년
화/+	수/-	화/-	수/+
丙	癸	丁	壬
辰	亥	未	辰
토/+	수/+	토/-	토/+

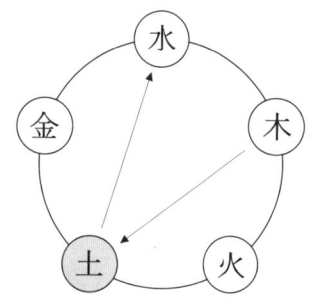

【증상】 우울증, 후두통

【명리진단】 ▶ 丁癸沖, 丙壬沖, 辰辰

이 사주는 일간이 癸水로 왔다. 사주구성을 보면 월지 未토가 30점을 차지하고 있으며 地支에 辰토 두 개가 있어 土는 자체세력은 50점이 된다. 天干의 丙화와 丁화가 15점의 生을 土에게 주어 土 세력의 합은 총 65점이 되어 가장 강한 세력이라고 할 수 있다. 丁癸충은 水와 火의 沖이며 또한 정(精)과 신(神)의 沖인데 한마디로 精神沖이라고 말할 수 있다. 이와 같이 사주구성에 水와 火의 沖이 보이면 "정신적인 갈등"을 안고 있으니 체질분석시 이러한 점들을 참고해야 한다. 沖이 나타나면 沖을 일으킨 오행 중 어느 五行이 손상당하는지 살펴야 하는데, 이 경우는 土의 세력이 가장 강한 가운데 水가 土로부터 헨을 당하여 이미 水가 약해진 상황에서 丁癸충, 丙壬충이 발생하였으므로 水가 더욱 약해진다고 볼 수 있다. 병(病)의 출발은 水火沖으로 인해 정신적인 측면에서 발생하여 우울증이 왔으며, 후두통은 水허[腎膀胱허]증에서 초래된 것으로서 특히 방광의 허열(虛熱)이 직접적인 원인이므로 水木을 적극적으로 보(補)하여 土를 견제할 수 있도록 하는 치료가 필요하다.

【임상치료】 ▶ 水木血 補 / 土氣 寫

전체 氣血 세력중 氣가 더 세므로 土의 氣[陽]인 족삼리를 寫하고, 水木의 血[陰]인 음곡[水]과 태충[木]을 補한다.

【처방】 ▶ 침 - 1. 족삼리 寫 2. 음곡 또는 용천 補 3. 태충 補

▶ 뜸 - 지음, 태충 양혈(兩穴)에 직구뜸 5장 이상 매일 시행함

【土旺 1-8】 윤 ●● (여) 음력 1937년 3월2일 辰시

시	일	월	년
토/+	토/-	목/+	화/-
戊	己	甲	丁
辰	巳	辰	丑
토/+	화/+	토/+	토/-

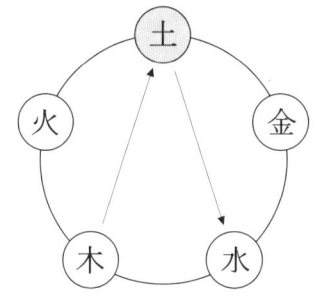

【증상】 요통, 무릎통증, 담결림

【명리진단】 ▶ 甲己[土], 辰辰

이 사주는 일간이 己土로 왔다. 사주구성을 보면 월지 辰토, 년지 丑토, 시지에 辰토 그리고 천간에는 己토와 戊토가 있어 土 자체세력 65점[辰토30, 辰토10, 丑토10, 己토8, 戊토7]이다. 또한 土는 火로부터 34점[巳화20, 丁화7, 火가 木으로부터 받은 生7]의 생을 받아 총 99점을 차지하여 가장 강한 오행이 된다. 天干의 甲木은 地支에 뿌리가 되는 木에 해당하는 오행이 보이지 않아 뿌리가 없는 것 같지만 甲목 바로 아래에 있는 辰토[辰=戊癸乙]에 乙木이 있어 천간의 甲木이 버티는 힘이 되고 있다. 그러나 木은 전체적으로 土의 세력이 왕한 가운데 역극(逆剋)을 당하고 있어 위태롭다고 할 수 있다. 이 체질은 土실증으로 인한 水木허증에 해당하는데, 요통은 木허로 인한 근육의 문제와[肝主筋] 水허로 인한 뼈의 문제와 겹쳐 일어난 것이며 무릎통증은 腎이 주관하는 뼈의 문제이고[腎主骨] 담결림은 木허증에서 비롯된 것이다.

【임상치료】 ▶ 水木血 補 / 土氣 寫

전체 氣血 세력중 氣가 더 세므로 土의 氣[陽]인 족삼리를 寫하고, 水木의 血[陰]인 음곡[水]과 태충[木]을 補한다.

【처방】
▶ 침 - 1. 족삼리 寫 2. 음곡 또는 용천 補 3. 태충 補
▶ 뜸 - 지음, 태충 양혈(兩穴)에 직구뜸 5장 이상 매일 시행함

【土旺 1-9】 이 ●● (여) 음력 1955년 6월 17일 巳시

시	일	월	년
목/-	화/-	수/-	목/-
乙	丁	癸	乙
巳	酉	未	未
화/+	금/-	토/-	토/-

【증상】 만성피로

【명리진단】 ▶ 丁癸沖

이 사주는 일간이 丁火로 왔다. 사주구성을 살펴보면 월지 未토, 일지 未토가 있어 土 자체세력의 합은 40점이다. 地支의 巳화와 天干의 丁화로부터 土는 18점의 生을 받아 58점이 되지만 다시 金에게 20점의 生을 주게 되어 최종적으로 38점만 남게 되므로 아직 土가 가장 세다고 단정하기는 이르다. 金을 보니 酉금 20점에 土로부터 직접 20점의 生을 받아 총 40점이 되었지만 다시 金生水로 8점이 빠져 나가기 때문에 金의 최종점수는 32점이다. 전체적으로 오행의 生의 주고, 받음을 검토해야 결론을 낼 수 있는 체질인데 여기에선 최종적으로 土가 38점으로서 세력이 가장 강하다고 할 수 있다. 이런 경우는 金의 세력도 만만치 않은

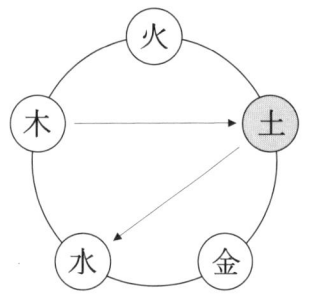

만큼 土金으로 왕(旺)해 졌다고 할 수 있으며 土金으로 연합한 경우는 木[간,담]이 가장 위태로운 상황에 놓이게 되니 임상에서 참고해야 한다. 만성피로는 대표적인 木病[肝허증]에 속하는데 肝은 신장(腎臟)에서 1차로 걸러서 보내준 혈액을[水生木을 통하여] 독소가 있는지 살펴본 후 심장에게 맑은 혈액을 보내는 역할을 하는데, 만약 木허증으로 인해 肝의 해독(解毒)기능이 저하되면 피로물질을 제대로 제거하지 못하고 이러한 것들이 점차 쌓이게 되어 만성피로로 나타나게 되는 것이다. 즉 만성피로의 주 원인은 탁혈(濁血)에 있으므로 청혈(淸血)에 중점을 두는 치료가 필요하며 피로를 느낄 때는 무리하지 말고 1-20분이라도 눈을 감고 쉬는 것이 피로를 누적시키지 않는 방법이다.

【임상치료】 ▶ 水木氣 補 / 土血 寫

전체 氣血 세력중 血이 더 세므로 土의 血[陰]인 태백을 寫하고, 水木의 氣

[陽]인 족통곡[水]과 족임읍[木]을 補한다.

【처방】
▶ 침 – 1. 태백 寫 2. 족통곡 補 3. 족임읍[또는 양릉천 추가] 補
▶ 뜸 – 지음, 태충 양혈(兩穴)에 직구뜸 5장 이상 매일 시행함

【土旺 1-10】 김 ●● (여) 음력 1954년 7월 6일 亥시

시	일	월	년
금/-	수/+	금/-	목/+
辛	壬	辛	甲
亥	辰	未	午
수/+	토/+	토/-	화/-

【증상】 요통, 좌골신경통, 손저림, 편두통, 경항통, 소화불량

【명리진단】
이 사주는 일간이 壬水로 왔다. 사주구성을 살펴보면 월지 未토, 일지에 辰토가 차지하고 있으며 土 자체세력의 합은 50점이며 地支에 있는 午화가 10점의 生을 해주어 土는 60점이 되지만 다시 金에게 15점의 生을 주어 최종점수는 45점만 남는다. 다른 오행의 세력을 계산해 보더라도 여전히 土의 세력이 가장 강하여 土실증이라 할 수 있다. 앞서 살펴보았던 체질과 달리 天干과 地支에 沖이 전혀 나타나 있지 않은 상황인데 天干을 보면 甲목만 年干에 외로이 떠있어 간(肝)의 위태로움을 보여주고 있다. 肝이 위태로운 이유는 우선 甲목이 힘을 발휘하기 위해서는 地支에 뿌리가 있어야 하는데 그 뿌리에 해당하는 木의 오행이 보이지 않으며 둘째, 甲목은 바로 아래에 있는 午화를 生하기[木生火] 위하여 세력이 빠져나가는 상황에서 月干에 있는 辛金이 甲木을 剋하고 있으며, 또한 월지 未土가 가로막고 있어 亥수나 壬수로부터 직접적으로 生을 받기 어렵기 때문이다. 단순 점수계산으로 쉽게 분석이 가능한 체질이지만 체질을 판별할 때 위와 같은 점들을 참고하여 세밀하게 관찰하는 노력을 기울인다면 앞으로 난이도가 높은 체질을 이해할 때 많은 도움이 될 것이다.

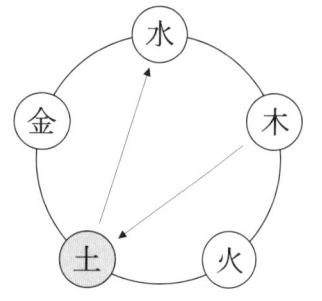

【임상치료】
▶ 水木氣 補 / 土血 寫
전체 氣血 세력중 血이 더 세므로 土의 血[陰]인 태백을 寫하고, 水木의 氣[陽]인 족통곡[水]과 족임읍[木]을 補한다.

【처방】
▶ 침 - 1. 태백 寫 2. 족통곡 補 3. 족임읍[또는 양릉천 추가] 補
▶ 뜸 - 지음, 태충 양혈(兩穴)에 직구뜸 5장 이상 매일 시행함

【土旺 1-11】 오 ●● (여) 음력 1958년 9월 20일 酉시

시	일	월	년
토/-	수/+	수/+	토/+
己	壬	壬	戊
酉	午	戌	戌
금/-	화/-	토/+	토/+

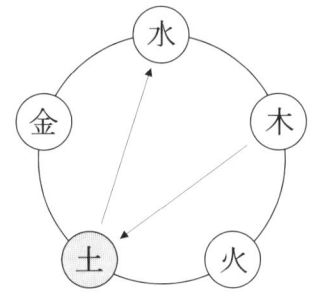

【증상】 편두통, 고혈압

【명리진단】

이 사주는 일간이 壬水로 왔다. 사주구성은 월지 戌토, 년지에 戌토가 있으며 천간에도 己토와 己토가 있어 土 자체 세력의 합은 54점이다. 土의 자체세력이 강하게 보이는 가운데 일지에 있는 午화로부터 20점의 生을 받아 土는 총 74점에 이르러 더욱 강해지고 있다. 土는 비록 金으로 세력이 빠져 나가고 있지만 여전히 가장 강한 오행이라고 할 수 있다. 그런데 水를 보면 天干에 壬수 두 개가 떠 있지만 뿌리도 없는 상태에서 水의 오행과 서로 상극(相剋)이 되는 午화와 戌토 위에 위치하여 약해질 수밖에 없는 구조를 보이고 있다. 비록 地支에 있는 酉금이 金生水로 壬수를 生한다고는 하지만 여전히 약해 보인다. 편두통은 목병(木病)에 속하고 水生木을 받지 못한 水木허증에서 주로 많이 나타나며, 고혈압은 水허로 인해 신장이 약해져 火로부터 내려오는 熱을 잡아주지 못하여 발생한 것이다.

【임상치료】 ▶ 水木血 補 / 土氣 寫

전체 氣血 세력중 氣가 더 세므로 土의 氣[陽]인 족삼리를 寫하고, 水木의 血[陰]인 음곡[水]과 태충[木]을 補한다.

【처방】 ▶ 침 – 1. 족삼리 寫 2. 음곡 또는 용천 補 3. 태충 補

▶ 뜸 – 지음, 태충 양혈(兩穴)에 직구뜸 5장 이상 매일 시행함

【土旺 1-12】 신 ●● (여) 음력 1953년 6월 15일 巳시

시	일	월	년
목/-	화/-	목/-	수/-
乙	丁	己	癸
巳	丑	未	巳
화/+	토/-	토/-	화/+

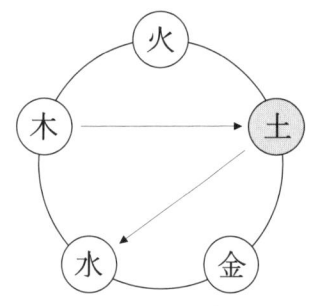

【증상】　　고혈압
【명리진단】　▶ 丁癸冲, 丑未冲

이 사주는 일간이 丁火로 왔다. 사주구성을 보면 월지 未토와 일지의 丑토가 丑未冲을 이루어 土의 세력이 더욱 세지고 있는 상황에서 양 옆에 있는 巳화가 生土까지 해주고 있어 점수계산을 하지 않더라도 土의 세력이 가장 왕함을 쉽게 알 수 있는 체질이다. 冲에 관하여 간단히 논하자면 冲은 크게 정신의 갈등을 대표하는 水火충[= 精神충 ⇒ 巳亥충, 子午충, 丁癸충, 丙壬충]과 육체의 문제를 나타내는 木金충[魂魄충⇒寅申충, 卯酉충, 乙辛충, 甲庚충]으로 나누어지는데, 水火충과 木金충이 발생하면 일단 세력이 약한 오행은 더욱 세력이 약해져 해당 장부의 손상을 가져오게 된다. 그러나 土의 오행끼리 발생하는 土冲은 위 경우와 달리 서로 冲을 일으키면 土의 세력이 더욱 커진다는 차이점이 있다. 즉 土冲을 일으켰을 때 土의 세력이 더욱 왕발하는 이유는 다음과 같다. 예를 들면 土冲에는 丑未충과 辰戌충 두개가 있는데, 먼저 丑未충은 丑토[丑=己辛癸]와 未토[未=己乙丁]가 서로 冲을 일으키게 되면 丑과 未토의 암장 속에서 이미 乙辛冲과 丁癸冲이 발생하여 서로 冲을 일으킨 결과적으로 冲을 일으킨 오행은 서로 깨지고 상쇄가 된 후 최종적으로 己토만 남게 되어 土의 세력이 더 커지게 되는 것이다. 辰戌冲도 암장을 살펴 이와 같이 이해하면 된다. 고혈압은 상부로 熱이 뜨는 것인데 水虛로 인하여 위[上]로 뜨는 熱을 신장이 제대로 잡아주지 못하여 발생하게 된다.

【임상치료】　▶ 水木氣 補 / 土血 寫

전체 氣血 세력중 血이 더 세므로 土의 血[陰]인 태백을 寫하고, 水木의 氣[陽]인 족통곡[水]과 족임읍[木]을 補한다.

【처방】　▶ 침 - 1. 태백 寫　2. 족통곡 補　3. 족임읍[또는 양릉천 추가] 補
　　　　▶ 뜸 - 지음, 태충 양혈(兩穴)에 직구뜸 5장 이상 매일 시행함

【土旺 1-13】 최 ●● (여) 음력 1957년 7월 2일 午시

시	일	월	년
목/+	금/-	화/-	화/-
甲	辛	丁	丁
午	丑	未	酉
화/-	토/-	토/-	금/-

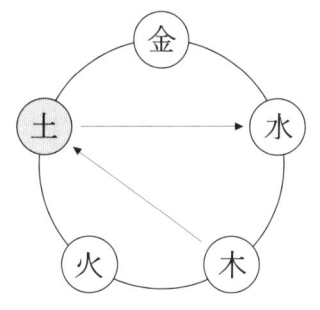

【증상】 만성소화불량, 만성피로, 요통, 경항통, 수지마목, 편두통

【명리진단】 ▶ 丑未冲

이 사주는 일간이 辛金으로 왔다. 사주구성은 월지 未토와 일지 丑토가 丑未冲을 이루고 있어 앞서 본 체질과 비슷하다. 土가 이미 日, 月支를 차지한 가운데 丑未충이 있어 土의 세력이 왕발하고 있고 또한 午화까지 직접 生土를 하고 있어 어렵지 않게 土가 가장 왕한 오행임을 알 수 있다. 土실증에 의한 水木허증이며, 여러 가지 병증이 나타나 있지만 모두 목병(木病)임을 알 수 있다. 먼저 소화불량은 위(胃)실증에서 온 것인데 胃가 실(實)하다는 것은 반대로 木이 허하여 土를 제대로 견제를 못하고 胃의 부숙(腐熟) 및 음식물 하강(下降)작용의 저하를 초래하게 된다. 또한 胃는 근육으로 이루어진 장부인데 木이 허하면 胃 근육을 움직이는 연동운동이 제대로 될 수가 없다. 즉 소화불량은 胃허에서 더 많이 나타나는 증상이지만 이와 같이 胃실증에서 비롯된 경우는 土를 조절하는 木이 무엇을 하고 있는지 잘 살피는 것이 중요하다. 만성피로는 肝허로 인하여 肝의 해독작용이 떨어져서 오는 탁혈(濁血)이 원인이며 요통, 경항통, 수지마목, 편두통도 모두 肝허에서 비롯된 것이니 증상은 여러 개이지만 치료는 土를 사(寫)하고 木을 보(補)하면 된다.

【임상치료】 ▶ 水木氣 補 / 土血 寫

전체 氣血 세력중 血이 더 세므로 土의 血[陰]인 태백을 寫하고, 水木의 氣[陽]인 족통곡[水]과 족임읍[木]을 補한다.

【처방】 ▶ 침 - 1. 태백 寫 2. 족통곡 補 3. 족임읍[또는 양릉천 추가] 補
▶ 뜸 - 지음, 태충 양혈(兩穴)에 직구뜸 5장 이상 매일 시행함

【土旺 1-14】 김 ●● (남) 음력 1982년 9월 22일 寅시

시	일	월	년
화/+	목/+	금/+	수/+
丙	甲	庚	壬
寅	午	戌	戌
목/+	화/-	토/+	토/+

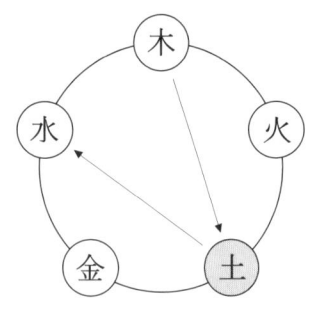

【증상】　　　右손목 통증

【명리진단】　▶ 甲庚冲, 丙壬冲, 寅午戌[火]

이 사주는 일간이 甲木으로 왔다. 사주구성은 월지와 년지를 戌土가 차지하고 있으며 天干에 甲庚冲과 丙壬冲이 있어 해당 오행에 대한 세력구분을 한 후 어느 오행이 손상당하는지 검토가 필요하다. 土는 자체세력 40점[戌토30, 戌토10]에 火로부터 45점[午화20, 丙화7, 火가 木으로부터 받은 生18]의 生을 받아 총 85점이 되며 金으로 세력이 빠져 나간다 하더라도 최종적으로 77점이 남게 되어 土가 가장 왕한 오행이 된다. 火는 자체세력에 寅午戌이 火局까지 이루어 세력이 커지고는 있으나 生土를 위해 모든 세력이 빠져나가고 있는 형국이다. 전체적으로 土실증으로 인하여 水와 木이 약해지므로 甲庚冲에서는 甲木이 손상을 입는다. 庚금은 약해 보이나 地支에 있는 戌土[戌=戌丁辛]에 辛금이 각각 있어 庚금의 뿌리가 되고 있고 오히려 甲목은 왕한 土에게 역극을 당하여 위태로워지는 상황에서 冲이 발생하여 더 약해지고 있다. 丙壬冲에서는 壬수가 손상을 당하는데 土에게 헨을 당하여 水가 약해진 상황에서 壬수는 뿌리도 없이 戌土 위에 위치하기 때문이다. 여기에서 손목통증은 肝허[木허]로 인한 근육의 문제로서 좌측 태충에 침 하나만 補해도 쉽게 해결할 수 있다.

【임상치료】　▶ 水木血 補 / 土氣 寫

전체 氣血 세력중 氣가 더 세므로 土의 氣[陽]인 족삼리를 寫하고, 水木의 血[陰]인 음곡[水]과 태충[木]을 補한다.

【처방】　　▶ 침 – 1. 족삼리 寫　2. 음곡 또는 용천 補　3. 태충 補

　　　　　▶ 뜸 – 지음, 태충 양혈(兩穴)에 직구뜸 5장 이상 매일 시행함

【土旺 1-15】 강 ●● (남) 음력 1949년 3월 16일 子시

시	일	월	년
목/+	목/+	토/+	토/-
甲	甲	戊	己
子	戌	辰	丑
수/-	토/+	토/+	토/-

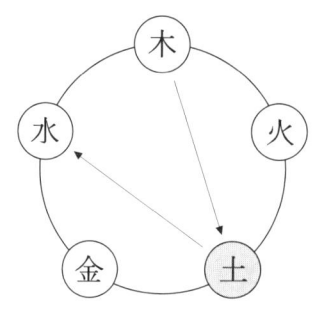

【증상】 치통(齒痛), 발에 쥐가 잘 남[痙攣]

【명리진단】 ▶ 辰戌冲, 子丑[土], 甲己[土]

이 사주는 일간이 甲木으로 왔다. 사주구성은 월지 辰토, 일지 戌토, 년지에 丑토가 있어 地支의 오행 대부분을 土의 세력이 차지하고 있다. 특히 月支와 日支에서 辰토와 戌토가 辰戌冲을 일으킨 土의 세력이 더욱 왕해지고 있으며 土의 자체세력은 75점[辰토30, 戌토20, 丑토10, 戊토8, 己토7]으로 가장 왕한 것을 쉽게 알 수 있다. 문제는 辰戌冲까지 있어 土가 매우 왕해진 상황에서 子水는 戌土 바로 옆에서 헌을 당하고 있어 水가 매우 위태로우며, 또한 甲목의 경우 地支에서 단단하게 받쳐주는 세력이 없이 겨우 子수에 의지하여 水生木을 받고 있으나 水 자신도 위태로운 상황에서 甲목이 生을 받기가 여의치가 않다. 치아는 전체적으로 뼈를 주관하는 水[신,방광]의 책임이지만 좀 더 자세히 나누자면 上치통은 위(胃)경락이 지나가는 胃의 문제에서 발생하며, 下치통은 대장경락이 지나가는 대장(大腸)의 문제에서 비롯된다. 그리고 上치통과 下치통이 동시에 나타나는 경우는 대부분 뼈를 주관하는 신장의 문제로서 원기(元氣)부족에서 발생하니 각 원인에 따라 대처하는 것이 필요하다. 발에 쥐가 잘 나는 것[경련]은 木병인데, 근육이 꼬이는 듯한 느낌은 木허증에서 나타나며 근육이 잘 굳는 것은 木실증에서 주로 나타난다.

【임상치료】 ▶ 水木血 補 / 土氣 寫

전체 氣血 세력중 氣가 더 세므로 土의 氣[陽]인 족삼리를 寫하고, 水木의 血[陰]인 음곡[水]과 태충[木]을 補한다.

【처방】 ▶ 침 - 1. 족삼리 寫 2. 음곡 또는 용천 補 3. 태충 補

▶ 뜸 - 지음, 태충 양혈(兩穴)에 직구뜸 5장 이상 매일 시행함

【土旺 2-1】 황 ●● (여) 음력 1995년 11월 20일 戌시

시	일	월	년
토/+	화/+	토/-	목/-
戊	丙	己	乙
戌	午	丑	亥
토/+	화/-	토/-	수/+

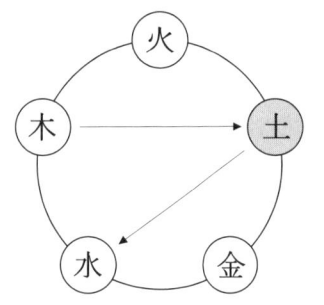

【증상】 右측 손가락 근육무력, 테니스 엘보

【명리진단】

이 사주는 일간이 丙火로 왔다. 월주(月柱)와 시주(時柱)가 모두 土의 오행인 己丑과 戊戌로 이루어져 있어 土의 세력이 강한 가운데 日支에 있는 午화까지 土를 生하고 있어 쉽게 土가 가장 旺하다는 것을 알 수 있다. 문제는 丑土가 월지를 차지하고 있고 더군다나 年支에 亥수까지 있기 때문에 한습(寒濕)으로 더욱 뭉칠 수 있는 구조를 갖고 있다. 만약 한습의 문제가 발생하면 심장이 위태로워져 火[심소장]를 보해야 하지만 丙화와 午화가 있어 한습을 충분히 제어할 수 있기 때문에 여기에서는 한습의 문제가 발생하지 않는다. 이 체질은 土 실증으로 인한 水木허증이다. 손가락 근육에 힘이 없는 것과 테니스 엘보의 문제는 肝허[木허]로 인한 근육의 문제[肝主筋]를 드러낸 것이다. 전체적으로 血[陰]이 세고 氣[陽]가 약한데 나타난 증상은 근육의 문제이므로 木의 氣[陽]를 보하는 족임읍과 양릉천을 함께 취혈하고, 土의 血이 세므로 태백을 寫하면 된다. 이 체질은 테니스 선수인데 한마디 덧붙이자면 水木허증인 체질은 뼈와 근육이 체질적으로 약하므로 운동선수를 하기에는 위험요소가 많다는 점도 감안해볼 일이다.

【임상치료】 ▶ 水木氣 補 / 土血 寫

전체 氣血 세력중 血이 더 세므로 土의 血[陰]인 태백을 寫하고, 水木의 氣[陽]인 족통곡[水]과 족임읍[木]을 補한다.

【처방】 ▶ 침 - 1. 태백 寫 2. 족통곡 補 3. 족임읍[또는 양릉천 추가] 補

▶ 뜸 - 지음, 태충 양혈(兩穴)에 직구뜸 5장 이상 매일 시행함

【土旺 2-2】 김 ●● (남) 음력 1977년 12월 24일 辰시

시	일	월	년
토/+	목/+	수/-	화/-
戊	甲	癸	丁
辰	午	丑	巳
토/+	화/-	토/-	화/-

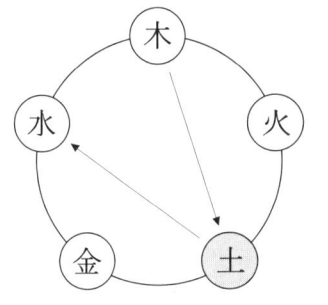

【증상】 만성피로

【명리진단】 ▶ 丁癸沖, 戊癸[火]

이 사주는 일간이 甲木으로 왔다. 사주구성은 월지 丑土, 시지를 辰土가 차지한 가운데 地支에 있는 午火와 巳火가 바로 옆에서 土를 돕고 있어 土의 세력이 강해지고 있음을 알 수 있다. 한 가지 중요한 점은 地支에는 총 4개[辰戌丑未]의 土가 있는데 土마다 각기 다른 속성을 가지고 있으므로 구분이 필요하다. 예를 들면, 未土는 열(熱)을 머금고 있는 조토(燥土)라고 한다면 丑土는 한(寒)과 습(濕)을 갖고 있는 동토(凍土)에 해당한다. 사주구성에 있어 丑土가 위와 같이 점수분포가 큰 月支나 日支를 차지한 경우 寒濕의 문제가 발생하므로 체질판별시 자세하게 검토할 필요가 있다. 왜냐하면 만약 丑土로 인하여 寒濕의 문제가 발생한다면 치료 시에는 반드시 火의 열(熱)을 이용하여 寒濕을 제거해야 할 필요가 있으며 또한 한습의 문제가 대두될 경우는 심장이 약해질 수 있다는 의미도 함축되어 있기 때문이다. 그러나 이 체질은 한습(寒濕)의 문제를 드러내지 않는다. 왜냐하면 비록 丑土가 月支를 차지하고 있지만 午火와 巳火가 丑土를 충분히 따뜻하게 해주면서 丑土의 寒을 녹이고 濕을 말릴 수 있기 때문이다. 만성피로는 木허증의 대표적인 증상으로서 간허(肝虛)가 원인이다.

【임상치료】 ▶ 水木氣 補 / 土血 寫

전체 氣血 세력중 血이 더 세므로 土의 血[陰]인 태백을 寫하고, 水木의 氣[陽]인 족통곡[水]과 족임읍[木]을 補한다.

【처방】 ▶ 침 – 1. 태백 寫 2. 족통곡 補 3. 족임읍[또는 양릉천 추가] 補

▶ 뜸 – 지음, 태충 양혈(兩穴)에 직구뜸 5장 이상 매일 시행함

【土旺 2-3】 정 ●● (남) 음력 1969년 9월 16일 卯시

시	일	월	년
화/+	목/+	금/+	토/+
丁	甲	甲	己
卯	戌	戌	酉
목/-	토/+	토/+	금/-

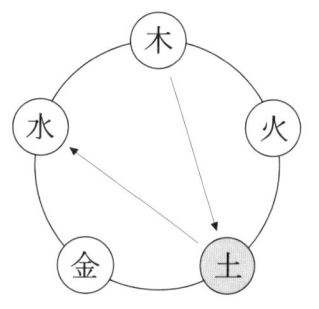

【증상】　편두통

【명리진단】　▶ 卯酉冲, 甲己[土], 卯戌[火]

이 사주는 일간이 甲木으로 왔다. 사주구성은 月支와 日支를 戌土가 차지하고 있으며 天干에 己토가 투출해 있다. 土는 자체세력 57점에 火로부터 받은 14점의 生을 더하면 총 71점이 되며 다시 酉금을 생하기 위해 10점이 빠져나간다 하더라도 최종적으로 61점이 되어 가장 旺한 오행이 된다. 酉금은 土로부터 生을 받는다고는 하나 자체세력이 미약하므로 土의 세력에 미치지는 못하며 木은 자체세력이 26점임에도 水로부터 어떠한 생조(生助)도 받지 못하고 있다. 그러나 天干의 丁화는 地支에 뿌리가 될 만한 火의 오행이 없어 약하게 보이지만 戌토[戌=戊丁辛]는 丁火를 품고 있기 때문에 능히 天干에 있는 丁화의 뿌리가 될 수 있으며 또한 丁화는 바로 아래에 卯목이 있어 木生火를 받고 있다. 지지에 卯酉冲이 있어 金이 강한지 木이 강한지 따져야 하는데 여기에서는 卯목이 다친다. 왜냐하면 酉金은 土로부터 生을 받아 세력이 세지고 있지만 木은 왕(旺)한 土를 헨하지 못하고 오히려 역극(逆剋)을 당해 약해지고 있기 때문이다. 편두통은 木병의 대표적인 증상 중 하나로서 간담(肝膽)의 허증에서 비롯된 것이다. 편두통이 발생한 반대편에 태충혈 하나만 보(補)해도 증상은 가라앉을 수 있다.

【임상치료】　▶ 水木血 補 / 土氣 寫

전체 氣血 세력중 氣가 더 세므로 土의 氣[陽]인 족삼리를 寫하고, 水木의 血[陰]인 음곡[水]과 태충[木]을 補한다.

【처방】　▶ 침 - 1. 족삼리 寫　2. 음곡 또는 용천 補　3. 태충 補
　　　　▶ 뜸 - 지음, 태충 양혈(兩穴)에 직구뜸 5장 이상 매일 시행함

【土旺 2-4】 서 ●● (여) 음력 1945년 3월 19일 卯시

시	일	월	년
화/-	토/-	금/+	목/-
丁	己	庚	乙
卯	巳	辰	酉
목/-	화/+	토/+	금/-

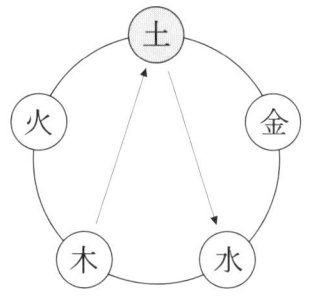

【증상】　　　만성소화불량

【명리진단】　▶ 卯酉冲, 乙庚[金], 辰酉[金]

이 사주는 일간이 己土로 왔다. 사주구성은 월지를 辰토가 차지하고 있으며 일지에 있는 巳화가 직접 土를 生하고 있어 土의 세력이 강하게 보인다. 金도 또한 土의 生을 받고 있어 세력이 만만치 않지만 土의 세력에는 미치지 못하여 土가 가장 왕한 오행이라 할 수 있다. 사주구성을 보면 地支의 卯목부터 시작하여 木生火 → 火生土 → 土生金 즉 酉금까지 전체적인 五行의 흐름이 相生방향으로 자연스럽게 흘러가고 있는데 이런 체질의 특성은 성격이 모나지 않고 남을 잘 이해하는 좋은 성격의 소유자라고 할 수 있다. 土의 본질은 변화(變化), 중화(中和), 포용이다. 즉 사주구성에 있어 土의 세력이 왕한 경우 성격측면에서는 대부분 이해심이 깊고 포용력을 갖추고 있는 경우가 많다. 개개인의 정확한 성격은 명리학(命理學) 분야에서 다룰 내용이지만 각 오행의 본질만이라도 제대로 파악하고 있다면, 상대하는 환자의 성격을 파악하는 데 어느 정도 도움이 될 수 있다. 만성소화불량은 土실증에서 온 것이다. 즉 이 체질은 木이 허약하여 土를 제대로 극(剋)을 하지 못해서 오는 만성소화불량 이므로 木을 살리는데 집중을 하는 것이 치료의 출발이다. 소화불량을 胃질환으로 생각하여 보통 중완 또는 족삼리를 補하는 것이 요즘의 현실인데 土실증에 사용하면 오히려 역효과가 난다. 즉 중완과 족삼리는 土허증에 사용하는 穴임을 잊어서는 안된다.

【임상치료】　▶ 水木血 補 / 土氣 寫

전체 氣血 세력중 氣가 더 세므로 土의 氣[陽]인 족삼리를 寫하고, 水木의 血[陰]인 음곡[水]과 태충[木]을 補한다.

【처방】　▶ 침 – 1. 족삼리 寫　2. 음곡 또는 용천 補　3. 태충 補

▶ 뜸 – 지음, 태충 양혈(兩穴)에 직구뜸 5장 이상 매일 시행함

【土旺 2-5】 박 ●● (남) 음력 1968년 8월 23일 子시

시	일	월	년
금/+	화/-	수/+	토/+
庚	丁	壬	戊
子	巳	戌	申
수/-	화/+	토/+	금/+

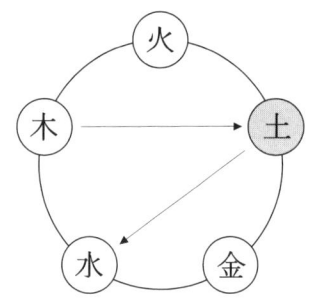

【증상】　　윗배 나옴, 복창(腹脹)

【명리진단】　▶ 丁壬[木], 巳申[水]

이 사주는 일간이 丁火로 왔다. 사주구성은 월지를 戌토가 차지한 가운데 巳화가 일지에서 土를 직접 生하고 있어 土의 세력이 세지고 있다. 金은 土로부터 土生金이 원활하게 이루어지고 있으나, 天干에 있는 壬수를 보면 서로 剋支에 해당하는 丁화, 戌토 그리고 戌토에 포위되어 있어 위태롭게 보인다. 비록 時支에 子수가 있지만 전체적으로 庚子 時柱는 丁巳 日柱로 인하여 단절되어 있기 때문에 天干의 壬수는 庚子로부터 生을 제대로 받기가 어려워 위태로운 것이다. 이 체질은 土실증으로 인한 水木허증인데 복창이나 윗배가 나온 것은 木이 土를 정상적으로 조절해 주지 못하고[木不剋土] 또한 장(腸)에 가스가 차 있는 것이 원인이라 할 수 있는 것이다. 치료는 氣가 세므로 土의 족삼리를 瀉해도 되지만 이 경우는 金의 이간에서 사법(瀉法)을 쓰면 효과가 더 좋다. 왜냐하면 申金이 맨 가장자리에 위치하므로 土의 子穴에 해당하는 이간사를 이용함으로써 火生土 → 土生金으로 빠져 나가게 하는 이치가 담겨 있기 때문이다. 腸의 가스가 빠져나가면 胃도 압박을 덜 받게 되어 편해지게 된다.

【임상치료】　▶ 水木血 補 / 土氣 瀉

전체 氣血 세력중 氣가 더 세므로 土의 氣[陽]인 족삼리를 瀉하고, 水木의 血[陰]인 음곡[水]과 태충[木]을 補한다.

【처방】　▶ 침 - 1. 족삼리 瀉　2. 음곡 또는 용천 補　3. 태충 補

　　　　▶ 뜸 - 지음, 태충 양혈(兩穴)에 직구뜸 5장 이상 매일 시행함

【土旺 2-6】 윤 ●● (여) 음력 1944년 4월 11일 巳시

시	일	월	년
목/-	화/-	토/+	목/+
乙	丁	戊	甲
巳	卯	辰	申
화/+	목/-	토/+	금/+

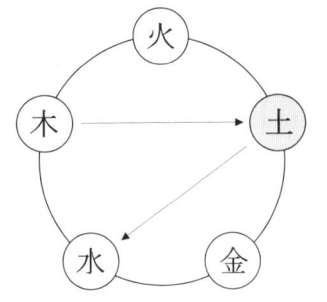

【증상】 협심증, 고혈압

【명리진단】 ▶ 巳申[水]

이 사주는 일간이 丁火로 왔다. 사주구성은 월지를 辰토가 차지하고 있으며 地支에 있는 巳화가 辰토를 生하고 있어 土가 세력을 얻고 있다. 土는 다시 申금을 生하기 위해 세력이 빠져나가지만 여전히 가장 왕한 오행이라 할 수 있다. 점수계산을 해보면 土는 자체세력 38점에 火로부터 받은 36점[巳화10, 丁화8, 火가 木으로부터 받은 生18]의 生을 더하면 총 74점이 되고 金을 生한다 하더라도 최종점수는 64점으로 가장 왕한 세력임을 알 수 있다. 협심증과 고혈압 모두 水허증으로 인하여 水가 뜨는 熱을 잡아주지 못하여 발생한 것으로서 이러한 상황은 결국 水가 주관하는 元氣부족에서 기인하므로 신장을 적극적으로 보하는 치료가 필요하다. 이 체질은 土실증에 의한 水木허증인데 전체 氣와 血중 氣가 더 세므로 족삼리를 寫하고 태충과 음곡을 補하는 치료가 필요하다.

【임상치료】 ▶ 水木血 補 / 土氣 寫

전체 氣血 세력중 氣가 더 세므로 土의 氣[陽]인 족삼리를 寫하고, 水木의 血[陰]인 음곡[水]과 태충[木]을 補한다.

【처방】 ▶ 침 - 1. 족삼리 寫 2. 음곡 또는 용천 補 3. 태충 補

▶ 뜸 - 지음, 태충 양혈(兩穴)에 직구뜸 5장 이상 매일 시행함

【土旺 2-7】 옥 ●● (여) 음력 1956년 5월 10일 丑시

시	일	월	년
토/-	화/+	목/+	화/+
己	丙	甲	丙
丑	辰	午	申
토/-	토/+	화/-	금/+

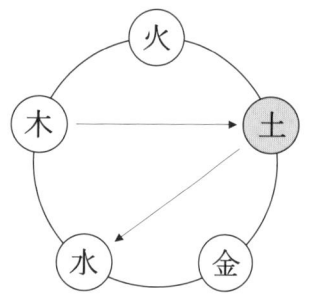

【증상】 요통

【명리진단】 ▶ 甲己[土]

이 사주는 일간이 丙火로 왔다. 地支에는 午火가 月支를 차지하고 있고 천간에는 丙火가 떠있어 火의 세력이 다소 강하게 보이지만 木으로부터 生은 그리 많이 받고 있지는 못하고 있다. 土는 日支와 時支에 辰土와 丑土가 午火로부터 生을 받아 세력이 강해지고 있다. 辰土는 습(濕) 그리고 丑土는 凍土로서 한습(寒濕)의 속성을 갖고 있지만 월지에 午火가 있어 한습을 충분히 제어할 수 가 있다. 이 체질의 요통은 콩팥이 약해서도 왔지만 肝이 주관하는 근육의 문제[肝主筋]가 더 크다. 일반적으로 요통은 腎虛[水허]가 원인이라고 단정하여 치료하는 경우가 많은데, 만약 요통치료에 있어서 장부 상호간의 관계를 판단하지 않고 단순히 신허(腎虛)로 보고 치료를 한다면 이것은 대증(對症)요법과 다를 바가 없다. 왜냐하면 요통의 발생원인은 腎虛 뿐만 아니라 肝허로 인한 근육문제에서 비롯될 수 있으며, 心臟이 약하여 발생한 혈액순환의 문제 또는 심장이 주관하는 열(熱)이 신장까지 내려가 한(寒)을 풀어주지 못하여도 생기며, 대장(大腸)에 熱이 발생하여 나타날 수도 있고 또한 비위(脾胃)가 약해도 발생할 수 있기 때문이다. 부연하자면 간암이 肝허에서만 발생한다는 고정관념을 갖고 암세포만 잘라내어 없애면 간암치료가 된다는 서양의학의 사고방식과 다를 바가 없다. 간암이라는 진단이 내려졌을 때 肝木이 처한 환경은 어떠하며 木을 조절하는 金은 과연 무엇을 하고 있는지 등의 이치를 살펴 치료하는 것이 필요하다 하겠다.

【임상치료】 ▶ 水木血 補 / 土氣 寫

전체 氣血 세력중 氣가 더 세므로 土의 氣[陽]인 족삼리를 寫하고, 水木의 血

[陰]인 음곡[水]과 태충[木]을 補한다.

【처방】
▶ 침 – 1. 족삼리 寫 2. 음곡 또는 용천 補 3. 태충 補
▶ 뜸 – 지음, 태충 양혈(兩穴)에 직구뜸 5장 이상 매일 시행함

MEMO

【土旺 2-8】 이 ●● (여) 음력 1953년 6월 26일 寅시

시	일	월	년
목/+	토/+	토/-	수/-
甲	戊	己	癸
寅	子	未	巳
목/+	수/-	토/-	화/+

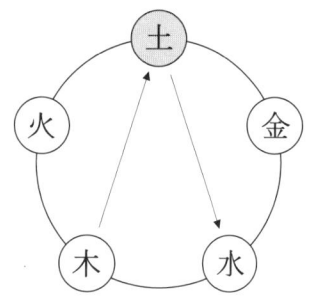

【증상】   중풍(中風), 불면

【명리진단】 ▶ 甲己[土], 戊癸[火]

이 사주는 일간이 戊土로 왔다. 월지를 未토가 차지하고 있으며 天干에도 土의 오행인 戊토와 己토가 있어 土의 세력이 강하게 보인다. 또한 土는 자체세력 46점에 火로부터 生을 받고 있어 土가 가장 왕한 오행이라 할 수 있다. 중풍은 80%이상이 木허증인 肝허증에서 발생하며 水까지 약해져 水生木이 이루어지지 않은 水木 허증이나 또는 木이 약한 가운데 혈액순환을 담당하는 심장이 약해진 木火 허증에서 발병하는 경우가 대부분이다. 즉 중풍에 있어 공통적으로 木허증이 참여 하고 있는데 이는 肝이 風의 속성을 갖고 있는 것을 보아도 쉽게 짐작할 수 있다. 위 체질의 경우 가장 중요한 점은 마비를 풀어 氣가 소통(疏通) 될 수 있도록 일주일에 3회이상 사혈[손끝, 발끝 열 개 모두 피를 빼는 것]이 필요하며, 土가 水木을 더 이상 剋하지 못하도록 마비증세가 있는 반대편에서 태백을 寫함과 동시에 족임읍과 족통곡을 補하는 치료가 필요하다.

【임상치료】 ▶ 水木氣 補 / 土血 寫

전체 氣血 세력중 血이 더 세므로 土의 血[陰]인 태백을 寫하고, 水木의 氣[陽]인 족통곡[水]과 족임읍[木]을 補한다.

【처방】 ▶ 침 - 1. 태백 寫 2. 족통곡 補 3. 족임읍[또는 양릉천 추가] 補
▶ 뜸 - 지음, 태충 양혈(兩穴)에 직구뜸 5장 이상 매일 시행함

【土旺 2-9】 이 ●● (남) 음력 1969년 3월 1일 辰시

시	일	월	년
목/+	수/+	토/+	기/-
甲	壬	戊	己
辰	戌	辰	酉
토/+	토/+	토/+	금/-

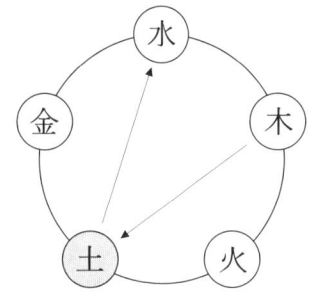

【증상】 담결림

【명리진단】 ▶ 辰戌冲, 甲己[土], 辰酉[金]

이 사주는 日干이 壬水로 왔다. 사주구성은 地支에 土의 오행이 점수분포가 큰 곳을 모두 차지하여 점수 계산을 하지 않아도 이미 土의 세력이 가장 왕하다는 것을 알 수 있다. 地支를 보면 辰戌冲이 日支와 月支에서 일어나고 있고 또한 日支와 時支에서도 辰戌冲이 나타나고 있어 土의 세력이 더욱 세지고 있어 辰土 위에 위치한 甲木이 상당히 위태롭다고 할 수 있다. 천간지지의 오행 중 甲乙寅卯 木을 장부로 살펴보면 天干의 乙木과 地支의 卯木은 간(肝)에 해당하며 天干의 甲木과 地支의 寅木은 담(膽)에 해당하는데, 木이 虛하다고 하는 것은 肝과 膽이 약하여 제 기능을 발휘 못하는 것을 의미한다. 위의 체질에서 보면 甲木이 위태로워 담이 결리는 증상이 있다고 말할 수 있으나 肝과 膽은 형체만 다를 뿐 간담의 속성은 대동소이(大同小異)한 것이므로 따로 구분지어 담허 에서만 담결림이 있다고 볼 수는 없는 것이며 乙木이 약하더라도 담결림의 증상이 나타날 수 있음을 알아야 한다.

【임상치료】 ▶ 水木血 補 / 土氣 寫

전체 氣血 세력중 氣가 더 세므로 土의 氣[陽]인 족삼리를 寫하고, 水木의 血[陰]인 음곡[水]과 태충[木]을 補한다.

【처방】 ▶ 침 − 1. 족삼리 寫 2. 음곡 또는 용천 補 3. 태충 補
▶ 뜸 − 지음, 태충 양혈(兩穴)에 직구뜸 5장 이상 매일 시행함

【土旺 2-10】 곽 ●● (여) 양력 1983년 1월 13일 丑시

시	일	월	년
토/-	금/-	수/-	수/+
己	辛	癸	壬
丑	丑	丑	戌
토/-	토/-	토/-	토/+

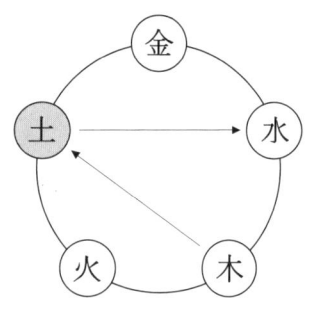

【증상】 피부질환

【명리진단】

이 사주는 일간이 辛金으로 왔다. 사주구성은 地支에 丑토가 연속하여 3개가 보이고 년지까지 戌토가 차지하여 모두 土의 오행으로만 구성이 되어 있으므로 점수계산을 하지 않더라도 土가 가장 왕한 오행임을 쉽게 알 수 있다. 그런데 이 체질은 土가 왕하다고 판단하여 자칫 水木이 약하다고 진단하는 오류를 범할 수 있다. 즉 이 체질에서는 土가 아무리 왕하다 하더라도 水木허증이 아닌 木火허증으로 판별해야 한다. 왜냐하면 丑토[丑=己辛癸]의 속성은 동토(凍土)로서 한습(寒濕)을 갖고 있으며 이러한 한습을 없애기 위해서는 따뜻한 火의 열(熱)이 절대적으로 필요하기 때문이다. 그리고 水가 약하다고 볼 수 없는 이유는 丑토[丑=己辛癸]에 癸水를 포함하고 있어 地支에 깔려있는 丑토가 이미 水의 바탕을 충분히 나타내고 있기 때문이다. 그렇다면 天干에 떠있는 辛금은 살아 있을까? 당연히 살아있다. 戌토[戌=戊丁辛]에 辛金이 있고 丑토[丑=己辛癸]에 辛金이 있기 때문이다. 일반적으로 피부질환은 폐에 책임이 있으나 여기에서는 肝의 독소가 원인이며 간 독소의 대표적인 질환이 아토피라고 불리우는 피부질환이다. 즉 이와 같은 피부질환을 치료하기 위해선 肝의 독소를 제거하거나 또는 肝을 補할 수 있는 약물요법이 필요하다.

【임상치료】 ▶ 木火氣 補 / 土血 寫

전체 氣血 세력중 血이 더 세므로 土의 血[陰]인 태백을 寫하고, 木火의 氣[陽]인 족임읍[木]과 양곡[火]을 補한다.

【처방】 ▶ 침 – 1. 태백 寫 2. 족임읍 補 3. 양곡, 외관 補

▶ 뜸 – 태충, 내관 양혈(兩穴)에 직구뜸 5장 이상 매일 시행함

【土旺 2-11】 김 ●● (여) 음력 1953년 1월 15일 巳시

시	일	월	년
금/-	금/+	목/+	수/-
辛	庚	甲	癸
巳	戌	寅	巳
화/+	토/+	목/+	화/+

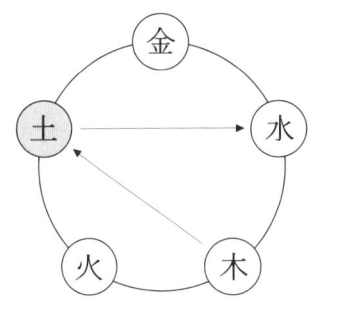

【증상】 어지러움증

【명리진단】 ▶ 甲庚冲

이 사주는 일간이 庚金으로 왔다. 월주(月柱)는 甲寅으로서 木의 오행으로 구성되어 있으며 천간에 있는 癸수 이외에는 木을 生하는 세력이 보이지 않는다. 地支의 양 끝에 있는 巳火가 戌土를 생하고 있어 土의 세력도 약해 보이지는 않고, 辛金과 庚金은 巳中의 庚금과 戌中의 辛금에 뿌리를 갖고 있어 천간에 떠있는 辛금과 庚금 모두 살아 있다. 전체적으로 어느 오행이 가장 강한 세력인지 한눈에 파악하기가 어렵다. 먼저 木은 자체세력 38점[寅목30, 甲목8]에서 水로부터 14점을 받아 총 52점이며 火를 생한 후 최종점수는 32점, 火는 자체세력 20점[巳화10, 巳화10]에서 木으로부터 20점을 받아 총 40점이며 土를 생한 후 최종점수는 20점, 土는 자체세력 20점[戌토20]에 火로부터 20점을 받아 총 40점이며 金을 생한 후 최종점수는 25점, 金은 자체세력 15점[庚금8, 辛금7]에 土로부터 15점을 받아 총 30점이며 水를 생한 후 최종점수는 23점이 된다. 앞서 木은 癸水로부터 14점의 생을 받는다고 했으나 癸水는 실질적으로 뿌리가 없이 떠있는 허수(虛數)에 불과하여 木을 生할 수가 없으며, 또한 木은 水로부터 生을 받지 못한 채 生火하기 위해 세력이 계속 빠져나가고 있고, 火는 木으로부터 生을 받아 土에게 세력을 더해주고 있는 형국이기 때문에 土가 가장 세다고 볼 수 있다. 즉 木이 약해지는 이유는 전체적인 세력이 火土金으로 연합하여 木이 압박을 당하는 상황이기 때문이다. 점수 이전에 전체적인 판의 구성을 살펴야 하는 사례이다. 어지러운 것은 肝허가 직접적 원인이다.

【임상치료】 ▶ 水木血 補 / 土氣 寫

【처방】 ▶ 침 - 1. 족삼리 寫 2. 음곡 또는 용천 補 3. 태충 補
▶ 뜸 - 지음, 태충 양혈(兩穴)에 직구뜸 5장 이상 매일 시행함

【土旺 2-12】 김 ●● (여) 양력 1975년 10월 26일 巳시

시	일	월	년
금/-	목/-	화/+	목/-
辛	乙	丙	乙
巳	巳	戌	卯
화/+	화/+	토/+	목/-

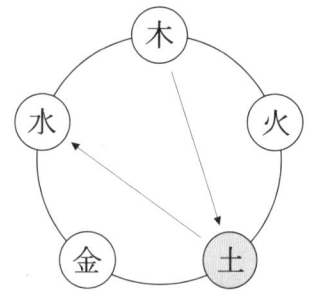

【증상】 불면

【명리진단】 ▶ 乙辛冲, 丙辛[水], 卯戌[火]

이 사주는 일간이 庚金으로 왔다. 사주구성은 월지를 戌토가 차지한 가운데 지지의 巳화가 土를 生하고 있다. 土는 자체세력 30점에 火로부터 받은 30점을 더해 총 60점의 세력을 가지고 있으며 천간에 있는 辛금을 生하더라도 최종적으로 53점이 남아 土는 가장 旺한 오행이 된다. 火는 木으로부터 生을 받아 火의 세력도 만만치는 않지만 다시 土를 生하기 위해 세력이 빠져 나가고 있으므로 火는 土보다 세력 면에 있어서 약하다고 볼 수 있다. 천간에는 乙辛冲이 일어나 木이 위태롭다고 할 수 있다. 金과 木의 자체세력만을 각각 비교했을 때 木의 세력이 더 센 것은 사실이지만 木은 왕한 土로부터 역극을 당하여 이미 위태로워진 상태이기 때문에 冲이 발생하면 木은 더욱 손상을 받기 쉬운 것이다. 그리고 天干에 떠있는 辛금은 地支에 金의 오행이 없기 때문에 약하다고 보기 쉽지만 巳화[巳=丙庚戌]의 암장 속에 들어 있는 庚금이 辛금의 뿌리가 되고 있고 또한 월지의 戌토[戌=戊丁辛]에 있는 辛금이 받쳐주고 있기 때문에 천간의 庚금이 그리 약하다고 볼 수도 없다. 전체적으로 木은 水로부터 生을 받지 못한 채 乙辛冲이 발생하고 있어 木이 가장 위태롭다고 할 수 있다. 불면증은 木病으로서 肝허증에서 주로 나타나는데 정신이나 육체적으로 피곤해질 때 더욱 심해지므로 불면증을 개선하기 위해서는 먼저 몸이 피로감을 느끼지 않도록 생활태도를 고치는 것이 중요하며 肝 기능을 끌어 올릴 수 있는 직구뜸을 생활화 하는 것이 필요하다.

【임상치료】 ▶ 水木血 補 / 土氣 寫

전체 氣血 세력중 氣가 더 세므로 土의 氣[陽]인 족삼리를 寫하고, 水木의 血

[陰]인 음곡[水]과 태충[木]을 補한다.

【처방】
▶ 침 - 1. 족삼리 寫 2. 음곡 또는 용천 補 3. 태충 補
▶ 뜸 - 지음, 태충 양혈(兩穴)에 직구뜸 5장 이상 매일 시행함

【土旺 2-13】 김 ●● (남) 음력 1948년 6월 14일 酉시

시	일	월	년
화/-	화/+	토/-	토/+
丁	丙	己	戊
酉	午	未	子
금/-	화/-	토/-	수/-

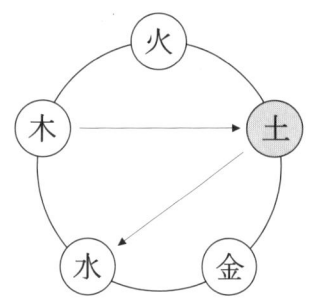

【증상】　　　간암
【명리진단】　▶ 子午冲

이 사주는 일간이 丙火로 왔다. 월지를 未土가 차지한 가운데 天干에도 土의 세력이 보이고 또한 地支와 天干에서 土를 生하는 火의 오행이 있어 土의 세력이 강해지고 있음을 쉽게 알 수 있다. 그런데 地支에 子午冲이 있어 水와 火 둘 중 어느 세력이 강한지 검토가 필요하다. 먼저 火는 비록 木으로부터 生을 받고 있지는 못하지만 丙午 일주(日柱)로서 충분히 火의 세력을 유지하고 있다고 보여 지며, 水는 가장 왕한 세력인 土로부터 剋을 당하여 위태로운 상황임과 동시에 子수가 土의 오행으로 포위되어 있으면서 토극수(土剋水)를 당하여 水가 바깥으로 밀리고 있는 형국이다. 이러한 체질은 증상에는 나타나 있지 않지만 신장(腎臟), 골수(骨髓), 뼈[骨]와 관련된 문제를 향후 드러낼 수 있다. 주증(主症)은 간암인데 土실증에 의한 木허증에서 비롯된 경우이다. 신장(腎臟)은 인체의 탁한 혈액을 걸러내어 맑은 혈액을 肝에 공급하는[水生木] 정수기(淨水器)와 같은 역할을 수행하는데 체질적으로 水[腎]가 약하여 탁한 혈액이 제대로 걸러지지 못한 채 肝으로 전달되게 된다. 肝의 중요한 기능중 하나는 해독(解毒)작용인데 木허[肝허]로 인하여 肝에서 해독작용이 정상적으로 이루어질 수 없어 肝에 독소가 쌓이기 시작하여 간암에 이르게 된 것이다. 결론적으로 이 체질은 腎臟과 肝의 허증에서 비롯된 경우로써 간과 신장의 기능을 살리는 것이 치료의 시작이다. 간암 치료시에는 특히 침 시술과 더불어 청혈(淸血)을 시키는 직구뜸 그리고 탁기(濁氣)를 빼내는 부항발포요법이 필수이다.

【임상치료】　▶ 水木氣 補 / 土血 寫

전체 氣血 세력중 血이 더 세므로 土의 血[陰]인 태백을 寫하고, 水木의 氣

[陽]인 족통곡[水]과 족임읍[木]을 補한다.

【처방】
▶ 침 – 1. 태백 寫 2. 족통곡 補 3. 족임읍[또는 양릉천 추가] 補
▶ 뜸 – 지음, 태충 양혈(兩穴)에 직구뜸 5장 이상 매일 시행함

---- MEMO ----

【土旺 2-14】 박 ●● (남) 음력 1959년 4월 15일 申시

시	일	월	년
수/+	목/+	토/-	토/-
壬	甲	己	己
申	辰	巳	亥
금/+	토/+	화/+	수/+

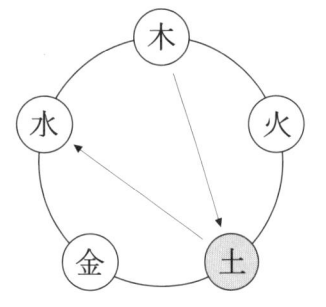

【증상】　　　당뇨

【명리진단】　▶ 巳亥冲, 甲己[土], 巳申[水]

이 사주는 일간이 甲木으로 왔다. 월지를 점수분포가 가장 큰 巳화가 차지하고 있으나 火를 生하여 주는 木은 甲木 하나만 보이고 있다. 두 번째로 세력분포가 큰 日支를 보니 辰토와 天干에 己토가 떠있으며 또한 土는 月支의 巳화로 부터 직접 生을 받고 있어 土의 세력이 가장 왕함을 알 수 있다. 地支에 巳亥冲이 발생하여 土로부터 剋을 당한 亥水가 더 위태로워지고 있으며 日干에 외로이 떠있는 甲목 또한 어려운 상황이다. 전체적으로 이 체질은 병의 원인이 肝木에 있다. 肝이 조절하고 견제해야 할 장부는 비장(脾臟)이다. 비장은 혈액을 만들어 내는 인체의 혈액공장인데 만약 肝木이 약해져서 비장을 제대로 剋하지 못하면 비장의 생혈(生血)기능이 떨어지게 되고, 이것은 다시 土生金을 제대로 해주지 못하는 결과를 초래하게 되어 肺에 혈액을 제대로 공급할 수 없게 된다. 당뇨는 탁혈(濁血)이 가장 주요한 원인 중의 하나인데 여기에서 탁혈이 일어난 이유는 土가 너무 실(實)하여 목극토(木剋土)가 제대로 이루어지지 않아 비장에서 생혈(生血)을 못한데서 비롯된 것이다. 木이 土를 剋하는 이유 중 하나는 비장의 生血을 유도하여 肝에 血을 저장하고자 하는 이치가 들어 있는 것이다.

【임상치료】　▶ 水木血 補 / 土氣 寫

전체 氣血 세력중 氣가 더 세므로 土의 氣[陽]인 족삼리를 寫하고, 水木의 血[陰]인 음곡[水]과 태충[木]을 補한다.

【처방】　▶ 침 - 1. 족삼리 寫　2. 음곡 또는 용천 補　3. 태충 補

　　　　▶ 뜸 - 지음, 태충 양혈(兩穴)에 직구뜸 5장 이상 매일 시행함

【土旺 2-15】 김 ●● (여) 음력 1972년 6월 14일 卯시

시	일	월	년
금/-	화/+	화/-	수/+
辛	丙	丁	壬
卯	辰	未	子
목/-	토/+	토/-	수/-

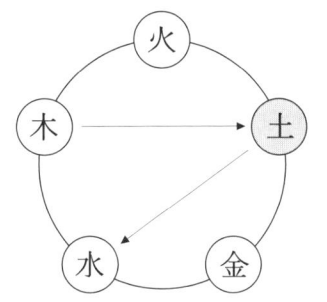

【증상】 다리 부종[下肢浮腫], 피로감

【명리진단】 ▶ 丙壬冲, 丙辛[水], 丁壬[木]

이 사주는 일간이 丙火로 왔다. 사주구성은 월지를 未토가 차지하고 있으며 일지에 辰토까지 있어 土의 세력이 강하게 보인다. 天干에 있는 丁화와 丙화는 地支에 뿌리가 될 만한 火의 오행이 보이지 않기 때문에 약하다고 볼 수 있으나 월지의 未토[未=己乙丁]속에 丁화를 품고 있어 천간에 떠있는 丁화와 丙화의 뿌리가 되고 있다. 天干에는 丙壬冲이 있어 水가 다치는지 火가 다치는지를 판별해야 하는데, 여기에서는 水가 다친다. 왜냐하면 비록 단순 점수로는 水가 火보다 더 세다고 볼 수 있지만 水는 왕한 세력인 土로부터 剋을 당하여[土剋水] 약해진 상태에서 冲이 있기 때문이다. 다리가 붓는 것은 水허로 인한 腎허가 원인이며, 피로는 水허로 인하여 元氣가 떨어진 상황에서 肝의 기능까지 저하되어 탁혈이 쌓이기 때문이다. 水木으로 허한 체질은 일반적으로 元氣가 어느 순간 갑자기 저하되고 피로감을 많이 느끼는 경우가 많다는 것을 알아야 한다.

【임상치료】 ▶ 水木氣 補 / 土血 寫

전체 氣血 세력중 血이 더 세므로 土의 血[陰]인 태백을 寫하고, 水木의 氣[陽]인 족통곡[水]과 족임읍[木]을 補한다.

【처방】 ▶ 침 - 1. 태백 寫 2. 족통곡 補 3. 족임읍[또는 양릉천 추가] 補

▶ 뜸 - 지음, 태충 양혈(兩穴)에 직구뜸 5장 이상 매일 시행함

【土旺 3-1】 윤 ●● (여) 음력 1947년 11월 28일 酉시

시	일	월	년
토/-	수/+	수/-	화/-
己	壬	癸	丁
酉	辰	丑	亥
금/-	토/+	토/-	수/+

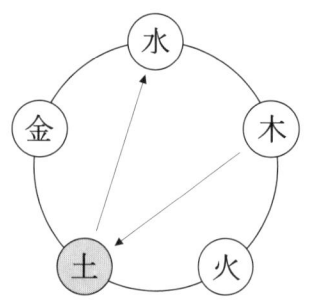

【증상】 갑상선 기능항진, 퇴행성 관절, 붓는다[부종]

【명리진단】 ▶ 丁癸冲

이 사주는 日干이 壬水로 왔다. 月支 丑토, 日支에 辰土까지 있어 일단 土가 세다는 느낌이 있다. 水를 보면 地支에 亥수가 있고 天干에 壬수와 癸수가 있어 水의 자체세력은 26점이며 金으로부터 받은 生을 합하면 총 36점으로 만만치 않은 세력을 가지고 있다. 토는 자체세력 57점에서 金을 生하기 위해 10점의 세력이 빠져 나가지만 土는 여전히 47점의 세력이 남게 되어 다른 오행보다 세력이 강하다고 볼 수 있다. 그런데 여기에서 중요한 점은 地支를 보면 水의 오행이 그다지 많지 않음에도 사주구성이 전체적으로 차갑다는 느낌이 든다. 왜냐하면 첫째, 비록 地支에 亥수 하나만 보이지만 지장간을 보면 辰土[辰=戊癸乙]와 丑토[丑=己辛癸]에 각각 癸水가 깔려 있으면서 천간에 壬수와 癸수가 투출해 있기 때문이며 둘째, 丑토는 한습(寒濕)을 품고 있는 동토(凍土)로써 辰土, 亥水와 어울려 더욱 한습(寒濕)을 부채질하고 있기 때문이다. 전체적으로 보면 土가 가장 왕하지만 水도 만만치 않은 가운데 丁癸冲이 발생하여 火[心]가 위태로울 수 있다. 결론적으로 체질을 판별시 한습의 문제가 위와 같이 두드러진 경우에는 반드시 火를 이용하여 寒을 풀어주고 濕을 말려주는 것이 치료의 핵심이며 따라서 치료는 土실증으로 인한 水木허증이 아닌 木火허증으로 치료해야 한다.

【임상치료】 ▶ 木火氣 補 / 土血 寫

전체 氣血 세력중 血이 더 세므로 土의 血[陰]인 태백을 寫하고, 木火의 氣[陽]인 족임읍[木]과 양곡[火]을 補한다.

【처방】 ▶ 침 – 1. 태백 寫 2. 족임읍 補 3. 양곡, 외관 補

▶ 뜸 – 태충, 내관 양혈(兩穴)에 직구뜸 5장 이상 매일 시행함

【土旺 3-2】 장 ●● (여) 음력 1954년 1월 23일 辰시

시	일	월	년
화/+	수/-	화/+	목/+
丙	癸	丙	甲
辰	丑	寅	午
토/+	토/+	목/+	화/-

【증상】　　자궁물혹, 고혈압, 요통, 불면증

【명리진단】

이 사주는 日干이 癸水로 왔다. 月支를 寅木이 차지하고 있지만 寅목은 午화를 生하기 위해 세력이 빠져 나가고 있다. 土를 보면 地支에 丑토와 辰토가 어느 정도 세력을 형성한 가운데 火로부터 충분한 生을 받고 있어 土의 세력이 세지고 있다고 볼 수 있다. 전체적으로 木은 寅목이 月支를 차지하여 강한 듯 보였지만 水로부터 받은 生은 미약한 반면에 火에게 모든 生을 주다시피 하여 서서히 약해지는 형국을 보이기 때문에 결국 土가 가장 旺한 오행이라고 판별할 수 있다. 자궁의 물혹이나 자궁근종은 水허[腎허]로 인하여 대부분 발생하는데 수술을 하여 제거한다 하더라도 다시 재발하는 경우가 많다. 왜냐하면 자궁에 물혹이 발생하게 된 원인이나 환경을 제거하지 않고 단지 눈에 보이는 이상세포만을 잘라 내기 때문이다. 치료기간은 크기에 따라 차이가 있으나 체질처방과 함께 단전화침(丹田火針)을 사용하면 주 2회 치료를 기준으로 3개월에서 6개월 정도 소요된다. 요통은 水허로 인한 腎허증에서 직접 발생하였으므로 추나교정을 먼저 한 후 침 시술이 들어가야 하며, 고혈압도 水허로 인해 신장의 허열(虛熱)이 떠서 온 것이다. 불면증은 木병 중 하나인데 肝허에서 직접 온 것이다.

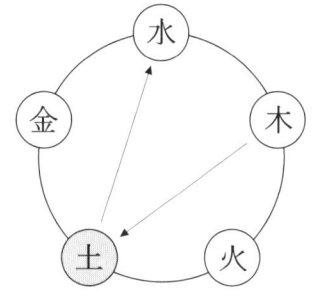

【임상치료】　▶ 水木血 補 / 土氣 瀉

전체 氣血 세력중 氣가 더 세므로 土의 氣[陽]인 족삼리를 瀉하고, 水木의 血[陰]인 음곡[水]과 태충[木]을 補한다.

【처방】　▶ 침 – 1. 족삼리 瀉　2. 음곡 또는 용천 補　3. 태충 補

　　　　▶ 뜸 – 지음, 태충 양혈(兩穴)에 직구뜸 5장 이상 매일 시행함

【土旺 3-3】 서 ●● (남) 음력 1948년 9월 24일 寅시

시	일	월	년
화/+	목/+	수/+	토/+
丙	甲	壬	戊
寅	申	戌	子
목/+	금/+	토/+	수/-

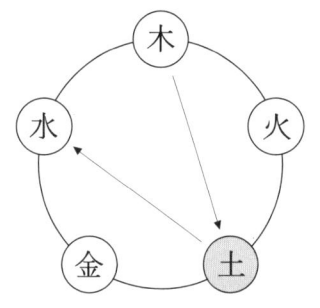

【증상】 등통증[견배통]

【명리진단】 ▶ 丙壬沖, 寅申沖

이 사주는 日干이 壬水로 왔다. 사주구성을 보면 天干에 丙壬沖이 있고 地支에는 寅申沖이 보인다. 정신과 육체 모두 문제점을 안고 있다는 것을 느낄 수 있다. 그리고 八字 모두가 陽으로만 구성되어 있어 血은 부족한 반면 氣는 아주 세다고 할 수 있다. 다시 地支를 보면 월지를 戌토가 차지한 가운데 일지에 있는 申금으로 土生金이 들어가 寅申沖이 발생하고 있다. 寅申沖에서 다치는 쪽은 木이다. 그렇다면 丙壬沖에서 다치는 오행은 무엇인지 보자. 水를 보면 地支의 子수는 戌토와 戌토에 둘러싸여 고립되어 있는데 天干의 壬水는 地支의 申금[申=庚壬]속에 壬水 그리고 戌토[戌=戊丁辛]속에 辛金이 있어 月干의 壬수를 생해주고 있기 때문에 水는 그나마 버틸 수 있다. 火를 보면 地支의 寅목[寅=甲丙]속에 丙火가 있어 火도 살아 있다. 결론적으로 水나 火 모두 地支에 뿌리를 두고 살아 있으나 丙壬沖에서 다치는 쪽은 土가 세므로 水가 다친다고 볼 수 있다. 즉 旺한 土로부터 剋을 당한 水가 丙壬沖까지 견디기에는 역부족인 것이다. 등이 아픈 것은 寅申沖으로 인해 木이 약해져서 오는 근육(筋肉)의 문제로서 아픈 쪽 반대편 태충혈에 針 하나만 시침해도 쉽게 풀릴 수 있는 증상이다.

【임상치료】 ▶ 水木血 補 / 土氣 寫

전체 氣血 세력중 氣가 더 세므로 土의 氣[陽]인 족삼리를 寫하고, 水木의 血[陰]인 음곡[水]과 태충[木]을 補한다.

【처방】 ▶ 침 - 1. 족삼리 寫 2. 음곡 또는 용천 補 3. 태충 補

▶ 뜸 - 지음, 태충 양혈(兩穴)에 직구뜸 5장 이상 매일 시행함

【土旺 3-4】 박 ●● (여) 음력 1951년 7월 4일 辰시

시	일	월	년
화/+	토/+	목/-	금/-
丙	戊	乙	辛
辰	寅	未	卯
토/+	목/+	토/-	목/-

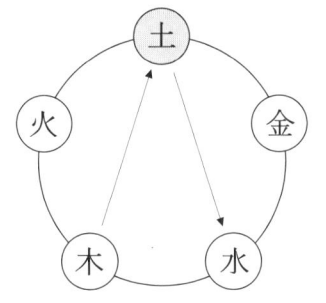

【증상】　　만성피로

【명리진단】　▶ 乙辛冲, 寅卯辰[木]

이 사주는 日干이 戊土로 왔다. 天干에 乙辛冲이 있어 병(病)은 정신(精神)이 아닌 육체의 문제로부터 시작할 수 있다. 乙辛冲은 木과 金의 冲으로서 간(肝)과 폐(肺)의 싸움인 즉 肝이 다치는지 肺가 다치는지 살펴야 한다. 天干의 辛금을 보면 乙목과 卯목에 포위되어 있으며, 乙목을 보면 日干의 戊토, 地支의 未토, 年干의 辛금사이에서 土土金으로 乙목이 포위되어 있다. 日支의 寅목도 辰토, 戊토, 未토사이에 포위되어 있어 木이 위태로워지는 형국이다. 이런 사주구성은 육체의 뒤틀림이 매우 심해질 수 있다. 전체적으로 土는 月支를 차지하고 있으면서 세력을 더해주는 같은 오행이 地支와 天干에 위치하고 있으며 또한 丙화로부터 生을 받고 있기 때문에 土는 木보다 세력이 더 旺해진다고 볼 수 있다. 사주구성은 年柱와 月柱가 모두 血[陰]로 이루어진 반면에 日柱와 時柱는 모두 氣[陽]로 되어 있어 氣와 血이 서로 상충하고 있다. 판의 구성이 전체적으로는 氣[陽]가 약하기 때문에 치료는 氣를 補한다.

【임상치료】　▶ 水木氣 補 / 土血 寫

전체 氣血 세력중 血이 더 세므로 土의 血[陰]인 태백을 寫하고, 水木의 氣[陽]인 족통곡[水]과 족임읍[木]을 補한다.

【처방】　▶ 침 – 1. 태백 寫 2. 족통곡 補 3. 족임읍[또는 양릉천 추가] 補

　　　　▶ 뜸 – 지음, 태충 양혈(兩穴)에 직구뜸 5장 이상 매일 시행함

【土旺 3-5】 한 ●● (남) 음력 1982년 5월 29일 酉시

시	일	월	년
금/-	수/-	화/-	수/+
辛	癸	丁	壬
酉	卯	未	戌
금/-	목/-	토/-	토/+

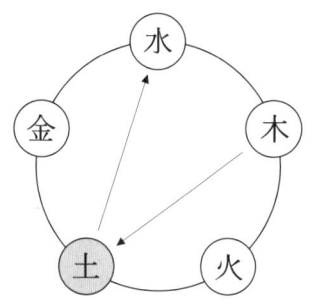

【증상】 B형간염

【명리진단】 ▶ 丁癸冲, 卯酉冲, 丁壬[木], 卯戌[火]

이 사주는 日干이 癸水로 왔다. 사주구성은 월지 未토, 년지 戌토가 있어 土의 세력이 세게 보인다. 天干에는 정신적인 문제를 의미하는 丁癸冲이 있으며 地支에는 육체의 밸런스를 의미하는 卯酉冲이 함께 나타나 있는데 이와 같이 정신(精神)과 육체(肉體)의 冲이 함께 있는 체질일수록 스트레스를 많이 받을 수 있다. 전체적으로 土가 가장 旺하면서 卯酉冲이 발생하여 木이 약해지는 형국이다. 간염의 경우 木허에서 주로 발병하는 질환으로서 肝이 약하면 肝血이 탁해져서 간염바이러스를 이겨내지 못하여 발생하는 경우가 많으며 그리고 肝의 주요한 기능 중 하나는 肝에 혈액을 저장하는 것인데[肝藏血] 만약 肝에서 저장한 혈액이 맑고 힘이 있으면 자연적으로 항체(抗體)가 생길 수 있으나 이와 같이 木허증으로 인해 肝이 약한 경우는 항체가 생기기가 어려워 후에 간경화나 간암으로 발전할 수도 있다. 그래서 치료는 청혈(淸血)과 동시에 직구뜸을 체질에 맞추어 항체가 생길 때까지 떠야한다. 淸血의 가장 좋은 방법은 직구뜸과 사혈(瀉血)인데 직구뜸은 숫자에 관계없이 많이 뜰수록 좋으며 사혈(瀉血)은 적어도 일주일에 3회씩 하기를 권한다.

【임상치료】 ▶ 水木氣 補 / 土血 寫

전체 氣血 세력중 血이 더 세므로 土의 血[陰]인 태백을 寫하고, 水木의 氣[陽]인 족통곡[水]과 족임읍[木]을 補한다.

【처방】 ▶ 침 – 1. 태백 寫 2. 족통곡 補 3. 족임읍[또는 양릉천 추가] 補

▶ 뜸 – 지음, 태충 양혈(兩穴)에 직구뜸 5장 이상 매일 시행함

【土旺 3-6】 엄 ●● (여) 1952년 4월 24일 戌시

시	일	월	년
수/+	수/-	목/-	수/+
壬	癸	乙	壬
戌	亥	巳	辰
토/+	수/+	화/+	토/+

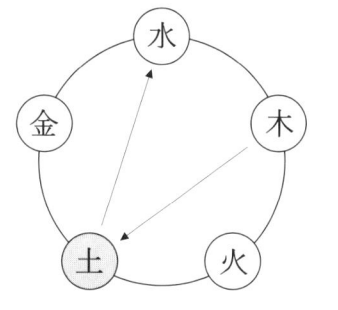

【증상】 고혈압

【명리진단】 ▶ 巳亥冲, 辰戌冲

이 사주는 日干이 癸水로 왔다. 사주구성은 월지에 巳화와 일지를 亥수가 차지하고 있는 가운데 日支와 月支에서 巳亥冲을 일으키고 있으며, 멀리 떨어져 있지만 年支와 時支에 辰戌冲이 있다. 冲이라 하더라도 위와 같이 日支와 月支에서 발생한 巳亥冲의 경우는 일반적으로 떨어져 있는 冲에 비해 정신적인 문제가 훨씬 심각하게 드러날 수 있으며 또한 약한 오행은 더욱 약해져 해당 장부의 손상도 그만큼 커지게 된다. 전체적으로 월지 巳화가 土를 직접 生하고 있는 상태에서 土는 辰戌冲까지 있어 土가 더욱 강해진 상황이다. 水는 자체세력만 하더라도 총 42점에 이르지만 金으로부터 어떠한 生도 받지 못하는 상황에서 乙목을 生하기 위해 세력이 빠져 나가므로 최종점수는 34점만 남게 된다. 결론적으로 火로부터 生을 받은 土는 총 40점으로 가장 세력이 旺하다고 할 수 있다. 가장 왕한 세력인 土가 水를 剋하기 때문에 巳亥冲에서 다치는 오행은 亥水라 할 수 있다. 고혈압은 水가 火를 견제하여[水剋火] 열이 인체의 상부로 뜨지 않도록 해야 하지만 水가 이러한 조절을 못하여 발생한 것이다. 즉 고혈압의 직접적 원인은 신허(腎虛)에 있다.

【임상치료】 ▶ 水木血 補 / 土氣 寫

전체 氣血 세력중 氣가 더 세므로 土의 氣[陽]인 족삼리를 寫하고, 水木의 血[陰]인 음곡[水]과 태충[木]을 補한다.

【처방】 ▶ 침 – 1. 족삼리 寫 2. 음곡 또는 용천 補 3. 태충 補

▶ 뜸 – 지음, 태충 양혈(兩穴)에 직구뜸 5장 이상 매일 시행함

【土旺 3-7】 정 ●● (여) 음력 1971년 1월 3일 子시

시	일	월	년
목/+	목/+	토/-	금/+
甲	甲	己	庚
子	寅	丑	戌
수/-	목/+	토/-	토/+

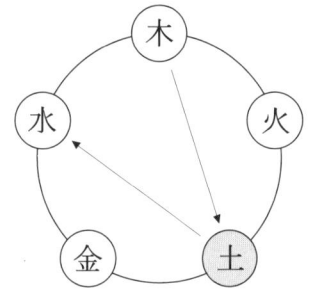

【증상】　심장부위 통증[心痛]

【명리진단】　▶ 甲庚沖, 甲己[土], 子丑[土]

이 사주는 日干이 甲木으로 왔다. 丑土는 동토(凍土)이자 습토(濕土)에 속한다. 凍土는 꽁꽁 얼어 있다는 뜻이며 그 말 속에는 이미 水의 속성인 한(寒)을 내포하고 있다. 즉 丑토는 한(寒)과 습(濕)이라는 속성을 갖고 있기 때문에 만약 地支에서 寒의 속성을 지니고 있는 亥수나 子수를 만나면 寒濕이 뭉치는 것을 더욱 부추기게 된다. 따라서 사주구성에 있어서 丑토가 日支나 月支를 차지하면서 亥수나 子수가 바로 옆에 위치한 경우에는 한습의 문제가 더 커질 수 있으니 이런 점을 참고해야 한다. 체질을 보면 月支를 丑토가 차지하여 寒濕의 문제를 드러내고 있는 상황에서 時支에 子수까지 있어 한습을 더욱 부추기고 있는 형국이다. 또한 전체적으로 체질이 차가운 느낌이 있어서 水가 위태롭다고 보기는 어렵기 때문에 水木허증이 아닌 木火허증으로 판별해야 한다. 즉 寒濕의 문제를 드러내는 체질은 반드시 火를 이용하여 따뜻하게 해서 말려준다 라는 의미를 잊지 말아야 한다. 이 체질은 寅[寅=甲丙]중에 丙화, 戌[戌=戊丁辛]중에 丁火가 있어서 己丑과 庚戌로 이루어진 土를 외롭지 않게 하고 있다. 만약 일점 火가 없이 土만 외롭게 있었다면 土가 약해질 수도 있지만 암장에 火가 있어서 土를 외롭게 하지 않으므로 土가 세다. 위와 같은 체질은 난이도가 상당히 높은 경우에 해당하지만 임상에서 치료확률을 높이기 위해서는 이러한 부분까지 고려해야 한다. 心痛은 火허로 인한 心허에서 직접 온 것이다.

【임상치료】　▶ 水木血 補 / 土氣 寫

【처방】　▶ 침 - 1. 족삼리 寫　2. 음곡 또는 용천 補　3. 태충 補

　　　　▶ 뜸 - 지음, 태충 양혈(兩穴)에 직구뜸 5장 이상 매일 시행함

【土旺 3-8】 정 ●● (여) 음력 1973년 10월 2일 午시

시	일	월	년
목/+	화/+	수/+	수/-
甲	丙	壬	癸
午	申	戌	丑
화/-	금/+	토/+	토/-

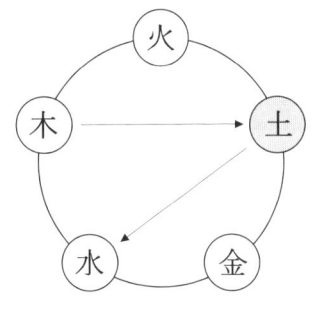

【증상】 右견통

【명리진단】 ▶ 丙壬冲

이 사주는 日干이 丙火로 왔다. 사주구성은 월지 戌토 그리고 년지에 丑토가 있어 土의 세력이 어느 정도 있는 가운데 地支에서 午화가 土를 생하고 있어 土가 센 듯 보인다. 土는 자체세력 40점에 火로부터 받은 18점을 더하면 총 58점이며 다시 金에게 20점의 생을 주고나면 최종적으로 38점이 남게 된다. 金을 보면 土生金을 받아 金의 세력도 40점에 이르지만 다시 水에게 15점[壬수8, 癸수7]의 생을 주게 되어 金의 최종 점수는 25점이 된다. 天干에 떠있는 壬수와 癸수는 丑토[丑=己辛癸]속에 癸水가 있어 살아있다. 문제는 木인데 天干에 떠있는 甲木은 地支의 申금[申=庚壬]속의 壬水로부터 水生木을 받는다고는 하지만 세력이 미약하다. 단순히 점수계산만을 따졌을 때는 土가 旺하여 水木허증으로 판별할 수 있지만 전체 판세에서 볼 때 水가 그리 약한 상황이 아니므로 치료에 있어서는 木火를 보하는 쪽으로 가야한다. 침(針) 치료에 있어서는 土의 氣가 세므로 土의 족삼리를 寫해도 상관이 없으나 족삼리 대신 金에서 이간 사법을 쓸 수 있다. 즉 "실즉사기자(實則寫其子)" 원리를 이용하여 母가 실한즉 자식에 해당하는 오행에서 寫法을 쓸 수 있음을 보여주고 있다. 견통은 좌측 이간혈에서 사법(寫法)을 이용하면 된다. 위 사례의 경우 체질판별이나 치료측면은 지면상에서 설명하기가 다소 어려운 부분이 있으므로 구체적인 내용은 추후 강의에서 논하고자 한다.

【임상치료】 ▶ 木火血 補 / 土氣 寫

전체 氣血 세력중 氣가 더 세므로 土의 氣[陽]인 족삼리를 寫하고, 水木의 血[陰]인 음곡[水]과 태충[木]을 補한다.

【처방】 ▶ 침 − 1. 족삼리[또는 이간] 寫 2. 태충 補 3. 소부, 내관 補

▶ 뜸 − 태충, 내관 양혈(兩穴)에 직구뜸 5장 이상 매일 시행함

【土旺 3-9】 최 ●● (여) 음력 1925년 1월 3일 卯시

시	일	월	년
토/-	금/+	화/-	목/+
己	庚	丁	甲
卯	戌	丑	子
목/-	토/+	토/-	수/-

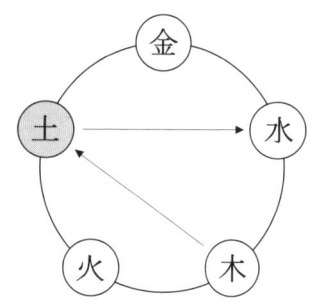

【증상】 무릎통증

【명리진단】 ▶ 甲庚冲, 甲己[土], 子丑[土]

이 사주는 日干이 庚金으로 왔다. 天干에 甲庚충이 있어 木이 센지 金이 센지 검토가 필요하다. 여기에서 天干의 庚금은 戌토[戌=戊丁辛]속에 辛金 그리고 丑토[丑=己辛癸]속에 辛金이 있어 천간의 庚금이 뿌리를 갖고 살아 있다. 木을 보면 地支의 卯목은 土金으로 포위되어 있고 天干의 甲목은 甲庚冲으로 흔들리고 있다. 또한 木이 위태롭다보니 天干에 떠있는 丁화까지 위태롭게 하고 있다. 그런데 水는 地支에 子수가 있고 바로 옆에 丑토[丑=己辛癸]의 癸水가 받치고 있어 안정적으로 되어있다. 전체적으로 丑토가 월지를 차지하고 있으면서 바로 옆에 子수가 붙어있어 한습(寒濕)을 부추기는 형국이므로 치료에 있어서는 木火를 補하는 것이 필요하다. 또한 木이 서로 멀리 떨어져 있기 때문에 木의 기능이 고립되어 정상적으로 이루어지기 어렵고 凍土[丑月]에 태어나 따뜻하게 해주는 것이 필요하다고 하겠다. 무릎통증은 火허로 인한 심장의 혈액순환이 문제이다.

【임상치료】 ▶ 木火氣 補 / 土血 寫

전체 氣血 세력중 血이 더 세므로 土의 血[陰]인 태백을 寫하고, 木火의 氣[陽]인 족임읍[木]과 양곡[火]을 補한다.

【처방】 ▶ 침 - 1. 태백 寫 2. 족임읍 補 3. 양곡, 외관 補

▶ 뜸 - 태충, 내관 양혈(兩穴)에 직구뜸 5장 이상 매일 시행함

【土旺 3-10】 엄 ●● (여) 음력 1939년 6월 17일 辰시

시	일	월	년
수/+	금/+	금/+	토/-
壬	辛	辛	己
辰	未	未	卯
토/+	토/-	토/-	목/-

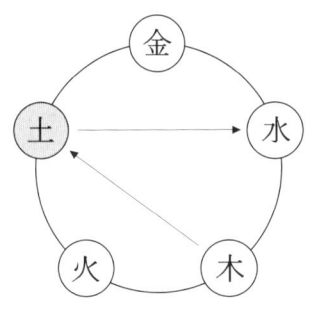

【증상】　　고혈압

【명리진단】

이 사주는 日干이 辛金으로 왔다. 地支를 보면 土의 오행이 깔려 있어 어렵지 않게 土가 가장 세다는 것을 알 수 있다. 土가 旺하면 水木이 약해진다는 것은 당연한데 사주구성을 좀 더 자세히 들여다보면, 水木이 약하면서도 다행스러운 점은 天干의 己토부터 시작하여 土生金 → 金生水로 生이 흘러가고 있으며 또한 辰토[辰=戊癸乙]속에 癸水가 있어 時干에 있는 壬수가 끝에서 곤궁하게 당하고 있지 않다는 점이다. 그리고 卯목을 보면 旺한 土에게 일방적으로 역극을 당하고 있는 모습이지만 지장간을 보면 辰토[辰=戊癸乙]와 일, 월지의 未토[未=己乙丁]에 乙木 乙木 乙木으로 木의 세력이 地支를 받치고 있기 때문에 비록 卯목이 年支의 끝에 붙어서 위태롭게 보이나 살아갈 여지가 있다. 고혈압은 水가 약하여 뜨는 熱을 잡아주지 못하여 발생한 것이다. 즉 元氣부족에서 오는 고혈압으로서 이것은 虛熱이 아니라 實熱을 신장에서 잡아주지 못하여 생긴 것이다. 火가 세고 水가 약한 것이 실열(實熱)이며 반대로 허열(虛熱)은 水는 센데 火[심장]가 약하여 심장의 熱이 위로[상부로] 뜨기만 할뿐 열이 下丹田까지 내려가지 못하는 것을 말한다. 결론적으로 고혈압의 원인은 實熱과 虛熱로 구분할 수 있는데 첫째, 實熱로 인한 것은 水가 약하여 발생한 것이므로 원기(元氣)를 보강하여 뜨는 熱을 잡아야 하고 둘째, 虛熱로 인한 고혈압은 火가 약해서 오는 것으로서 熱 자체가 없고 주로 얼굴 화끈거림으로 나타나는데 虛熱의 특성은 熱이 돌아다니기 때문에 일시적으로 혈압이 나타났다 없어졌다 하는 것이 대부분이다. 이와 같이 허열로 인한 혈압은 체온을 유지하는 관리만 해줘도 치료가 가능하다.

【임상치료】　▶ 水木氣 補 / 土血 寫

【土旺 3-11】 지 ●● (여) 음력 2005년 1월 26일 辰시

시	일	월	년
토/+	토/-	토/-	목/-
戊	己	己	乙
辰	丑	卯	酉
토/+	토/-	목/-	금/-

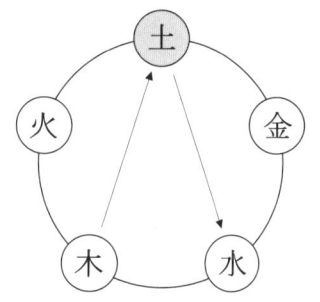

【증상】　　중이염

【명리진단】　▶ 卯酉冲, 辰酉[金]

이 사주는 日干이 己土로 왔다. 사주구성은 월지에 卯목이 있으며 바로 옆의 酉금과 卯酉冲을 일으키고 있다. 卯酉冲이 있으므로 木이 센지 金이 센지 검토가 필요하다. 먼저 卯木은 月支를 차지하고 있으나 水로부터 어떠한 生도 받지 못하고 있다. 반면에 土를 보면 地支는 물론 天干에 떠 있는 土의 오행이 모두 살아 있는 상태에서 전체적으로 土의 오행이 木을 덮고 있는 형국을 보이고 있으며, 또한 土로부터 生을 받은 酉금이 土金으로 연합하여 木을 압박하고 있는 상황이기 때문에 卯酉冲에서 손상당하는 세력은 卯木이 된다. 腎은 귀[耳]로 개규 하는데, 이명을 포함한 귀와 관련된 질환은 주로 腎허에서 주로 발생하는 질환으로서 중이염은 腎허가 원인이다.

【임상치료】　▶ 水木氣 補 / 土血 寫

전체 氣血 세력중 血이 더 세므로 土의 血[陰]인 태백을 寫하고, 水木의 氣[陽]인 족통곡[水]과 족임읍[木]을 補한다.

【처방】　▶ 침 – 1. 태백 寫　2. 족통곡 補　3. 족임읍[또는 양릉천 추가] 補
　　　　　▶ 뜸 – 지음, 태충 양혈(兩穴)에 직구뜸 5장 이상 매일 시행함

【土旺 3-12】 박 ●● (남) 양력 1980년 4월 25일 未시

시	일	월	년
토/-	토/+	금/+	금/+
己	戊	庚	庚
未	辰	辰	申
토/-	토/+	토/+	금/+

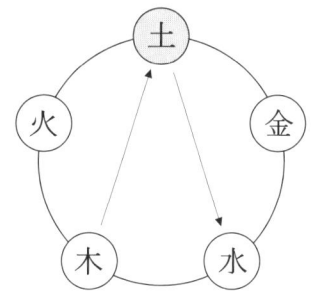

【증상】 만성피로

【명리진단】 ▶ 辰辰

이 사주는 日干이 戊土로 왔으며, 土와 金 2개의 오행으로만 구성된 이기성상(二氣成象)이다. 단순히 보면 土의 五行이 점수의 가중치가 높은 日支와 月支를 차지하여 세력이 강하게 보이지만 점수계산을 해보면 土는 자체세력 75점에다 金에게 25점의 生을 주고 나면 최종적으로 50점만 남게 된다. 金은 자체세력 25점에[申금10, 庚금8, 庚금7] 土로부터 25점의 生을 받게 되어 최종점수가 50점이 된다. 점수계산을 해보면 50:50으로 土와 金의 최종점수가 같지만 여기에서는 土가 더 세다고 본다. 이유는 申금[申=庚壬]에는 壬水 그리고 辰토[辰= 戊癸乙]에는 癸水가 들어있어 金에서는 水로 약간 설기[洩氣-氣가 빠져나가는 것]되는 형국을 보이기 때문이다. 그리고 未토[未=己乙丁]에는 丁火가 있기 때문에 土로 生하여 들어오는 느낌도 있다. 원칙적으로 土가 旺하여 水木을 보해야 하는 상황이지만 치료 결과를 보아 가면서 水 대신에 火를 살리는 측면도 생각해 보아야 한다. 왜냐하면 辰토는 습(濕)토에 속하고 암장에 癸水가 들어있기 때문에 水는 辰토로 인하여 말라가는 느낌보다는 오히려 水의 기운을 꾸준히 받고 있는 형국이기 때문이다. 만성피로는 肝虛에서 비롯된 것이다.

【임상치료】 ▶ 水木血 補 / 土氣 寫

전체 氣血 세력중 氣가 더 세므로 土의 氣[陽]인 족삼리를 寫하고, 水木의 血[陰]인 음곡[水]과 태충[木]을 補한다.

【처방】 ▶ 침 – 1. 족삼리 寫 2. 음곡 또는 용천 補 3. 태충 補

▶ 뜸 – 지음, 태충 양혈(兩穴)에 직구뜸 5장 이상 매일 시행함

【土旺 3-13】 이 ●● (여) 양력 1976년 5월 31일 巳시

시	일	월	년
화/-	수/-	수/-	화/+
丁	癸	癸	丙
巳	未	巳	辰
화/+	토/-	화/+	토/+

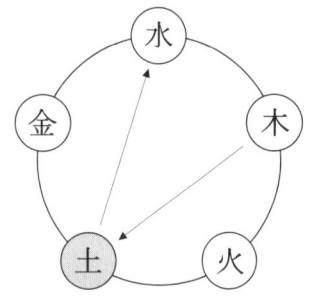

【증상】　　급성복통
【명리진단】　▶ 丁癸冲

이 사주는 日干이 癸水로 왔다. 地支의 구성을 보면 火土火土로 되어 있으며 天干에는 丁癸冲이 있다. 월지 巳화, 년지에 巳화 그리고 천간에 丙화와 丁화까지 火의 세력이 센 가운데 丁癸冲이 있으므로 水는 어떤지 살펴보자. 水를 보면 지지에 뿌리가 없이 천간에 떠있는 癸수 두 개만 보이지만, 辰토[辰=戊癸乙]속에 癸水 그리고 巳화[巳= 丙庚戊]속에 庚金이 있어 癸수의 뿌리가 됨과 동시에 巳中의 庚금이 水를 生하고 있어 水도 어느 정도 바탕은 되어 있다고 보여진다. 그러나 결국 火가 센 가운데 天干에 나타난 癸수가 丁癸冲까지 일으켜 위태로워지고 있는 형국이다. 체질은 土실증으로 인한 水木허증이며 氣가 더 세므로 土의 氣인 족삼리를 寫하고, 태충과 음곡을 補하면 되지만 또한 태충 대신 木의 목혈(木穴)인 대돈을 사용해도 되며, 음곡 대신 용천을 보해도 좋다. 용천은 水木허증에서 더 좋은 효과를 내는데 그 이유는 용천이 水의 木穴이기 때문이다. 갑자기 배가 아픈 경우로서 체질은 土실증이므로 이 경우에는 족삼리 사법 하나만 자침해도 된다.

【임상치료】　▶ 水木血 補 / 土氣 寫

전체 氣血 세력중 氣가 더 세므로 土의 氣[陽]인 족삼리를 寫하고, 水木의 血[陰]인 음곡[水]과 태충[木]을 補한다.

【처방】　▶ 침 – 1. 족삼리 寫　2. 음곡 또는 용천 補　3. 태충 補

　　　　▶ 뜸 – 지음, 태충 양혈(兩穴)에 직구뜸 5장 이상 매일 시행함

【土旺 3-14】 도 ●● (남) 음력 1945년 12월 30일 子시

시	일	월	년
토/+	화/+	토/-	목/-
戊	丙	己	乙
子	午	丑	酉
수/-	화/-	토/-	금/-

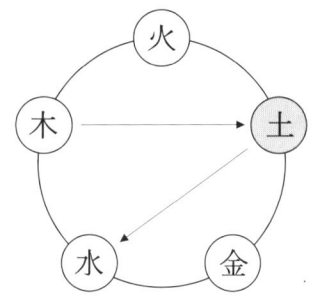

【증상】 변비

【명리진단】 ▶ 子午沖

이 사주는 日干이 丙火로 왔다. 사주구성은 月支를 丑토가 차지하고 있어 寒濕의 문제를 드러내고 있다고 생각할 수도 있겠지만 여기에서는 日支의 午火가 丑토 바로 옆에서 火生土 들어가면서 따뜻한 火 기운으로 寒濕을 풀어주는 역할을 하게 되어 한습의 문제가 크게 부각되는 체질은 아니다. 地支를 보면 子午沖이 있는 가운데 火生土가 들어가면서 土가 세지는 형국이며 地支의 子수는 午화와 戊土 사이에 고립되어 위태롭게 보인다. 점수계산을 통해서 쉽게 판별할 수 있는 사례이지만 丑토로 말미암아 한습의 문제가 발생 했을 때 한습을 말려주는 火가 있는지 살펴볼 수 있는 안목이 본 사례에서는 중요하다 하겠다. 전체적으로 土가 실하여 水木허증인데 음양 세력 중 陰[血]이 대부분을 차지하여 氣[陽]가 극도로 부족한 체질이다. 土의 血[陰]이 세므로 태백에서 사법을 쓰고 족통곡과 족임읍을 補한다. 또한 木의 증상이 두드러지게 나타난 경우 氣[陽]가 전체적으로 부족하므로 木의 氣를 補하는 족소양담경의 양릉천을 추가해도 좋다. 변비는 土실증에서 비롯된 것이므로 木을 보하여 土를 조절해 주는 치료가 필요하다.

【임상치료】 ▶ 水木氣 補 / 土血 寫

전체 氣血 세력중 血이 더 세므로 土의 血[陰]인 태백을 寫하고, 水木의 氣[陽]인 족통곡[水]과 족임읍[木]을 補한다.

【처방】 ▶ 침 – 1. 태백 寫 2. 족통곡 補 3. 족임읍[또는 양릉천 추가] 補

▶ 뜸 – 지음, 태충 양혈(兩穴)에 직구뜸 5장 이상 매일 시행함

【土旺 3-15】 김 ●● (여) 음력 1954년 5월 17일 戌시

시	일	월	년
목/+	목/+	금/+	목/+
甲	甲	庚	甲
戌	辰	午	午
토/+	토/+	화/-	화/-

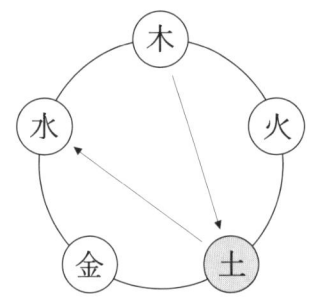

【증상】 경항통[밤에심함], 불면, 관절염

【명리진단】 ▶ 甲庚冲, 辰戌冲, 午午

이 사주는 日干이 甲木으로 왔다. 사주구성은 月支를 午火가 차지한 가운데 午午 自刑이 있으며, 바로 옆에서 土가 辰戌冲을 이루고 있다. 火의 세력은 月支를 차지한 가운데 午午 自刑까지 이루고 있어 세력이 센 듯 보이나 天干에 떠있는 甲木으로부터 완전한 生을 받기가 어렵다. 왜냐하면 日支와 時支에 있는 甲목은 바로 아래에 있는 辰戌冲으로 인해 甲목의 뿌리가 상하여 힘을 발휘할 수가 없으며 年支에 있는 甲목도 午화로 세력이 빠져 나가는 상황에서 바로 옆에 있는 庚금과 甲庚冲을 일으키고 있기 때문이다. 전체적으로 보면 辰戌冲으로 인해 土가 세지는 상황에서 오행의 흐름이 火로부터 土쪽으로 흘러가고 있어 土가 가장 강하다고 판별할 수 있다. 경항통, 불면은 木허가 원인이며, 관절염은 水허에서 비롯된 것이다.

【임상치료】 ▶ 水木血 補 / 土氣 寫

전체 氣血 세력중 氣가 더 세므로 土의 氣[陽]인 족삼리를 寫하고, 水木의 血[陰]인 음곡[水]과 태충[木]을 補한다.

【처방】 ▶ 침 – 1. 족삼리 寫 2. 음곡 또는 용천 補 3. 태충 補

▶ 뜸 – 지음, 태충 양혈(兩穴)에 직구뜸 5장 이상 매일 시행함

【土旺 3-16】 위 ●● (여) 음력 1969년 2월 22일 巳시

시	일	월	년
화/-	수/-	토/+	토/-
丁	癸	戊	己
巳	丑	辰	酉
화/+	토/-	토/+	금/-

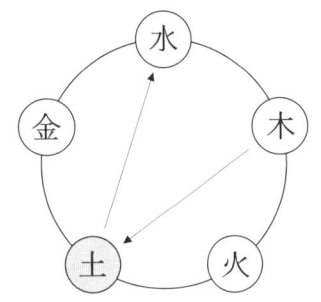

【증상】 무릎 관절염

【명리진단】 ▶ 丁癸冲, 戊癸[火], 巳酉丑[金]

이 사주는 日干이 癸水로 왔다. 사주구성은 월지 辰土, 일지를 丑土가 차지하여 土의 세력이 강하게 보인다. 土는 地支의 酉金을 生하기 위해 세력이 빠져 나간다 하더라도 여전히 土의 세력이 가장 旺하다는 것은 어렵지 않게 알 수 있다. 地支에는 三合 중 하나인 巳酉丑 金局이 있으나 서로 멀리 떨어져 있다. 여기에서 중요한 점은 丑土와 辰土가 日支와 月支를 차지하고 있는데 丑土는 寒濕의 속성을 그리고 辰土는 濕의 속성을 갖고 있기 때문에 한습으로 단단히 뭉쳐 火를 위태롭게 할 수 있기 때문이다. 그러나 결론적으로 이 체질은 火가 더 이상 필요하지 않다. 이유는 이미 時柱가 丁巳로 되어 있어 寒과 濕을 충분히 녹이고 말릴 수 있는 근본이 되어 있기 때문이다. 무릎 관절염은 土실증으로 인한 寒濕이 원인이다. 치료는 血[陰]이 세므로 土의 태백을 사(寫)하고 木의 氣인 족임읍을 보(補)하면 충분하다.

【임상치료】 ▶ 水木氣 補 / 土血 寫

전체 氣血 세력중 血이 더 세므로 土의 血[陰]인 태백을 寫하고, 水木의 氣[陽]인 족통곡[水]과 족임읍[木]을 補한다.

【처방】 ▶ 침 - 1. 태백 寫 2. 족통곡 補 3. 족임읍[또는 양릉천 추가] 補

▶ 뜸 - 지음, 태충 양혈(兩穴)에 직구뜸 5장 이상 매일 시행함

【土旺 3-17】 최 ●● (남) 음력 1954년 10월 6일 戌시

시	일	월	년
토/+	금/-	목/+	목/+
戊	辛	甲	甲
戌	酉	戌	午
토/+	금/-	토/+	화/-

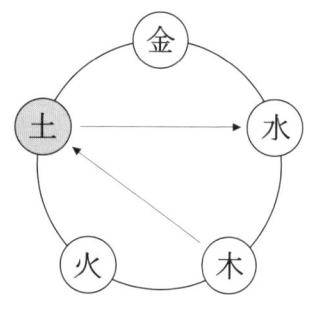

【증상】 당뇨

【명리진단】

이 사주는 日干이 辛金으로 왔다. 사주구성은 月支를 戌土가 차지하고 있으며 時柱도 모두 土의 오행으로 이루어져 있으며 또한 地支의 午火가 직접 土를 生하고 있어 土의 세력이 세게 보인다. 土는 자체세력 47점에 午火로부터 받은 10점의 生을 더하면 土는 총 57점이 된다. 그러나 金을 生하기 위해 세력이 빠져나가므로 土는 최종적으로 30점만 남는다. 金을 보면 辛酉 日柱를 이루고 있는데 土로부터 生金을 계속 받고 있어 金의 세력도 상당함을 알 수 있다. 金 자체세력을 계산해 보니 27점에 불과 하지만 土로부터 生을 받아 총 점수로는 54점에 이르게 되어 오히려 土보다 세력이 더 세다. 점수계산에 의하면 金이 土보다 높게 나타나지만 이 체질은 결론적으로 土金으로 세다고 할 수 있다. 土金으로 세력이 旺해 졌을 때 가장 큰 피해를 보는 오행은 木이다[金剋木, 土剋木]. 만약 金이 가장 세다고 판단하여 火剋金을 하기 위해 火를 보한다면 자칫 土를 도와 木을 더욱 위태롭게 할 수 있다. 이런 경우에는 土와 金의 기운을 설기(洩氣)하면서 水生木을 통해 木을 돕는 水를 보하는 것이 핵심이다. 당뇨는 木이 일점(一點) 뿌리가 없이 약해진 상황에서 土를 제대로 견제하지 못하여 발생한 것이다.

【임상치료】 ▶ 水木血 補 / 土氣 寫

전체 氣血 세력중 氣가 더 세므로 土의 氣[陽]인 족삼리를 寫하고, 水木의 血[陰]인 음곡[水]과 태충[木]을 補한다.

【처방】 ▶ 침 – 1. 족삼리 寫 2. 음곡 또는 용천 補 3. 태충 補

▶ 뜸 – 지음, 태충 양혈(兩穴)에 직구뜸 5장 이상 매일 시행함

【土旺 3-18】 정 ●● (여) 음력 1951년 3월 19일 卯시

시	일	월	년
화/-	목/+	수/+	금/-
丁	甲	壬	辛
卯	午	辰	卯
목/-	화/-	토/+	목/-

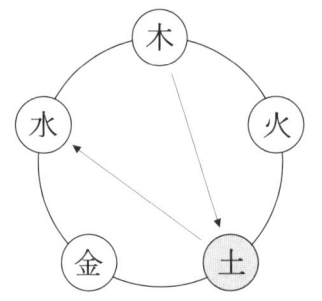

【증상】 좌골신경통

【명리진단】 ▶ 丁壬[木]

이 사주는 日干이 甲木으로 왔다. 월지를 辰土가 차지하고 있으며 바로 옆의 일지에 있는 午화가 辰土를 生하고 있어 土가 세지고 있다. 火는 년지와 시지에 있는 卯목으로부터 生을 받고는 있으나 다시 土를 生하기 위해 세력이 빠져 나가고 있고 土는 金을 生한다고는 하나 빠져나가는 세력이 미약하므로 土가 가장 旺하다고 볼 수 있다. 그런데 만약 日支에 있는 午화와 時支에 있는 卯목의 위치가 바뀌었다면 자칫 辰土가 고립되면서 木이 세질 수도 있었던 형국이다. 좌골신경통은 水허증에서 흔히 볼 수 있는 질환으로서 水가 주관하는 뼈의[腎主骨] 문제로 인해 골반의 균형이 맞지 않아 발생한 것이다. 더군다나 근육을 주관하는 木까지 약하여 뼈를 근육이 제대로 잡아주지 못하는 원인도 함께 있다. 水木허증에서 대부분 허리[요통] 및 좌골신경통의 문제점이 많이 나타나는데 이런 경우는 침을 시술하기 이전에 먼저 뼈를 교정한 후 침 치료가 들어가야 효과를 극대화 시킬 수 있다.

【임상치료】 ▶ 水木氣 補 / 土血 瀉

전체 氣血 세력중 血이 더 세므로 土의 血[陰]인 태백을 瀉하고, 水木의 氣[陽]인 족통곡[水]과 족임읍[木]을 補한다.

【처방】 ▶ 침 - 1. 태백 瀉 2. 족통곡 補 3. 족임읍[또는 양릉천 추가] 補
　　　　　▶ 뜸 - 지음, 태충 양혈(兩穴)에 직구뜸 5장 이상 매일 시행함

【土旺 3-19】 임 ●● (남) 음력 1946년 1월 13일 酉시

시	일	월	년
수/-	토/-	금/+	화/+
癸	己	庚	丙
酉	未	寅	戌
금/-	토/-	목/+	토/+

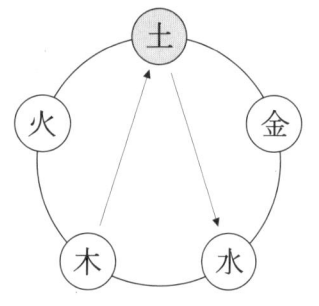

【증상】 간경화

【명리진단】

이 사주는 日干이 己土로 왔다. 사주구성을 보면 월지를 寅목이 차지하고 있으나 木이 土金[일지 未토, 월간 庚금, 년지 戌토]에 의해 포위당하고 있고 木을 지원하는 세력도 없어 木이 약해지는 형국을 보이고 있다. 天干에 木을 생하는 癸수가 있지만 癸수는 地支에 뿌리도 없이 겨우 酉금에 의지하여 金生水를 받고 있기 때문에 멀리 떨어져 있는 寅목을 生하기가 여의치 않다. 비록 木이 月支를 차지하고 있으나 위에서 언급한 바와 같이 癸水는 힘을 발휘하기가 어려우므로 木을 생하는 水가 없는 것과 같다고 할 수 있다. 水와 火 중에서 어느 오행이 위태로운가를 살펴볼 필요가 있다. 즉 癸수와 丙화를 보았을 때 癸수가 살아 있는지 丙화가 살아 있는지 살펴보자. 天干의 丙화는 戌토[戌=戊丁辛]속에 丁火, 寅목[寅=甲丙]속에 丙火 그리고 未토[未=己乙丁]속에 丁火가 있어 天干의 丙화는 살아 있다. 癸수는 위에서 설명한 바와 같이 酉금에 겨우 의지하고 있는 모습이다. 결론적으로 土金의 오행이 寅목을 포위하고 있고 또한 土金의 세력이 왕하여 木은 약해지고 있기 때문에 水木을 보해야 하는 상황이라고 볼 수 있다. 단순 점수계산으로는 金이 가장 점수가 높게 나타날 수 있지만 결국 가장 중요한 점은 난이도가 높아질수록 사주의 전체적인 판[局]을 보는 안목을 배양하는 것이 필요하다고 하겠다. 간경화는 肝虛에서 직접 온 것이다.

【임상치료】　▶ 水木血 補 / 土氣 瀉

전체 氣血 세력중 氣가 더 세므로 土의 氣[陽]인 족삼리를 瀉하고, 水木의 血[陰]인 음곡[水]과 태충[木]을 補한다.

【처방】　▶ 침 - 1. 족삼리 瀉 2. 음곡 또는 용천 補 3. 태충 補

　　　　▶ 뜸 - 지음, 태충 양혈(兩穴)에 직구뜸 5장 이상 매일 시행함

【土旺 3-20】 김 ●● (여) 음력 1950년 6월 20일 酉시

시	일	월	년
목/-	금/+	수/-	금/+
乙	庚	癸	庚
酉	午	未	寅
금/-	화/-	토/-	목/+

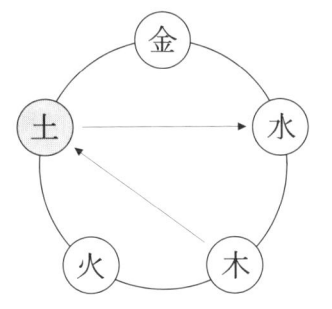

【증상】　　　신장질환[腎不全]

【명리진단】　▶ 乙庚[金]

이 사주는 日干이 庚金으로 왔다. 未土는 辰戌丑未 4개의 土중에서도 土의 왕이라고 할 수 있으며 土의 속성인 변화(變化), 중화(中和), 숙성(熟成)의 의미를 잘 담고 있다. 특히 未土는 水를 견제하는 힘이 강력하기 때문에 未土가 강한 세력을 형성하고 있을 때는 水의 오행이 어떠한 상황인지 살피는 것이 중요하다. 또한 未土는 熱을 머금고 있기 때문에 환경조건의 모든 것을 생성 시킬 수 있는 강력한 힘을 가지고 있다. 사주구성을 살펴보면 未土가 월지를 차지한 가운데 午火가 직접 未土를 生하고 있어 土의 세력이 더 세지고 있다. 天干의 癸水는 庚金으로부터 金生水를 받는다고는 하지만 地支나 지장간에도 뿌리가 없이 약한 상황에서 未土 바로 위에 위치하여 더욱 위태로워지고 있다. 이 체질은 土실증으로 인한 水木허증인데 신부전(腎不全)은 水허증으로 인한 腎臟의 虛에서 직접 비롯된 것이다. 신장[콩팥]은 인체의 탁한 혈액을 맑게 걸러내는 정수기(淨水器)와 같은 역할을 하는데 이와 같이 腎허증으로 인하여 신장의 기능이 떨어지면 먼저 元氣의 부족을 초래하여 쉽게 지치게 되며 또한 심장에서 내려주는 熱을 잡아주지 못하여 위[上]로는 熱이 뜨고 아래로는 차가워지는 현상이 나타나게 된다[頭熱足寒].

【임상치료】　　▶ 水木氣 補 / 土血 寫

전체 氣血 세력중 血이 더 세므로 土의 血[陰]인 태백을 寫하고, 水木의 氣[陽]인 족통곡[水]과 족임읍[木]을 補한다.

【처방】　　▶ 침 – 1. 태백 寫　2. 족통곡 補　3. 족임읍[또는 양릉천 추가] 補

　　　　　▶ 뜸 – 지음, 태충 양혈(兩穴)에 직구뜸 5장 이상 매일 시행함

【土旺 3-21】 백 ●● (남) 음력 1955년 9월 17일 寅시

시	일	월	년
금/+	화/+	화/+	목/-
庚	丙	丙	乙
寅	寅	戌	未
목/+	목/+	토/+	토/-

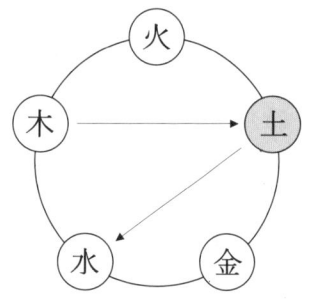

【증상】　무릎관절염, 손발 저림, 요통, 명치끝 정체감
【명리진단】　▶ 乙庚[金]

이 사주는 日干이 丙火로 왔다. 사주구성에서 地支를 보면 木과 土가 대립하고 있는 양상이다. 먼저 天干에 있는 丙화가 土를 生할 수 있는지 검토해 보니 土는 生을 받을 수 있겠다. 왜냐하면 戌토[戌=戊丁辛]에 丁火, 未토[未=己乙丁]에 丁火 그리고 寅목[寅= 甲丙]에 丙火가 각각 들어 있어 天干에 떠있는 丙화는 살아있기 때문이다. 火로부터 生을 받은 土는 더욱 강해지고 있으나, 木은 水로부터 어떠한 生도 받지 못한 채 木生火 → 火生土로 오행이 흘러가고 있어 土와 대립하고 있는 木은 약해질 수밖에 없다. 이 체질은 土가 가장 왕하여 水木허증이라 할 수 있는데 金을 보면 天干의 庚금이 놓인 위치가 한쪽으로 치우쳐 있으므로 土生金을 원활히 받을 수 없는바 나중에 이러한 점도 치료시에 관련증상이 나오면 참고할 수 있어야 한다. 무릎관절염 및 요통은 뼈를 주관하는 水에서 비롯된 것이며, 손발 저림은 근육을 주관하는 木의 문제이며, 명치 끝에 뭔가 걸려있는 느낌은 木이 土를 견제하지 못하여 胃가 實하여 나타나는 증상이다. 나타나는 증상은 여러 개이지만 病의 원인은 土실증으로 인한 水木허증에서 비롯된 것이므로 아래 처방만을 운용해도 관련증상은 모두 풀릴 것이다.

【임상치료】　▶ 水木血 補 / 土氣 寫

전체 氣血 세력중 氣가 더 세므로 土의 氣[陽]인 족삼리를 寫하고, 水木의 血[陰]인 음곡[水]과 태충[木]을 補한다.

【처방】　▶ 침 - 1. 족삼리 寫　2. 음곡 또는 용천 補　3. 태충 補
　　　　　▶ 뜸 - 지음, 태충 양혈(兩穴)에 직구뜸 5장 이상 매일 시행함

【土旺 3-22】 한 ●● (여) 음력 1967년 2월 21일 辰시

시	일	월	년
토/+	목/+	수/−	화/−
戊	甲	癸	丁
辰	午	卯	未
토/+	화/−	목/−	토/+

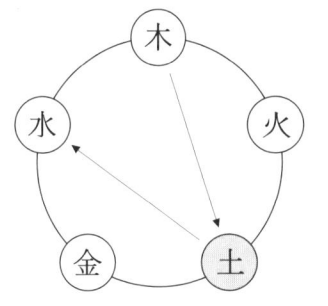

【증상】 불면, 右무릎 통

【명리진단】 ▶ 丁癸冲, 戊癸[火]

이 사주는 日干이 甲木으로 왔다. 사주구성은 卯목이 月支를 차지하여 강자(强者)가 되었으나 木을 돕는 水가 별로 보이지 않는다. 天干에 木을 生하는 癸수가 있지만 바로 옆에서 丁癸冲을 당하고 있고 또한 뿌리도 없는 상황에서 水生木으로 세력이 빠져나가는 상황이라 癸수는 매우 위태롭게 보인다. 火를 보면 地支에 午화가 있고 天干에는 丁화가 있는데, 未中[未=己乙丁]에 丁火가 있어 天干의 丁화는 살아 있으며 木으로부터 生을 받고 있어 火 세력도 세지고 있다. 그러나 다시 火는 土를 生하기 위해 세력이 빠져나가고 있어 최종적으로 土가 가장 왕한 오행이 된다. 강한 자가 되었다가 약해진 것을 강화위약(强化爲弱)이라 하는데 이것은 月支를 차지하여 강자(强者)가 된 卯木이 生을 받지 못한 상태에서 火로 대부분의 세력이 빠져나가 다시 약자(弱者)로 바뀐 것을 말한다. 무릎은 계단을 오르기가 힘이 들면 火病[心허증]이며 이것이 90%로 정도를 차지하며, 내려올 때 힘이 들면 水病[腎허증]으로 약 10% 정도 차지하는데 이것은 방광경락의 문제로서 치료기간이 더 소요된다. 心허로 인한 것은 혈액순환의 문제이므로 치료가 쉽지만 水病의 무릎은 心허로 인한 것보다 더 고질적인 문제이므로 단전화침이 필수로 추가 되어야 한다. 불면은 木허증의 대표적인 질환이다.

【임상치료】 ▶ 水木氣 補 / 土血 寫

전체 氣血 세력중 血이 더 세므로 土의 血[陰]인 태백을 寫하고, 水木의 氣[陽]인 족통곡[水]과 족임읍[木]을 補한다.

【처방】 ▶ 침 − 1. 태백 寫 2. 족통곡 補 3. 족임읍[또는 양릉천 추가] 補

▶ 뜸 − 지음, 태충 양혈(兩穴)에 직구뜸 5장 이상 매일 시행함

4. 金의 세력이 旺한 경우

金의 세력이 왕(旺)하다는 것은 상대적으로 승모(勝侮)관계에 있는 木과 火의 오행이 약해지는 결과를 초래하며, 인체의 장부로는 폐대장[金]이 실(實)하여 간담[木]과 심소장[火]의 허(虛)증을 나타낸다. 병증(病症)은 크게 금실증만 나타나는 경우, 金실증과 木火허증이 겸하여 나타나는 경우 그리고 木火허증만 나타나기도 한다. 치료는 金의 세력이 왕하므로 金의 기운(氣運)을 사(寫)하고, 반대로 木火의 세력은 약해지므로 木火의 기운(氣運)을 보(補)하는 것이 치료의 원칙이다. 중요한 것은 임상에 있어서 증상 하나 하나에 얽매이기 보다는 장부의 허실(虛實)을 정확히 구분하여 實하면 기운을 빼주고[寫法], 虛하면 기운을 보충 해주는[補法] 단순함 속에서 치료의 이치를 들여다본다면 증상이 아닌 원인치료의 중요성을 알게 될 것이다.

▶ 金의 세력이 왕(旺)한 경우 치료방법

金의 氣[陽]가 실한 경우	치료원칙▶ 木火血 補 / 金氣 寫 침▶ 1.상양 [또는 합곡] 寫 2.태충 補 3.소부, 내관 補
金의 血[陰]이 실한 경우	치료원칙▶ 木火氣 補 / 金血 寫 침▶ 1.경거 寫 2.족임읍 補 3.양곡, 외관 補
직구뜸은 공통	태충[LR3], 내관[PC6] 양혈(兩穴)에 직구뜸 5장 이상 매일 시행함

【金旺 1-1】 안●● (여) 음력 1992년 7월 15일 未시

시	일	월	년
목/-	금/-	토/+	수/+
乙	辛	戊	壬
未	酉	申	申
토/-	금/-	금/+	금/+

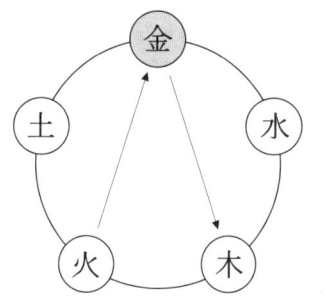

【증상】 가슴 통증[心痛]

【명리진단】 ▶ 乙辛冲

이 사주는 일간이 辛金으로 왔다. 오행기행도 작성은 일간의 오행이 金으로 왔으므로 상생법칙의 순서에 따라 金부터 시작하여 金 → 水 → 木 → 火 → 土 순으로 적는다. 사주구성을 보면 월지 申금, 일지 酉금, 년지에 申금이 있으며, 천간에는 辛금이 있으므로 金 자체세력의 합은 68점[申금30, 酉금20, 申금10, 辛금8]이 된다. 또한 金은 土로부터 18점[未토10, 戊토8]의 生을 받아 총 96점에 이르며 壬水에게 7점의 生을 준다 하더라도 최종적으로 89점이 되어 金의 세력이 가장 크다고 할 수 있다. 천간에 을신충(乙辛冲)이 있어 金이 센지 木이 센지 구분이 필요하다. 결론적으로 金의 세력이 강하기 때문에 金과 冲을 일으킨 乙목이 손상당한다고 할 수 있다. 왜냐하면 첫째, 乙목은 木의 세력 자체가 매우 약하고 둘째, 사주의 구성을 보면 乙목은 水로부터 어떠한 도움도 받지 못한 채 상극(相剋)관계에 있는 未토와 辛금 사이에 둘러싸여 공격을 당하고 있기 때문이다. 가슴의 통증은 火허로 인한 心허가 원인이다. 체질 분석에 있어서 중요한 점은 四柱를 구성하고 있는 오행 중에서 가장 강한 오행을 찾아내는 일이며 가장 강한 오행만 찾는다면 상극법칙에 따라 극(剋)을 당하는 오행과 역극[相侮]을 당하는 오행을 쉽게 찾을 수 있기 때문이다. 강한 오행과 약한 오행의 구분이 이루어진다면 장부의 허실(虛實), 기혈(氣血), 한열(寒熱), 조습(燥濕)을 파악할 수 있고 이것에 따라 치료 또한 단순한 원칙에 따라 시행할 수 있다.

【임상치료】 ▶ 木火血 補 / 金氣 寫

전체 氣血 세력중 氣가 더 세므로 金의 氣[陽]인 상양을 寫하고, 木火의 血

[陰]인 태충[木]과 소부[火]를 補한다.

【처방】
▶ 침 – 1. 상양[또는 합곡] 寫 2. 태충 補 3. 소부, 내관 補
▶ 뜸 – 태충, 내관 양혈(兩穴)에 직구뜸 5장 이상 매일 시행함

MEMO

【金旺 1-2】 안 ●● (남) 음력 1949년 8월 6일 酉시

시	일	월	년
목/-	금/+	수/-	토/-
乙	庚	癸	己
酉	申	酉	丑
금/-	금/+	금/-	토/-

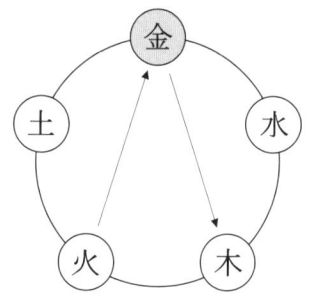

【증상】 대장과민

【명리진단】 ▶ 乙庚[金], 酉酉

이 사주는 庚金으로 왔다. 사주구성은 월지 酉금, 일지 申금, 시지에 酉금이 차지하고 있고 天干에는 庚금이 있어 金 자체세력의 합이 68점[酉금30, 申금20, 酉금10, 庚금8]으로 金이 세다는 것을 바로 알 수 있다. 또한 년주(年柱)에서 丑토와 己토가 金을 바로 옆에서 生하고 있어 金은 총 85점으로 더욱 왕해졌다. 金生水로 金의 세력이 빠져 나가지만 그 세력은 미미하기 때문에 금이 가장 강한 오행이라고 볼 수 있다. 체질을 판별할 때 첫 번째 보는 항목은 "일간(日干)"이다. 일간의 자리는 "나[我]"를 의미하는데, 즉 내가 무슨 오행으로 왔는지를 말해주는 것이며 이러한 일간에 의해 개개인의 성정(性情)을 파악할 수 있는 기본적인 정보가 담겨 있다고 할 수 있다. 그 다음으로 보는 자리가 월지(月支)이다. 월지는 사주구성에 있어서 30점으로 가장 점수분포가 크며, 월지를 중심으로 월지와 같은 오행이 옆에 있는지 또는 월지를 生하는 오행이 있는지 여부에 따라 체질 판별을 쉽게 할 수 있기 때문이다. 그밖에 난이도가 높아질수록 다른 변수가 있으나 처음 이 학문을 입문한 상태에서는 이러한 부분을 염두에 두고 공부해 나가는 것이 도움이 된다.

【임상치료】 ▶ 木火血 補 / 金氣 寫

전체 氣血 세력중 氣가 더 세므로 金의 氣[陽]인 상양을 寫하고, 木火의 血[陰]인 태충[木]과 소부[火]를 補한다.

【처방】 ▶ 침 - 1. 상양[또는 합곡] 寫 2. 태충 補 3. 소부, 내관 補

　　　　　▶ 뜸 - 태충, 내관 양혈(兩穴)에 직구뜸 5장 이상 매일 시행함

【金旺 1-3】 김 ●● (여) 음력 1957년 8월 9일 申시

시	일	월	년
금/+	수/-	토/+	화/-
庚	癸	戊	丁
申	丑	申	酉
금/+	토/-	금/+	금/-

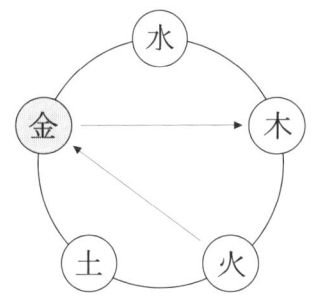

【증상】　좌측 무릎통증

【명리진단】　▶ 丁癸冲, 戊癸[火]

이 사주는 일간이 癸水로 왔다. 사주구성을 보면 월지 申금, 년지 酉금, 시지에 申금이 있으며 또한 天干에 庚금이 있어 金 자체세력의 합은 57점이다. 그리고 金은 天干에 있는 戊토로부터 8점의 生을 받아 총 65점에 이르며 다시 水에게 8점의 生을 주더라도 최종적으로 57점이 되어 金이 가장 세다고 볼 수 있다. 金은 장부로는 폐(肺)와 대장(大腸)을 가리키며, 金의 세력이 세다는 말은 金에 해당하는 폐와 대장이 실(實)하다는 의미를 담고 있다. 그러나 실하다는 의미를 해당 장부가 튼튼하여 병(病)이 오지 않는다고 생각하면 안된다. 한의학 개념에서 실(實)은 사기(邪氣) 즉 병(病)을 일으키는 인자(因子)가 들끓는 상태를 가리키는 것이며 허(虛)라고 하는 것은 정기[正氣-오장육부의 氣를 포함하여 인체를 유지하는데 필요한 모든 氣]가 부족한 상태를 의미한다. 그래서 病은 해당 장부가 실(實)해서도 올 수 있고 허(虛)해서도 올 수 있는 것이므로 치료에 있어서도 실한 장부의 氣는 빼주고[실즉사(實則寫)] 허한 장부의 氣는 보충해주는 것이[허즉보(虛則補)] 치료의 대원칙이라 할 수 있다.[金旺 2-2참고] 무릎통증은 火허증으로 인해 심장의 혈액순환이 원인이다[心主血脈].

【임상치료】　▶ 木火血 補 / 金氣 寫

　　　　　전체 氣血 세력중 氣가 더 세므로 金의 氣[陽]인 상양을 寫하고, 木火의 血[陰]인 태충[木]과 소부[火]를 補한다.

【처방】　▶ 침 - 1. 상양[또는 합곡] 寫　2. 태충 補　3. 소부, 내관 補
　　　　▶ 뜸 - 태충, 내관 양혈(兩穴)에 직구뜸 5장 이상 매일 시행함

【金旺 1-4】 이 ●● (여) 음력 1943년 8월 12일 戌시

시	일	월	년
금/+	수/+	금/-	수/-
庚	壬	辛	癸
戌	申	酉	未
토/+	금/+	금/-	토/-

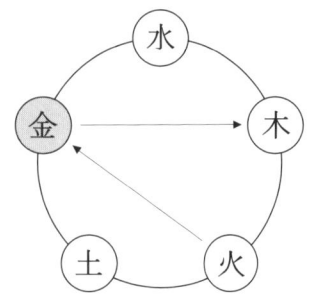

【증상】　　두통, 손저림

【명리진단】　▶ 申酉戌[金]

이 사주는 일간이 壬水로 왔다. 사주구성은 월지 酉금, 일지 申금이 차지하고 있고, 천간에는 辛금, 庚금이 있어 金 자체세력의 합은 65점으로 金의 기운이 세다. 또한 地支에서 직접 未토와 戌토가 金을 바로 옆에서 生하고 있어 金은 85점으로 더욱 강해져 가장 왕한 오행이 된다. 金生水로 金의 세력이 빠져 나가지만 그 세력은 미미하다. 천간에 떠 있는 壬수는 地支에 壬수의 뿌리가 될 만한 水의 오행이 보이지 않아 위태로운 것 같지만 地支를 자세히 살펴보면 壬수 바로 아래에 위치한 申금[申=庚壬]의 암장 속에 壬水를 품고 있어 天干에 있는 壬수의 뿌리가 될 수 있고, 天干의 壬수는 양 옆에 있는 辛금과 庚금으로부터 生을 받아 살아 있다고 하겠다. 오행의 상극관계에서 가장 강한 金이 剋하는 오행은 木이며 따라서 극(剋)을 당한 木[간담]은 허(虛)해지게 되며, 또한 火는 金을 극하는 관계에 있으나 세력이 강한 金을 제대로 剋하지 못하고 오히려 역극[상모(相侮)]을 당하여 火[심장,소장] 역시 약해진다. 즉 金실증으로 인한 木火허증이라 할 수 있으며 장부로는 폐, 대장이 실(實)하고, 간담과 심소장이 허(虛)한 체질이다. 두통은 木허로 인한 肝허가 원인이며, 손저림은 火허로 인한 심장의 혈액순환의 문제에서 비롯된 것이다.

【임상치료】　▶ 木火氣 補 / 金血 寫

전체 氣血 세력 중 血이 더 세므로 金의 血[陰]인 경거를 寫하고, 木火의 氣[陽]인 족임읍[木]과 양곡[火]을 補한다.

【처방】　▶ 침 - 1. 경거 寫　2. 족임읍 補　3. 양곡, 외관 補

　　　　▶ 뜸 - 태충, 내관 양혈(兩穴)에 직구뜸 5장 이상 매일 시행함

【金旺 1-5】 서 ●● (남) 음력 1981년 8월 7일 戌시

시	일	월	년
화/+	목/-	화/+	금/-
丙	乙	丙	辛
戌	酉	申	酉
토/+	금/-	금/+	금/-

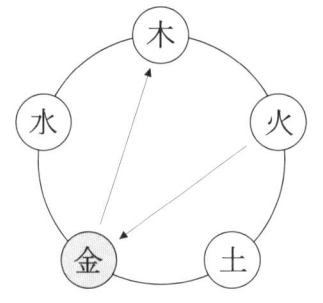

【증상】 만성피로, 심장 두근거림[심계], 손바닥에 땀

【명리진단】 ▶ 乙辛冲, 酉酉, 申酉戌[金], 丙辛[水]
이 사주는 일간이 乙木으로 왔다. 사주구성은 월지 申금, 일지 酉금 그리고 년지에 酉금이 있어 전체적으로 金의 오행은 점수분포가 큰 곳을 차지하여 다른 오행보다 더 왕함을 쉽게 알 수 있다. 또한 金은 시지에 있는 戌토로부터 生을 받고 있으며 申酉戌이 금국(金局)을 이루어 金의 세력에 힘을 더 보태고 있다. 金은 자체세력 67점[申금30, 酉금 20, 酉금10, 辛금7]에 土로부터 20점의 生을 받아 총 87점이 되며 水의 오행은 없으므로 빠져나가는 세력은 없다. 金은 土로부터 20점의 生을 받는다고 했는데 여기에서 20점이 된 것은 土는 丙火[火 자체세력은 15점]로부터 자신의 그릇 크기인 10점에 해당하는 生만 받을 수 있기 때문에 土 자체세력 10점에 火로부터 받을수 있는 10점의 生을 더하여 20점이 된 것이다. 天干에는 乙辛冲이 있어 木이 센지 金이 센지 구분이 필요한데 여기에서는 당연히 金의 세력이 강하므로 肝에 해당하는 乙木이 다친다. 전체적으로 氣가 세서 血이 부족한 체질이므로 金의 氣인 상양 또는 이간을 寫해야 하는데 대장경은 양명경락으로서 多氣多血이기 때문에 이 경우는 사법(寫法)을 1시간 이상 써도 상관이 없으며 오랫동안 유침 할수록 좋다. 만성피로는 木허로 인한 肝허가 원인이며, 심계와 손바닥에 땀이 많이 나는 것은 心허로 인한 허열(虛熱)이 원인이다.

【임상치료】 ▶ 木火血 補 / 金氣 寫
전체 氣血 세력중 氣가 더 세므로 金의 氣[陽]인 상양을 寫하고, 木火의 血[陰]인 태충[木]과 소부[火]를 補한다.

【처방】 ▶ 침 – 1. 상양[또는 합곡] 寫 2. 태충 補 3. 소부, 내관 補
▶ 뜸 – 태충, 내관 양혈(兩穴)에 직구뜸 5장 이상 매일 시행함

【金旺 1-6】 김 ●● (여) 음력 1974년 8월 2일 戌시

시	일	월	년
토/+	금/-	수/-	목/+
戊	辛	癸	甲
戌	酉	酉	寅
토/+	금/-	금/-	목/+

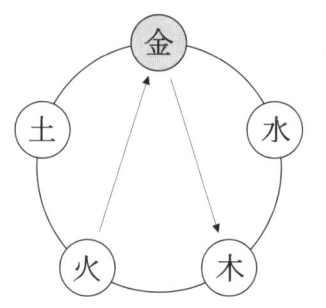

【증상】 견통, 두통, 빈혈, 안질환

【명리진단】 ▶ 酉酉, 戊癸[火]

이 사주는 일간이 辛金으로 왔다. 사주구성은 월지 酉금, 일지 酉금이 차지하여 酉酉 自刑을 이루고 있고, 천간에는 辛금이 있어 자체세력의 합은 58점으로 金의 기운이 세다. 또한 시주(時柱)에서 직접 戊토와 戌토가 金을 바로 옆에서 生하고 있어 金의 세력은 75점으로 더욱 왕해졌다. 천간의 癸수는 뿌리는 없으나 酉금이 癸수 바로 아래에서 生을 해주고 있어 그리 위태로워 보이지는 않는다. 전체적으로 酉금이 일지와 월지를 차지하여 세력이 강한 가운데 酉酉까지 있어 金의 세력이 가장 강하다고 할 수 있다. 金의 기운이 강한 체질은 본질적으로 정리정돈 하는 능력이 뛰어나다. 그런데 酉酉 자형이 들어있는 체질은 金氣가 더욱 세져서 정리정돈력이 남들보다 뛰어난 것은 좋은데 이것이 너무 과다하게 작용하여 성격적으로 "결벽증"까지 야기하는 경우가 많다. 즉 체질분석시 金의 기운이 강하면서 이러한 酉酉 자형이 들어있다면 지나친 결벽증에 대해 조언을 해 주어야 한다. 金의 기운이 세다는 것은 반대로 金으로부터 剋을 당하는 木의 기운이 약해져서 장부로는 간담이 약해지게 된다. 木허증으로 인하여 肝의 기능이 떨어지면 가장 먼저 만성피로가 나타나는데, 이유는 肝의 주요한 기능 중 하나인 체내독소를 제거하는 해독작용이 떨어져 血이 탁해지기 때문이다. 병증은 모두 木火허증에서 기인한 증상들이다. 눈의 질환은 구조와 기능의 문제로 나누어지는데, 肝은 사시(斜視)와 같은 구조적인 문제를 그리고 心臟은 시력과 같은 눈의 기능적인 문제를 담당하고 있기 때문에 눈의 문제는 대부분 木火에서 비롯된다. 다래끼의 경우도 심장의 熱에서 비롯되므로 이런 경우는 증상 초기에 소장경락의 후계와 4, 5번 손가락을 사혈(瀉血)해 주면 된다.

【임상치료】	▶ 木火氣 補 / 金血 寫

전체 氣血 세력 중 血이 더 세므로 金의 血[陰]인 경거를 寫하고, 木火의 氣[陽]인 족임읍[木]과 양곡[火]을 補한다.

【처방】
▶ 침 - 1. 경거 寫 2. 족임읍 補 3. 양곡, 외관 補
▶ 뜸 - 태충, 내관 양혈(兩穴)에 직구뜸 5장 이상 매일 시행함

【金旺 1-7】 장 ●● (여) 양력 1945년 9월 1일 辰시

시	일	월	년
화/+	수/-	목/+	목/-
丙	癸	甲	乙
辰	酉	申	酉
토/+	금/-	금/+	금/-

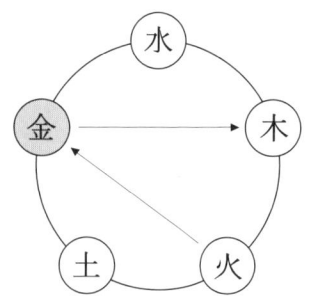

【증상】　요통[허리디스크]

【명리진단】　▶ 酉酉, 辰酉[金]

이 사주는 일간이 癸水로 왔다. 사주구성을 보면 월지 申금, 년지 酉금, 시지에 酉금이 차지하고 있어 金은 자체세력이 60점이며 地支에 있는 辰토의 生을 받아 총 70점으로 가장 왕한 오행이 된다. 일지와 년지에서 酉酉자형을 이루고 있는데 자형(自刑)은 서로 붙어 있으면서 刑을 이룰 때 힘이 더욱 세지는 것이며 본 사주처럼 서로 떨어져 있는 경우는 힘이 다소 약해질 수 있다. 즉 自刑이 성립된다 하더라도 自刑을 이루어지는 위치에 따라 발휘하는 힘이 달라지며 日支와 月支에서 自刑을 이루는 경우가 가장 세력이 세진다고 할 수 있다. 마찬가지로 生을 받음에 있어서도 바로 옆에서 직접 生을 받는 것이 제대로 生을 받을 수 있으며, 합(合)을 이루더라도 合을 이루는 오행이 서로 가까이에 붙어 있는 경우에 더욱 결속된 힘을 발휘한다는 것이다. 이러한 부분은 차차 더 많은 임상사례를 연구함에 따라 해결될 것으로 기대한다. 요통은 앞서 설명했다시피 원인이 다양하다. 여기에서 요통은 木火허증으로 인하여 간(肝)이 주관하는 근육[肝主筋-간주근]과 심장이 담당하고 있는 혈액순환이 겹쳐 발생한 것이다.

【임상치료】　▶ 木火血 補 / 金氣 寫

전체 氣血 세력중 氣가 더 세므로 金의 氣[陽]인 상양을 寫하고, 木火의 血[陰]인 태충[木]과 소부[火]를 補한다.

【처방】　▶ 침 - 1. 상양[또는 합곡] 寫　2. 태충 補　3. 소부, 내관 補

　　　　　▶ 뜸 - 태충, 내관 양혈(兩穴)에 직구뜸 5장 이상 매일 시행함

【金旺 1-8】 노 ●● (여) 음력 1954년 8월 29일 丑시

시	일	월	년
목/-	목/+	수/-	목/+
乙	甲	癸	甲
丑	申	酉	午
토/-	금/+	금/-	화/-

【증상】 견통

【명리진단】

이 사주는 일간이 甲木으로 왔다. 사주구성은 월지 酉금, 일지 申금이 일지와 월지를 차지하고 있고 또한 地支에서 직접 丑토가 金을 生하고 있어 金은 자체세력이 60점으로 세력이 가장 세다고 할 수 있다. 金生水로 金의 기운이 빠져 나가지만 그 세력은 미미하다. 천간의 癸수는 바로 아래에 있는 申금[申=庚壬]이 壬水를 포함하고 있어 천간 癸수의 뿌리가 될 수 있기 때문에 金으로부터 生을 적절히 받고 있다고 하겠다. 金이 가장 강한 오행이라고 판단될 경우 그 다음단계로 극지(剋支)에 있는 木과 火는 어디에 위치해 있는지를 살펴야 한다. 甲木은 金에게 剋을 당하여 약해지긴 하지만 丑토[丑=己辛癸]와 申금[申=庚壬]의 암장 속에

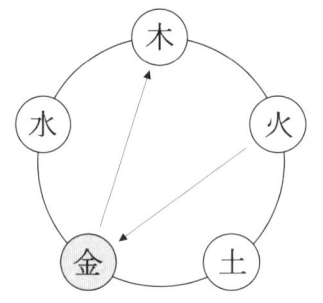

木을 生하는 癸水와 壬水가 있기 때문에 적절히 生을 받고 있어 그런대로 살아나갈 길이 보인다. 문제는 火다. 火는 年支에 위치하여 한쪽으로 치우쳐 있는 느낌이며 더군다나 土로부터 生을 받아 더욱 강해진 金으로부터 역극(逆剋)을 바로 옆에서 당하여 밖으로 밀려나는 형국이다. 그래서 이런 경우에 치료는 먼저 火를 살리는 방향으로 가는 것이 필요하다. 견통은 肝이 주관하는 근육의 문제도 있으나 여기에서는 火허의 영향이 더 크므로 심장과 소장의 경락을 소통시키는 것이 치료의 지름길이다.

【임상치료】 ▶ 木火氣 補 / 金血 寫

전체 氣血 세력 중 血이 더 세므로 金의 血[陰]인 경거를 寫하고, 木火의 氣[陽]인 족임읍[木]과 양곡[火]을 補한다.

【처방】 ▶ 침 - 1. 경거 寫 2. 족임읍 補 3. 양곡, 외관 補

▶ 뜸 - 태충, 내관 양혈(兩穴)에 직구뜸 5장 이상 매일 시행함

【金旺 1-9】 김 ●● (여) 음력 1940년 7월 6일 辰시

시	일	월	년
토/+	목/+	목/+	금/+
戊	甲	甲	庚
辰	申	申	辰
토/+	금/+	금/+	토/+

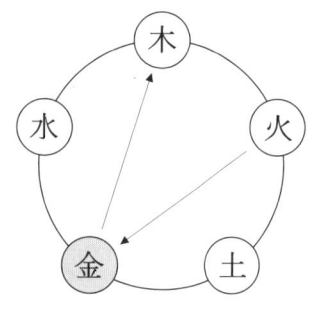

【증상】 편두통

【명리진단】 ▶ 甲庚沖, 辰辰

이 사주는 일간이 甲木으로 왔다. 사주구성은 地支의 일, 월을 申금이 차지하고 있으며 천간에 庚금이 있어 金 자체 세력의 합은 57점이다. 또한 辰辰 자형을 이루고 있는 辰 토가 직접 土生金하여 金 세력의 총합은 84점에 이르러 매우 왕(旺)해진 것을 알 수 있다. 이 체질에서 흥미로운 점은 四柱를 구성하고 있는 여덟 글자가 모두 양(陽)의 五行으로 되어 있다. 陽이 세다는 의미는 氣가 세다 라는 말과 같은데, 보통 여성(女性)의 사주에서 陰보다 陽의 세력이 월등히 많이 차지하고 있을 경우 한마디로 "氣가 세다" 라고 말할 수 있다. 즉 성격도 남자와 비슷한 습성을 지니고 있으니 임상에서 실제로 겪어보면 흥미로울 것이다. 이것을 체질측면에서 보자면 陰의 세력이 절대적으로 부족하다 보니 血이 극도로 약하다는 말과 같은 것이다. 그래서 약물 치료에 있어서도 간과 심장의 血[陰]을 補하는 보혈제를 중심으로 처방을 해야 하며, 특히 위와 같은 체질의 경우는 氣가 너무 세므로 金의 기운을 빼주기 위해 이간혈을 오랫동안[1시간] 사(瀉)하여 유침해 두면 효과가 좋다. 편두통은 간담의 문제로 발생하는 대표적인 목병(木病)인데, 여기에서는 木허증에 의한 편두통이므로 이간을 瀉하고 태충혈을 補하면 침 두 개만 써도 쉽게 치료할 수 있다.

【임상치료】 ▶ 木火血 補 / 金氣 瀉

전체 氣血 세력중 氣가 더 세므로 金의 氣[陽]인 상양을 瀉하고, 木火의 血[陰]인 태충[木]과 소부[火]를 補한다.

【처방】 ▶ 침 - 1. 상양[또는 합곡] 瀉 2. 태충 補 3. 소부, 내관 補
▶ 뜸 - 태충, 내관 양혈(兩穴)에 직구뜸 5장 이상 매일 시행함

【金旺 1-10】 허 ●● (여) 음력 1973년 8월 13일 酉시

시	일	월	년
금/-	토/+	금/-	수/-
辛	戊	辛	癸
酉	申	酉	丑
금/-	금/+	금/-	토/-

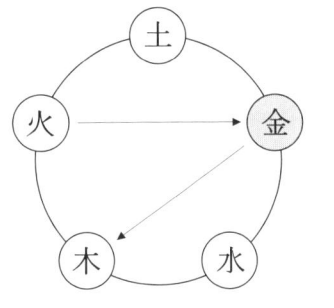

【증상】　　월경불순, 생리통

【명리진단】　▶ 酉酉, 戊癸[火]

이 사주는 일간이 戊土로 왔다. 사주구성은 월지 酉금, 일지 申금, 시지에 酉금이 차지하고 있으며 天干에 辛금이 있어 金 자체세력의 합이 75점을 차지하여 金이 매우 세다는 것을 알 수 있다. 地支에서는 직접 丑토가 金을 生하고 있어 세력이 85점으로 金이 오행 중 가장 왕(旺)한 것을 쉽게 파악 할 수 있다. 이 체질은 金의 기운이 너무나 세다. 金은 水를 生하는 관계에 있지만 이처럼 金의 세력이 너무 강한 가운데 生을 받는 水의 세력이 너무 약하여 生을 제대로 받을 수 없는 것을 가리켜 "금다수탁(金多水濁)"이라 한다. 즉 金이 너무 많아 水가 탁해지는 것을 말한다. 앞서 설명한 바와 같이 生을 받는다는 것은 자신의 그릇 크기만큼만 받을 수 있는 것인데 天干에 떠있는 癸수의 그릇이 작은데도 불구하고 강한 金으로부터 生을 지나치게 받아 오히려 水도 허해질 수도 있다는 것을 의미한다. 전체적으로 이 체질은 金이 실(實)하여 木火허증을 유발한 것인데 비록 지금은 水허증의 증상이 나타나 있지 않지만 후에 水허증으로 인한 증상들이 나타날 수도 있으니 참고 해야 한다. 월경불순과 생리통은 木허로 인해 간(肝)허증에서 대부분 나타나는 증상이다.

【임상치료】　▶ 木火氣 補 / 金血 寫

전체 氣血 세력 중 血이 더 세므로 金의 血[陰]인 경거를 寫하고, 木火의 氣[陽]인 족임읍[木]과 양곡[火]을 補한다.

【처방】　▶ 침 – 1. 경거 寫　2. 족임읍 補　3. 양곡, 외관 補

▶ 뜸 – 태충, 내관 양혈(兩穴)에 직구뜸 5장 이상 매일 시행함

【金旺 2-1】 주 ●● (남) 양력 1982년 9월 28일 戌시

시	일	월	년
목/+	목/+	토/-	수/+
甲	甲	己	壬
戌	寅	酉	戌
토/+	목/+	금/-	토/+

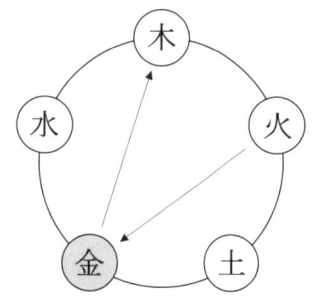

【증상】　　　우울증

【명리진단】　▶ 甲己[土]

이 사주는 일간이 甲木으로 왔다. 월지를 酉금이 차지하고 있으며, 년지와 시지에 있는 戌토가 金을 生하고 있어 金이 세지고 있는 형국이다. 金은 자체세력 30점에 土로부터 받은 生을 합하면 총 57점에 이르러 세력이 가장 왕한 오행이라 할 수 있다. 天干에는 천간합(天干合) 중 하나인 甲己[土]가 있는데 이것은 갑기합화토(甲己合化土)의 줄임말로써 간단히 설명하자면 甲목이 己토를 만나면 土로 변하고자 하는 마음이 있다는 것을 말한다. 그러나 무조건 천간에서 甲목과 己토가 만나면 土로 化하는 것이 아니라 전체 판세를 놓고 상황을 검토해야 알 수 있다. 일단 여기에서 甲己[土]는 土로 化할 수 있느냐의 문제인데 결론은 甲己[土]가 되지 않는다. 이유는 甲목이 寅목에 뿌리를 두고 단단하게 버티고 있기 때문이다. 자세한 사항은 지면 관계상 강의에서 논하기로 하며 체질 판별시에 필요한 핵심적인 사항은 아니므로 여기에선 생략한다. 우울증은 木火허증의 대표적인 증상으로서 임상에서 보면 약 80%정도가 木火허증에서 나타나고 있다. 火는 신명(神明)을 담고 있는 오행으로서 특히 火의 기운이 약해지면 신명이 나지 않게 되고, 이런 이유로 우울증의 직접적 원인이 될 수 있다.

【임상치료】　▶ 木火血 補 / 金氣 寫

전체 氣血 세력중 氣가 더 세므로 金의 氣[陽]인 상양을 寫하고, 木火의 血[陰]인 태충[木]과 소부[火]를 補한다.

【처방】　▶ 침 - 1. 상양[또는 합곡] 寫　2. 태충 補　3. 소부, 내관 補

　　　　　▶ 뜸 - 태충, 내관 양혈(兩穴)에 직구뜸 5장 이상 매일 시행함

【金旺 2-2】 위 ●● (여) 음력 1957년 8월 1일 亥시

시	일	월	년
목/-	목/-	토/+	화/-
乙	己	戊	丁
亥	巳	申	酉
수/+	화/+	금/+	금/-

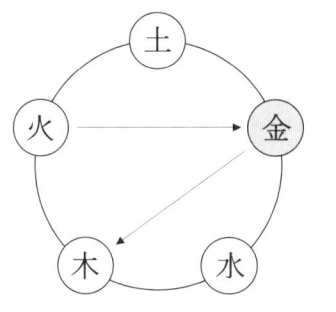

【증상】　　　자궁수술

【명리진단】　▶ 巳亥沖, 巳申[水]

이 사주는 일간이 己土로 왔다. 월지에 申금 그리고 년지에 酉금이 있어 金의 세력이 세게 보인다. 천간에서는 金을 生하는 戊土와 己土가 있으나 지지에 土의 뿌리가 없기 때문에 金을 生할 수 있는지 여부는 검토가 필요하다. 일지에 있는 巳화[巳=丙庚戊]를 보면 巳화 속에 戊土를 품고 있기 때문에 천간에 떠있는 戊土와 己土의 뿌리가 될 수 있다. 그래서 金은 자체세력 40점에 土로부터 받은 16점의 生을 더해 총 56점이 되어 가장 旺왕 오행이 된다. 허(虛)와 실(實)의 개념에 대해서는 앞서 설명한 바 있지만 의역삼침법에서 말하는 實의 개념은 기존 한의학 이론과 다소 차이점이 있다[金旺 1-3참고]. 의역삼침법에서 논하는 實의 개념은 다음과 같다. 예를 들면, 金이 實하다라는 의미는 金에 해당하는 폐와 대장에 사기(邪氣)가 들어있다는 의미와 함께 "폐와 대장의 구조[構造=Structure]는 튼튼하다"는 의미를 담고 있다. 그러나 현재 한의학에서 말하는 實의 개념은 단지 病을 일으키는 邪氣[病邪]가 들끓고있다 라는 현상을 논한 것일 뿐 장부 자체의 구조, 해부학적인 기초구조 즉, 폐기능이 튼튼하다 라는 개념은 담고 있지 않다. 그러나 구조가 튼튼하다고 하더라도 실증에 의한 기능[Function]의 문제는 나타날 수 있으므로 전체 장부 상호간의 相生 相剋을 잘 살펴 치료하는 것이 중요하다 하겠다.

【임상치료】　▶ 木火血 補 / 金氣 瀉

전체 氣血 세력중 氣가 더 세므로 金의 氣[陽]인 상양을 瀉하고, 木火의 血[陰]인 태충[木]과 소부[火]를 補한다.

【처방】　　　▶ 침 − 1. 상양[또는 합곡] 瀉 2. 태충 補 3. 소부, 내관 補

　　　　　　▶ 뜸 − 태충, 내관 양혈(兩穴)에 직구뜸 5장 이상 매일 시행함

【金旺 2-3】 민 ●● (여) 음력 1945년 7월 11일 辰시

시	일	월	년
토/+	토/-	목/+	목/-
戊	己	甲	乙
辰	未	申	酉
토/+	토/-	금/+	금/-

【증상】 요통

【명리진단】 ▶ 甲己[土]

이 사주는 일간이 己土로 왔다. 사주구성은 월지와 년지에 申금과 酉금이 각각 위치하고 있어 金의 세력이 세게 보인다. 또한 일주(日柱)와 시주(時柱)가 모두 土로 구성되어 있어 金은 土로부터 40점의 生을 받아 金 자체세력과 더하면 총 80점이 되어 金이 가장 旺한 오행임을 알 수 있다. 천간에 떠있는 甲목과 乙목은 申금(申=庚壬)에 壬수가 들어 있어 水生木을 받아 살아 있다. 전체적으로 사주구성이 天干과 地支 모두 陰과 陽으로 골고루 배치된 구조인데 이런 구조는 사람이 순후(淳厚)한 성정을 갖고 있다고 할 수 있다. 심장은 熱을 주관하여 인체의 체온을 유지하고 조절해 주는 원동력인데, 여기에서 요통은 심장의 허증으로 인

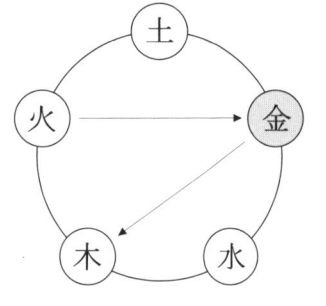

해 熱이 허리까지 내려가 전달되지 못하여 하초(下焦)가 얼어붙어 온 것이다. 일반적으로 요통이 있거나 디스크라고 진단받은 경우 허리수술을 하는 경우가 많은데, 특히 위 체질과 같이 心허로 인하여 요통[허리디스크]이 발생한 경우, 수술을 한다면 더 큰 문제를 초래하게 되며 재발의 빈도 또한 높은 것이 사실이다. 왜냐하면 여기에서의 요통은 心허로 인해 혈액순환의 장애로 말미암아 비롯된 것인데 수술을 하게 되면 순환장애를 부추길 수 있고 심하면 심장에 더 큰 부담을 주게 되어 오히려 협심증으로 발전할 수 있기 때문이다. 결국 心허로 인한 요통은 心이 주관하는 혈액순환 기능을 어떻게 살리느냐가 치료의 매듭이라 하겠다.

【임상치료】 ▶ 木火血 補 / 金氣 瀉

전체 氣血 세력중 氣가 더 세므로 金의 氣[陽]인 상양을 瀉하고, 木火의 血[陰]인 태충[木]과 소부[火]를 補한다.

【처방】 ▶ 침 – 1. 상양[또는 합곡] 瀉 2. 태충 補 3. 소부, 내관 補

▶ 뜸 – 태충, 내관 양혈(兩穴)에 직구뜸 5장 이상 매일 시행함

【金旺 2-4】 윤 ●● (남) 양력 1952년 1월 16일 亥시

시	일	월	년
토/-	금/-	금/-	금/-
己	辛	辛	辛
亥	酉	丑	卯
수/+	금/-	토/-	목/-

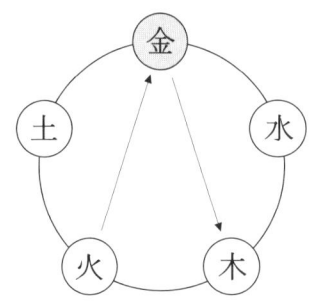

【증상】　　대장종양[용정수술]

【명리진단】　▶ 卯酉冲

이 사주는 일간이 辛金으로 왔다. 사주구성은 천간에 辛금, 辛금, 辛금이 떠 있는데 地支에서 酉금이 받치고 있어 모두 살아 있다고 볼 수 있으며 또한 丑토[丑=己辛癸]는 辛금을 품고 있어 천간의 辛금들이 활발하게 살아 있다고 볼 수 있는 것이다. 점수를 계산하지 않더라도 어렵지 않게 金이 가장 왕한 오행임을 알 수 있다. 대부분의 오행이 음(陰)으로만 구성이 되어 있기 때문에 위 체질은 血[陰]은 세지만 반대로 氣[陽]가 절대적으로 부족하다고 할 수 있다. 약물치료를 한다면 당연히 木과 火의 氣를 보하는 보기(補氣), 보양(補陽)제 위주로 처방이 필요하다 하겠다. 남성의 사주인데도 불구하고 이와 같이 陰의 오행이 많이 나타난 경우에는 陰의 속성을 많이 갖게 되며 이런 체질의 특성은 다소 내성적이거나 또는 여성의 속성에 가까운 섬세한 면이 많다고 할 수 있다. 다른 오행을 살펴보면 亥水는 金으로부터 적절히 生을 받고 있어 문제가 없게 보이며, 火는 허한 것이 사실이나 사주상에 나타나지 않아 木보다는 오히려 상처를 덜 받을 수 있으며, 木은 年支 끝에 있으면서 木을 剋하는 辛금과 丑토에 포위되어 위태로운 가운데 강한 金과 卯酉冲이 일어나 더욱 약해지고 있는 형국이다. 대장(大腸)에 발생한 종양은 金실증에서 주로 나타나는 증상으로써 火허로 인한 혈액순환의 문제가 원인이다.

【임상치료】　▶ 木火氣 補 / 金血 寫

전체 氣血 세력 중 血이 더 세므로 金의 血[陰]인 경거를 寫하고, 木火의 氣[陽]인 족임읍[木]과 양곡[火]을 補한다.

【처방】　▶ 침 - 1. 경거 寫　2. 족임읍 補　3. 양곡, 외관 補

　　　　▶ 뜸 - 태충, 내관 양혈(兩穴)에 직구뜸 5장 이상 매일 시행함

【金旺 2-5】 강 ●● (남) 음력 1936년 7월 10일 巳時

시	일	월	년
금/-	금/+	화/+	화/+
辛	庚	丙	丙
巳	辰	申	子
화/+	토/+	금/+	수/-

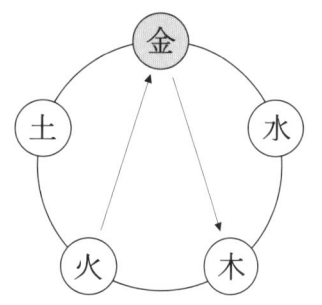

【증상】 편마비

【명리진단】 ▶ 申子辰[水], 丙辛[水]

이 사주는 일간이 庚金으로 왔다. 사주구성은 월지를 申금이 차지하고 있고 천간에 庚금과 辛금이 있어 金의 자체세력은 45점이며 또한 辰토로부터 生을 받은 金의 세력이 가장 旺해진다고 볼 수 있다. 金은 水를 生하기 위해 10점을 준다 해도 빠져나가는 세력이 미약하므로 여전히 金이 가장 旺하다고 할 수 있다. 삼합[三合=五行의 一生] 중 하나인 申子辰이 水局을 이루고 있는데 왕지(旺支)에 해당하는 子水가 月支를 차지할 때 가장 강력한 삼합의 힘을 발휘할 수 있지만, 여기에서는 子水가 년지에 있어 완전한 형태의 水局이라고 할 수 없다. 그러나 水의 힘을 어느 정도는 발휘할 수 있음을 참고 해야 한다. [참고사항: 申子辰에서 申금은 水의 生支, 子수는 水의 旺支, 辰土는 水의 墓支라 일컫는다. 자세한 사항은 이론편 참고] 마비증상은 풍(風)이라고 볼 수 있으며 風은 대부분 간(肝)허에서 비롯된다. 편마비는 木허로 인한 肝허증에서 직접 온 것인데, 마비를 치료함에 있어서 가장 중요한 점은 사혈을 통해 소통(疏通)을 시켜주는 일이다. 즉 10개의 발가락 끝과 10개의 손가락 끝을 사혈(瀉血)하여 피를 충분히 빼주어야 소통이 되며, 주의할 점은 발가락부터 시작하여 손가락을 사혈하되 네 번째 손가락[삼초경락]은 맨 나중에 사혈해 주는 것이 효과가 더 좋다.

【임상치료】 ▶ 木火血 補 / 金氣 瀉

전체 氣血 세력중 氣가 더 세므로 金의 氣[陽]인 상양을 瀉하고, 木火의 血[陰]인 태충[木]과 소부[火]를 補한다.

【처방】 ▶ 침 – 1. 상양[또는 합곡] 瀉 2. 태충 補 3. 소부, 내관 補

▶ 뜸 – 태충, 내관 양혈(兩穴)에 직구뜸 5장 이상 매일 시행함

【金旺 2-6】 윤 ●● (여) 음력 1950년 9월 7일 子시

시	일	월	년
토/+	목/-	화/+	금/+
戊	乙	丙	庚
子	酉	戌	寅
수/-	금/-	토/+	목/+

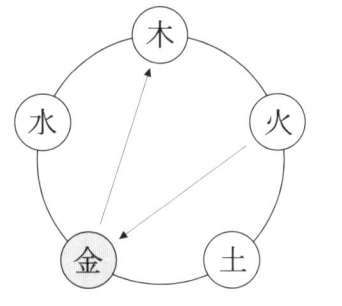

【증상】 불면 10년

【명리진단】 ▶ 乙庚[金]

이 사주는 일간이 乙木으로 왔다. 월지를 戌土가 차지하고 있으나 土를 生하는 세력을 살펴보니 천간에 떠있는 丙화 이외에는 보이지 않는다. 金을 보면, 지지의 酉금은 월지에 있는 戌土로부터 직접 生을 받고 있어 세력이 세지고 있다. 金은 자체세력 27점에 土로부터 받은 27점의 生을 더하면 총 54점이 된다. 다른 오행의 生의 주고, 받음을 계산해 보면 金이 가장 왕한 오행임을 알 수 있다. 여기에서 土 자체세력의 총합은 37점[戌토30점, 戊토7점]인데, 金이 土로부터 받을 수 있는 生은 27점뿐이라고 했다. 앞서 이론편에서 설명했다시피 生을 받을 수 있는 조건은 자신의 그릇 크기만큼만 해당하기 때문인데, 즉 위 체질을 보면 金 자체세력의 크기는 27점이며, 이 27점이 金의 그릇크기에 해당하므로 土의 세력이 비록 37점이라 하더라도 土의 모든 세력을 金에게 줄 수 있는 것이 아니라 단지 金 세력의 크기만큼만 生으로 줄 수 있다. 불면은 木허증의 대표적인 질환으로서 체질적으로 心허까지 겹쳐서 발생한 경우 더욱 심해질 수 있다. 병의 원인을 정확히 알면 아무리 병이 오래 되었다 하더라도 치료하는 소요기간만 달라질 뿐 치료를 함에 따라 차도를 보이기 마련이다. 보통 위와 같은 불면은 일주일에 두 차례씩 3개월 정도의 치료기간이 필요하다.

【임상치료】 ▶ 木火血 補 / 金氣 寫

전체 氣血 세력중 氣가 더 세므로 金의 氣[陽]인 상양을 寫하고, 木火의 血[陰]인 태충[木]과 소부[火]를 補한다.

【처방】 ▶ 침 - 1. 상양[또는 합곡] 寫 2. 태충 補 3. 소부, 내관 補

▶ 뜸 - 태충, 내관 양혈(兩穴)에 직구뜸 5장 이상 매일 시행함

【金旺 2-7】 위 ●● (남) 음력 1941년 7월 5일 戌시

시	일	월	년
금/+	화/-	화/+	금/-
庚	丁	丙	辛
戌	未	申	巳
토/+	토/-	금/+	화/+

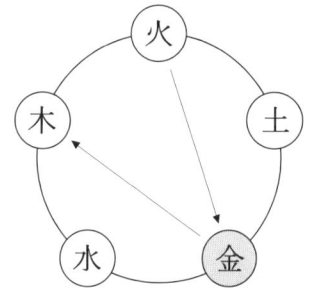

【증상】 전립선, 견통, 천식, 혈액순환장애

【명리진단】 ▶ 丙辛[水]

이 사주는 일간이 丁火로 왔다. 점수분포가 가장 큰 月支를 申금이 차지한 가운데 地支에 있는 未토와 戌토가 직접 申금을 生하고 있어 金의 세력이 강하게 보인다. 土의 세력도 자체세력 30점에 火로부터 받은 26점의 生과 합하면 총 56점이 되어 土의 세력도 만만치 않게 보인다. 하지만 土는 다시 金에게 30점의 生을 주게 되어 결국 26점만 남기 때문에 金보다는 세력이 약하게 된다. 金이 가장 旺한 오행으로서 이 체질은 金실증에 의한 木火허증인데 나타난 증상들을 살펴보면 金실증과 木火허증의 증상이 동시에 나타나고 있다. 먼저 전립선은 木허증[肝허]에서 발생하는 대표적인 목병(木병) 중 하나이며 크게 두 가지 측면에서 비롯된다. 첫째, 木이 虛하면 간담의 기능이 저하 되는데, 담(膽)은 담즙을 배출하여 지방을 분해하는 역할을 하지만 담 기능저하로 담즙분비에 문제가 생겨 지방분해가 제대로 되지 않게 되고 그 결과로 전립선에 지방이 축적되어 전립선의 문제를 야기할 수 있고, 둘째 木은 근육을 주관하는데[肝主筋] 木이 허하면 근육의 이완과 수축에 문제가 발생하여 전립선의 문제를 야기할 수 있다. 즉 전립선은 간담을 다스려야 치료가 가능하며, 精力의 문제도 내포하므로 침술치료와 더불어 뜸치료도 적극적으로 병행해야 한다. 견통은 木허증에 의한 근육의 문제이며 혈액순환장애는 心허에서 직접 비롯된 것이다. 천식은 金실증의 대표적인 증상이다. 나타난 증상은 여러 개 이지만 치료는 이간을 瀉하고, 태충과 소부 그리고 내관을 보하면 된다[침은 아픈 쪽 반대편 건측에 취혈]. 직구뜸은 태충과 내관 兩穴에 매일 20장 이상씩 떠야한다.

【임상치료】 ▶ 木火血 補 / 金氣 瀉

전체 氣血 세력중 氣가 더 세므로 金의 氣[陽]인 상양을 寫하고, 木火의 血[陰]인 태충[木]과 소부[火]를 補한다.

【처방】
▶ 침 – 1. 상양[또는 합곡] 寫 2. 태충 補 3. 소부, 내관 補
▶ 뜸 – 태충, 내관 양혈(兩穴)에 직구뜸 5장 이상 매일 시행함

【金旺 2-8】 이 ●● (여) 음력 1954년 8월 13일   丑시

시	일	월	년
수/-	토/+	수/-	목/+
癸	戊	癸	甲
丑	辰	酉	午
토/-	토/+	금/-	화/-

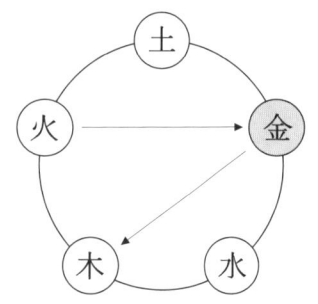

【증상】　　담결림

【명리진단】　▶ 戊癸[火], 辰酉[金]

이 사주는 일간이 戊土로 왔다. 사주구성은 월지를 酉金이 차지하고 있으며 戊辰 일주가 직접 酉金을 生하고 있어 金의 세력이 강하게 보인다. 金은 자체세력 30점에 土로부터 30점의 生을 받아 총 60점으로 세력이 가장 왕하다고 볼 수 있다. 土의 세력도 火로부터 生을 받아 세지고는 있지만 다시 金을 生하기 위해 세력이 빠져 나가는 모습이다. 天干의 戊癸[火]는 戊癸合化火의 줄임말로써 쉽게 말하자면 戊土가 癸水에게 火로 化하여 가자라고 하는 것인데, 여기에서는 土의 세력이 강하여 合化가 가능하기 때문에 癸水는 水 본연의 힘을 발휘하기가 어렵다. 그래서 천간에 있는 甲목은 月干에 있는 癸수로부터 水生木을 받는다고는 하지만 戊癸[火]로 인하여 水生목 받기가 쉽지 않다. 담결림의 증상은 水木허증에서도 많이 나타나며 특히 木허증에서 주로 나타난다.

【임상치료】　▶ 木火氣 補 / 金血 瀉

전체 氣血 세력 중 血이 더 세므로 金의 血[陰]인 경거를 瀉하고, 木火의 氣[陽]인 족임읍[木]과 양곡[火]을 補한다.

【처방】　▶ 침 - 1. 경거 瀉　2. 족임읍 補　3. 양곡, 외관 補

　　　　　▶ 뜸 - 태충, 내관 양혈(兩穴)에 직구뜸 5장 이상 매일 시행함

【金旺 2-9】 강 ●● (남) 음력 1956년 8월 3일 辰시

시	일	월	년
목/+	화/-	화/+	화/+
甲	丁	丙	丙
辰	丑	申	申
토/+	토/-	금/+	금/+

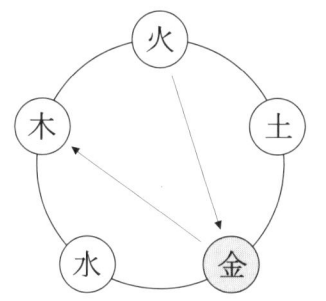

【증상】 심장부위 통증[心痛], 불면, 견통

【명리진단】

이 사주는 일간이 丁火로 왔다. 사주구성은 월지와 년지에 申금이 있고 바로 옆에서 丑토와 辰토가 申금을 生하고 있어 金의 세력이 가장 세다는 것을 쉽게 알 수 있다. 火의 오행을 살펴보면 丁화, 丙화, 丙화가 나란히 천간에 있어 火의 세력도 어느 정도 있는 것 같지만 地支에서 丙화나 丁화를 받쳐줄 뿌리가 아무것도 보이지 않는다. 각 地支의 암장을 살펴보아도 火의 오행이 없어 火는 힘을 전혀 발휘하지 못하며 이러한 火를 허수(虛數)라 한다. 즉 火의 오행은 점수로 계산할 수도 없으며 土를 生하는 것도 불가능하다는 의미가 담겨 있다. 이와 같이 火는 뿌리가 없이 천간에 떠 있고 金의 역극(逆剋)을 받는 상황에서 심장이 약해진 것이다. 즉 金이 실하면 木火허증이 초래 되는데, 木과 火중에서도 火가 먼저 다치는 상황이며 그 다음으로 木의 문제를 내포하고 있다. 심장부위 통증은 火허로 인한 심장의 혈액순환이 원인이며, 불면은 木병으로서 肝허로 인하여 木生火가 제대로 이루어지지 않아 心허까지 초래되어 겹친 것이며, 견통은 心허가 원인이다.

【임상치료】 ▶ 木火血 補 / 金氣 寫

전체 氣血 세력중 氣가 더 세므로 金의 氣[陽]인 상양을 寫하고, 木火의 血[陰]인 태충[木]과 소부[火]를 補한다.

【처방】 ▶ 침 - 1. 상양[또는 합곡] 寫 2. 태충 補 3. 소부, 내관 補

▶ 뜸 - 태충, 내관 양혈(兩穴)에 직구뜸 5장 이상 매일 시행함

【金旺 2-10】 강 ●● (여) 음력 1957년 7월 27일 巳시

시	일	월	년
토/-	화/+	토/+	화/-
癸	丙	戊	丁
巳	寅	申	酉
화/+	목/+	금/+	금/-

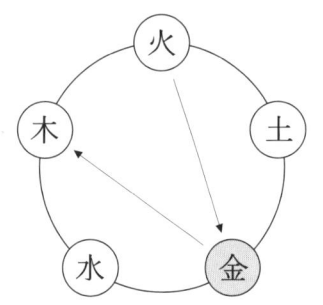

【증상】 고혈압, B형간염보균, 몸에 열이남[身熱]

【명리진단】 ▶ 寅申冲, 巳申[水]

이 사주는 일간이 甲木으로 왔다. 地支를 보면 월지에 申金과 년지에 酉金이 있고 천간에 있는 己土와 戊土가 金을 생하여 金의 세력이 세지고 있다. 寅木은 水로부터 어떠한 생도 받지 못한 채 火로 세력이 빠져나가고 있어 오히려 火쪽으로 세력이 모이는 형국이다. 그러나 火는 다시 土를 생하기 위해 세력이 빠져 나가므로 결국 金이 가장 旺해지는 것을 알 수 있다. 전체적으로 金이 실한 가운데 日支와 月支에서 寅申冲이 일어나 寅木이 상당히 위태로운 상황에 처해 있다. 寅木[寅=甲丙]과 申金[申=庚壬]을 자세히 보면 암장에서 甲庚冲과 丙壬冲이 일어나고 있는데, 木과 金의 冲은 육체의 冲으로만 알고 있는데 이와 같이 寅申冲 안에는 정신적인 문제까지 담겨 있음을 알아야 한다. 고혈압은 木火허증[肝,心허증]에서 직접 온 것이다. B형간염이 있는데, 바이러스(VIRUS)의 특성은 대부분 虛한 곳을 공격하므로 肝실증 보다는 주로 肝허증[木허증]에서 많이 발생한다. 일반적으로 간염보균에 의해 간경화를 거친 다음 간암으로 발전하거나 또는 간경화의 과정을 거치지 않고 간암으로 발전할 수도 있는데, 간암 환자는 신열(身熱)이 있든 없든 관계없이 대부분 정상보다 체온이 낮아진 상태 이므로 복부를 항상 따뜻하게 해주는 것이 필요하며 간암치료에 관련한 내용은 부록편 족궐음간경을 참고하면 된다.

【임상치료】 ▶ 木火血 補 / 金氣 瀉

전체 氣血 세력중 氣가 더 세므로 金의 氣[陽]인 상양을 瀉하고, 木火의 血[陰]인 태충[木]과 소부[火]를 補한다.

【처방】 ▶ 침 - 1. 상양[또는 합곡] 瀉 2. 태충 補 3. 소부, 내관 補

▶ 뜸 - 태충, 내관 양혈(兩穴)에 직구뜸 5장 이상 매일 시행함

【金旺 3-1】 서 ●● (여) 음력 1946년 8월 10일 卯시

시	일	월	년
수/-	수/+	화/+	화/+
癸	壬	丙	丙
卯	午	申	戌
목/-	화/-	금/+	토/+

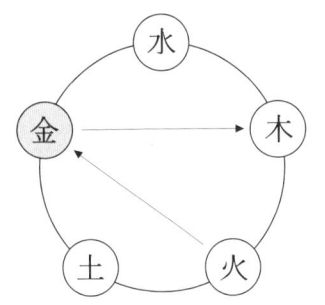

【증상】 콜레스테롤 수치 높음[고지혈증], 고혈압, 우울증

【명리진단】 ▶ 丙壬冲, 卯戌[火]

이 사주는 日干이 壬水로 왔다. 申금이 月支를 차지하고 있는 가운데 火生土→土生金이 들어와 金의 세력이 세지고 있다. 천간에는 丙壬冲이 있어 水와 火중 어느 오행이 더 강한지 검토가 필요하다. 水를 보면 천간에 壬수와 癸수가 떠 있으나 地支를 보면 水에 해당하는 오행이 보이지 않는다. 그러나 지장간을 살펴보면 申금[申=庚壬]속에 壬水를 품고 있어 천간의 癸수와 壬수는 申中의 壬수가 받쳐 주고 있어 水는 살아 있다고 볼 수 있다. 火를 보면 地支에 있는 午화에 뿌리를 두고 천간의 丙화 역시 살아 있다. 단순 점수계산으로 水와 火의 오행만을 비교했을 때는 火가 더 세다고 말할 수 있지만, 더 중요한 것은 冲이 전체 판세 속에서 어떻게 일어나는지를 파악하는 것이다. 여기에서 火는 金으로부터 역극을 당하여 약해져 있으므로 丙壬冲에서도 丙火가 손상을 당하게 된다. 고지혈증은 木허[肝膽허]로 인하여 담(膽)의 기능저하로 지방분해가 잘 되지 않은 것과 肝에 탁혈이 쌓이는 것이 주 원인이라 할 수 있다. 고혈압과 우울증은 모두 火허로 인한 心허가 원인이다.

【임상치료】 ▶ 木火血 補 / 金氣 寫

전체 氣血 세력중 氣가 더 세므로 金의 氣[陽]인 상양을 寫하고, 木火의 血[陰]인 태충[木]과 소부[火]를 補한다.

【처방】 ▶ 침 – 1. 상양[또는 합곡] 寫 2. 태충 補 3. 소부, 내관 補
▶ 뜸 – 태충, 내관 양혈(兩穴)에 직구뜸 5장 이상 매일 시행함

【金旺 3-2】 오 ●● (남) 음력 1953년 7월 7일 辰시

시	일	월	년
토/+	토/-	금/+	수/-
戊	己	庚	癸
辰	亥	申	巳
토/+	수/+	금/+	화/+

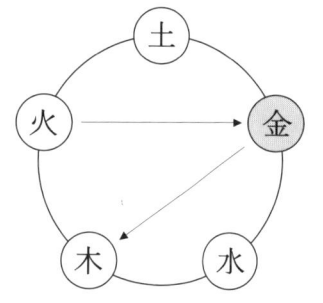

【증상】 요통

【명리진단】 ▶ 巳亥冲, 戊癸[火], 巳申[水]

이 사주는 日干이 己土로 왔다. 月柱는 庚申으로 이루어져 있으며 地支의 辰토와 天干의 戊토, 己토가 金을 生하고 있어 金의 세력이 세지고 있는 형국임을 쉽게 알 수 있다. 巳亥冲이 있어 火가 센지 水가 센지 검토가 필요한데, 여기에서는 水가 세다. 왜냐하면 火는 木으로부터 生을 전혀 받지 못한 상황에서 土로 기운이 흘러만 가고 있으며, 반면에 水는 金으로부터 직접 生을 받고 있기 때문이다. 이 체질은 金이 실하여 木火허증이라 할 수 있는데 이와 같이 冲이 있는 경우는 金이 직접 剋하는 木의 문제보다 冲으로 인하여 손상당하는 火에서 먼저 증상들이 나올 수 있으며 증상이 나타나지 않더라도 심장을 더 적극적으로 보해야 하는 의미가 들어있다. 요통은 火허로 인한 심장의 혈액순환 문제가 일차적인 원인이며, 肝이 주관하는 근육의 문제는 다음 순서이다.

【임상치료】 ▶ 木火血 補 / 金氣 寫

전체 氣血 세력중 氣가 더 세므로 金의 氣[陽]인 상양을 寫하고, 木火의 血[陰]인 태충[木]과 소부[火]를 補한다.

【처방】 ▶ 침 – 1. 상양[또는 합곡] 寫 2. 태충 補 3. 소부, 내관 補

▶ 뜸 – 태충, 내관 양혈(兩穴)에 직구뜸 5장 이상 매일 시행함

【金旺 3-3】 박 ●● (여) 음력 1937년 3월 5일 酉시

시	일	월	년
토/-	수/+	목/+	화/-
己	壬	甲	丁
酉	申	辰	丑
금/-	금/+	토/+	토/-

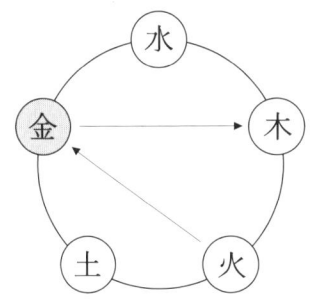

【증상】　　　손 발이 차다[手足冷症]

【명리진단】　▶ 丁壬[木]

이 사주는 日干이 壬水로 왔다. 사주구성은 월지에 辰토와 년지에 丑토가 있어 寒濕의 기운을 느낄 수 있다. 土의 세력은 月支와 年支를 차지하고 있지만 세력의 힘이 金을 生하는 방향으로 흘러가기 때문에 오히려 金이 더 세지고 있다. 丁火를 보면 비록 甲木이 돕는다고는 하지만 丁화가 壬수를 만나 木으로 化하는 하는 상황에 처해 있어 甲木으로부터 큰 도움은 받지 못하며, 또한 丁火는 凍土에 속하는 丑土 바로 위에 위치하여 위태로울 수밖에 없는 상황이다. 즉 濕土이자 凍土에 해당하는 丑土위에 丁火가 떠있는 것은 곧 심장의 위태로움을 말하는 것이니 체질을 분석할 때 참고해야 하는 부분이다. 壬水는 申중의 壬수와 丑중의 癸수가 받치고 있어 걱정은 없으며, 전체적으로 土金水의 오행은 각각 힘을 발휘하고 있다. 수족냉증은 반드시 혈액순환의 문제에서만 발생하는 것은 아니지만, 여기에서는 火허로 인하여 심장의 혈액순환 담당 기능이 저하되어 온 것이다. 심장의 허증으로 인한 혈액순환장애는 발을 따뜻한 물에 담고고 잘 주물러 주는 것이 중요하다. 특히 발바닥은 제2의 심장이라고 불리울 정도로 심장질환 개선에 도움이 되므로 발바닥을 더 집중적으로 주물러 풀어 주는 것이 필요하다.

【임상치료】　▶ 木火血 補 / 金氣 寫

전체 氣血 세력중 氣가 더 세므로 金의 氣[陽]인 상양을 寫하고, 木火의 血[陰]인 태충[木]과 소부[火]를 補한다.

【처방】　▶ 침 - 1. 상양[또는 합곡] 寫　2. 태충 補　3. 소부, 내관 補

　　　　▶ 뜸 - 태충, 내관 양혈(兩穴)에 직구뜸 5장 이상 매일 시행함

【金旺 3-4】 유 ●● (여) 양력 1985년 8월 16일 辰시

시	일	월	년
목/+	화/-	목/+	목/-
甲	丁	甲	乙
辰	亥	申	丑
토/+	수/+	금/+	토/-

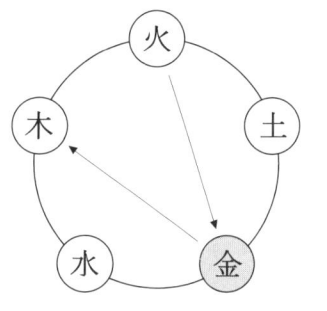

【증상】　　　무릎 통증, 여드름

【명리진단】
이 사주는 日干이 丁火로 왔다. 사주구성은 申金이 月支를 차지한 가운데 地支의 끝에서 丑土와 辰土가 申金을 생하여 金의 세력이 세지고 있다. 亥水도 金으로부터 生을 직접 받고 있어 세력이 상당하게 보이지만 다시 木을 생하기 위해 세력이 빠져 나가므로 金이 가장 왕한 오행이 된다. 丁火를 보면 비록 양 옆에 있는 甲木으로부터 도움을 받고는 있지만 암장까지 살펴보아도 뿌리가 될 만한 오행이 뚜렷이 보이지 않으며, 또한 亥水 바로 위에 위치하여 水剋火를 직접 당하고 있어 매우 위태로운 지경에 있다고 할 수 있다. 이 체질의 경우 외롭게 떠있는 丁火가 맨 먼저 다치는 형국으로서 심장의 문제를 드러낼 수밖에 없는 상황이므로 치료시 심장을 적극적으로 보하는데 중점을 두어야 한다. 무릎의 통증은 이미 心허증에서 예고된 증상이며 문제는 아직 나이가 어려 심각성을 깨닫지 못할 수 있으나 심장을 고치지 않고 방치한다면 협심증이나 심근경색의 질환까지 발전할 수 있음을 알아야 한다. 여드름도 또한 심허로 인한 허열로 인한 것이므로 혈액순환을 돕는 손뼉치기나 제 2의 심장에 해당하는 발바닥을 평소에 주물러 풀어주는 것이 필요하다.

【임상치료】　▶ 木火血 補 / 金氣 寫

전체 氣血 세력중 氣가 더 세므로 金의 氣[陽]인 상양을 寫하고, 木火의 血[陰]인 태충[木]과 소부[火]를 補한다.

【처방】　▶ 침 - 1. 상양[또는 합곡] 寫　2. 태충 補　3. 소부, 내관 補

　　　　　▶ 뜸 - 태충, 내관 양혈(兩穴)에 직구뜸 5장 이상 매일 시행함

【金旺 3-5】 현 ●● (여) 음력 1955년 2월 6일 戌시

시	일	월	년
화/+	금/+	토/+	목/-
丙	庚	戊	乙
戌	申	寅	未
토/+	금/+	목/+	토/-

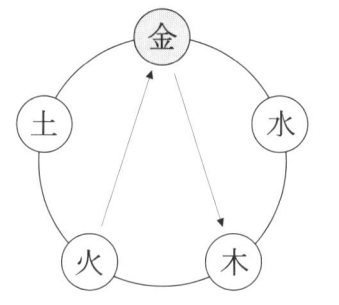

【증상】 허벅지 뼈 통증

【명리진단】 ▶ 寅申冲, 乙庚[金]

이 사주는 日干이 庚金으로 왔다. 寅목이 월지를 차지하여 강자(强者)가 되었으나 木을 生하는 일점(一點) 水가 보이지 않는다. 일지의 申금을 보면 時支와 年支에서 土生金을 받아 金의 세력도 만만치 않게 보인다. 점수계산을 해보면 木은 자체세력이 37점이며 丙화를 生한후 세력은 30점만 남는다. 金은 자체세력 28점에 土로부터 받은 35점[戌토10, 未토10, 戊토8, 火로부터 받은 生7]을 더하면 총 63점이 되어 金이 가장 왕한 오행임을 알 수 있다. 여기에서 중요한 점은 日支와 月支에서 寅申冲이 발생한 점이다. 寅申冲은 木과 金의 冲으로서 육체의 뒤틀림 및 육체의 밸런스가 무너진다는 것을 나타내며, 또한 내부에서는 정신적인 갈등 및 내면의 문제점도 포함하고 있다. 寅과 申의 암장을 보면 寅=甲丙이며, 申=庚壬으로 구성되어 있는바, 지장간 사이에 서로 甲庚冲과 丙壬冲이 일어나고 있는 것을 볼 수 있다. 즉 寅申冲 안에는 육체적인 문제점과 함께 정신적인 면이 함께 포함되어 있음을 알 수 있는 대목이다. 즉 天干에서 일어나는 冲은 하나로 끝나지만 地支의 冲은 여러 개의 冲이 들어 있으니 자세히 살펴야 하는 이유가 여기에 있다. 허벅지 뼈에 통증이 있다고 했으나 이것은 뼈의 문제가 아니라 寅木이 포위되어 벌어진 상황에서 발생한 근육의 문제이다.

【임상치료】 ▶ 木火血 補 / 金氣 寫

전체 氣血 세력중 氣가 더 세므로 金의 氣[陽]인 상양을 寫하고, 木火의 血[陰]인 태충[木]과 소부[火]를 補한다.

【처방】 ▶ 침 - 1. 상양[또는 합곡] 寫 2. 태충 補 3. 소부, 내관 補
▶ 뜸 - 태충, 내관 양혈(兩穴)에 직구뜸 5장 이상 매일 시행함

【金旺 3-6】 김 ●● (남) 음력 1944년 2월 29일 酉시

시	일	월	년
화/-	화/+	화/-	목/+
丁	丙	丁	甲
酉	戌	卯	申
금/-	토/+	목/-	금/+

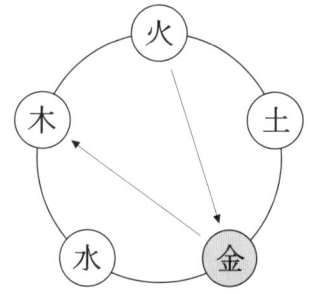

【증상】　　코골이

【명리진단】　▶ 卯酉冲, 卯戌[火]

이 사주는 日干이 丙화로 왔다. 火의 五行이 地支에는 보이지 않은 채 天干에만 떠 있으나 戌토[戌=戊丁辛]속에 丁火가 있고, 月支를 차지한 卯목이 木生火를 해주고 있기 때문에 천간에 떠 있는 火는 살아 있다고 볼 수 있다. 月支를 차지한 오행을 "강자(强者)"라고 하는데, 월지의 卯목을 보면 水로부터 어떠한 生도 받지 못하고 계속해서 세력이 火를 生하기 위해 木生火로 빠져 나가고만 있다. 이것은 다시 火生土 → 土生金으로 결국 오행의 흐름이 金으로 귀결되는 양상을 보여 金이 가장 왕한 오행이 된다. 코골이는 심장(心臟)과 폐(肺)의 부조화에서 비롯되는 증상으로서, 여기에서의 코골이는 火허증으로 인해 허열(虛熱)이 인체의 상부(上府)로 떠서 비롯된 증상이므로 火를 補하는 치료를 하여 虛熱이 뜨지 않도록 해야 한다.

【임상치료】　▶ 木火氣 補 / 金血 寫

전체 氣血 세력 중 血이 더 세므로 金의 血[陰]인 경거를 寫하고, 木火의 氣[陽]인 족임읍[木]과 양곡[火]을 補한다.

【처방】　▶ 침 - 1. 경거 寫　2. 족임읍 補　3. 양곡, 외관 補

　　　　　▶ 뜸 - 태충, 내관 양혈(兩穴)에 직구뜸 5장 이상 매일 시행함

【金旺 3-7】 신 ●● (여) 양력 1983년 11월 4일 寅시

시	일	월	년
금/+	화/+	수/+	수/-
庚	丙	壬	癸
寅	申	戌	亥
목/+	금/+	토/+	수/+

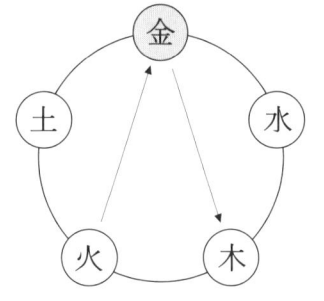

【증상】　　언어문제

【명리진단】　▶ 丙壬冲, 寅申冲, 寅亥[木]

이 사주는 日干이 丙火로 왔다. 天干에는 丙壬冲이 있으며 地支에는 寅申冲이 있어 정신과 육체적인 문제를 내포하고 있다. 여성의 사주(四柱)인데도 불구하고 모든 五行이 陽으로만 구성되어 있어 이 분은 상당히 氣가 세다고 하겠다. 여성이 氣가 세다는 의미는 말 그대로 대장부(大丈夫)의 기질이 있음을 말하며, 반대로 남성의 사주구성에 있어서 陰의 비율이 절대적으로 높을 경우에는 성격이 내성적이면서 다소 섬세한 면이 많다는 것도 참고할 내용이다. 위 사례는 氣가 너무 센 반면에 血이 절대적으로 부족하여 한쪽으로 치우친 체질이니 몸 관리에 더욱 신경을 써야 한다. 전체적으로 金은 월지의 戌토로부터 生을 받아 가장 세력이 강해진 가운데 寅목을 剋하고 있는 상황에서 寅申冲까지 발생하였고, 또한 寅목은 申금과 庚금에 포위되어 위태로울 수밖에 없다. 언어문제는 혀[舌]를 관리하는 심장의 문제에서 비롯되었으며, 또한 혀를 움직이는 것은 근육이 담당하고 있기 때문에 肝과 심장의 허증에서 직접 발생한 문제라고 할 수 있다. 언어문제와 관련하여 발음이 제대로 되지 않아 상대방이 알아듣기가 힘든 경우가 있는데, 이럴 때는 족소음신경의 左, 右 용천혈에 침 두 개만 자침하여 9.6보사[九六補寫]를 시행하면서 발음연습을 시켜보면 효과가 좋다.

【임상치료】　▶ 木火血 補 / 金氣 寫

전체 氣血 세력중 氣가 더 세므로 金의 氣[陽]인 상양을 寫하고, 木火의 血[陰]인 태충[木]과 소부[火]를 補한다.

【처방】　▶ 침 - 1. 상양[또는 합곡] 寫　2. 태충 補　3. 소부, 내관 補

　　　　　▶ 뜸 - 태충, 내관 양혈(兩穴)에 직구뜸 5장 이상 매일 시행함

【金旺 3-8】 정 ●● (남) 음력 1980년 3월 5일 子시

시	일	월	년
금/+	수/+	금/+	금/+
庚	壬	庚	庚
子	戌	辰	申
수/-	토/+	토/+	금/+

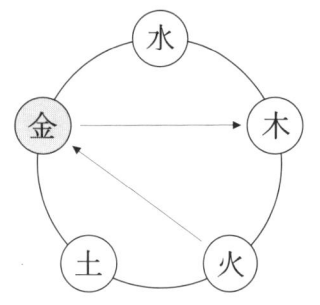

【증상】 요통, 흉통, 관절염

【명리진단】 ▶ 辰戌冲, 申子辰[水]

이 사주는 日干이 壬水로 왔다. 사주구성은 월지 辰土, 일지에 戌土가 차지한 가운데 辰戌冲까지 있어 土의 세력이 상당히 강하게 보인다. 金을 보면 년지에 申금이 있고 천간에 庚금이 세 개가 떠있어 세력을 계산해 보니 자체세력 32점에 土로부터 받은 32점의 生을 합하면 총 64점에 이른다. 다시 水로 빠져나가는 세력을 계산 하더라도 金은 최종적으로 46점이 되어 土의 세력보다 오히려 더 강하게 나타난다. 土는 비록 日支와 月支를 차지하여 강한 듯 보였으나 金에게 生을 주기 위해 세력이 빠져 나가기만 할 뿐 火로부터 어떠한 生도 받지 못하여 결국 金이 더 旺한 세력이 된다. 水는 金으로부터 生을 적절하게 받고 있는 형국이며, 또한 地支에 방합(方合)중 하나인 申子辰이 水局을 이루고 있어 어느 정도 水의 세력을 유지하고 있는 모습이다. 이 체질은 金실증으로 인한 木火허증인데, 요통은 火허증으로 인하여 心의 熱이 신장까지 내려가지 못하여 발생한 것으로서 心虛가 직접적 원인이며, 흉통과 관절염도 모두 心虛에서 비롯된 것이다.

【임상치료】 ▶ 木火血 補 / 金氣 寫

전체 氣血 세력중 氣가 더 세므로 金의 氣[陽]인 상양을 寫하고, 木火의 血[陰]인 태충[木]과 소부[火]를 補한다.

【처방】 ▶ 침 - 1. 상양[또는 합곡] 寫 2. 태충 補 3. 소부, 내관 補

▶ 뜸 - 태충, 내관 양혈(兩穴)에 직구뜸 5장 이상 매일 시행함

【金旺 3-9】 주 ●● (남) 음력 1964년 8월 24일 子시

시	일	월	년
토/+	금/-	수/-	목/+
戊	辛	癸	甲
子	巳	酉	辰
수/-	화/+	금/-	토/+

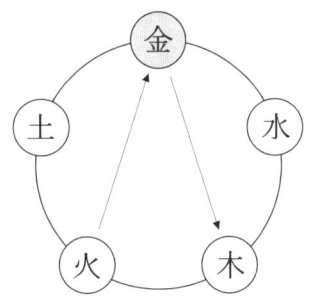

【증상】 당뇨

【명리진단】 ▶ 戊癸[火], 辰酉[金]

이 사주는 日干이 辛金으로 왔다. 사주구성은 월지를 酉金이 차지한 가운데 巳火와 酉金이 반합(半合)을 이루고 있다. 巳酉丑 金局은 삼합[三合=五行의 一生]중 하나로서 四柱상에 三合이 나타나면 국(局)을 이루는 해당 오행의 세력이 더 세지는 것을 나타내며, 위에서는 丑土가 빠져 있기 때문에 半合이라 한다. 반합이 성립되기 위해서는 적어도 왕지(旺支)가 포함되어야 하는데 예를 들면, 巳酉丑에서 巳火는 생지(生支), 酉金은 왕지(旺支), 丑土는 묘지(墓支)를 각각 가리키며, 만약 지지에 酉金이 없이 巳火와 丑土만 있는 경우 半合은 성립되지 않는다. 즉 위 四柱에서 반합이 성립될 수 있는 이유는 旺支를 나타내는 酉金이 있고 점수분포가 큰 月支를 차지하고 있기 때문이다. 三合은 각각의 오행이 태어나서 성장하고 사멸하는 과정을 합으로 나타낸 것으로서 한마디로 五行의 一生이라고 할 수 있다. 그리고 방합(方合)은 같은 방위(方位)에 위치한 오행이 서로 뭉쳐서 해당오행의 힘을 더욱 크게 만드는 것을 말하는데, 반합을 포함하여 삼합이나 방합이 사주상에 있는 경우 정도의 차이는 있으나 두 합 모두 해당오행의 세력이 더 커진다는 정도만 알고 있자. 위와 같은 부분은 命理學에서 주로 다루는 내용이지만 체질(體質)을 논할 때도 종종 대입시켜야 하는 경우도 있으니 자세한 사항은 추후 강의를 통해 논하고자 한다.

【임상치료】 ▶ 木火氣 補 / 金血 寫

전체 氣血 세력 중 血이 더 세므로 金의 血[陰]인 경거를 寫하고, 木火의 氣[陽]인 족임읍[木]과 양곡[火]을 補한다.

【처방】 ▶ 침 – 1. 경거 寫 2. 족임읍 補 3. 양곡, 외관 補

▶ 뜸 – 태충, 내관 양혈(兩穴)에 직구뜸 5장 이상 매일 시행함

【金旺 3-10】 정 ●● (남) 음력 1946년 9월 19일 辰시

시	일	월	년
금/+	금/+	토/+	화/+
庚	庚	戊	丙
辰	申	戌	戌
토/+	금/+	토/+	토/+

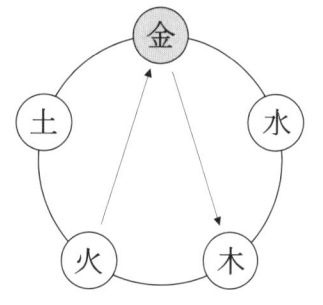

【증상】 위염, 요통, 어깨통증[오십견]

【명리진단】 ▶ 辰戌冲

이 사주는 日干이 庚金으로 왔다. 월지 戌토, 년지 戌토 그리고 시지 辰토에 辰戌冲까지 있어 土가 매우 강하게 보인다. 그러나 金을 보면 土에게 직접 生을 받는 申금이 일지에 있고 천간에 庚금까지 투출해 있어 金의 세력도 만만치 않아 점수계산이 필요하다. 먼저 土는 자체세력 58점에 火로부터 받은 7점의 生을 합쳐 총 65점에 이르지만, 金에게 35점의 生을 주어야 하므로 결국 최종적으로 30점만 남는다. 그러나 金은 자체세력 35점에 土로부터 받은 35점의 生까지 계산하면 총 70점에 이르게 되어 金이 가장 왕한 오행이라고 할 수 있다. 金이 비록 가장 강한 오행이긴 하지만 土도 辰戌冲이 있어 세력이 약하다고는 볼 수 없으므로 체질이 전체적으로 土金쪽으로 旺하다고 보아도 무방하다. 위염은 대표적인 土실증의 질환으로써 土실로 인한 위(胃)실증에서 직접 온 것이다. 胃실증은 胃에서 위산(胃酸)이 많이 분비되는 체질이므로 속쓰림이 자주 나타날 수 있는데 이 경우 필요에 따라서는 양배추 즙을 마시면 효과가 좋다. 그러나 근본적인 치료는 土실증이 나타나지 않도록 木을 적극적으로 補하여 木이 土를 적절히 견제할 수 있는 바탕을 마련하는 것이 필요하다. 즉 실증에서 비롯된 증상일수록 실한 오행을 훼하고 조절하는 오행이 무엇인지 찾는 노력을 한다면 치료의 매듭은 간단하게 풀리기 마련이다. 오십견은 心허[火虛]로 인하여 혈액순환의 문제에서 비롯된 것이며, 요통은 간(肝)이 주관하는 근육의 문제 및 심장의 혈액순환과 겹쳐 일어난 것이다.

【임상치료】 ▶ 木火血 補 / 金氣 寫

전체 氣血 세력중 氣가 더 세므로 金의 氣[陽]인 상양을 寫하고, 木火의 血

[陰]인 태충[木]과 소부[火]를 補한다.

【처방】
▶ 침 − 1. 상양[또는 합곡] 寫 2. 태충 補 3. 소부, 내관 補
▶ 뜸 − 태충, 내관 양혈(兩穴)에 직구뜸 5장 이상 매일 시행함

【金旺 3-11】 최 ●● (남) 음력 1966년 8월 8일 巳시

시	일	월	년
토/-	목/+	화/-	화/+
己	甲	丁	丙
巳	申	酉	午
화/+	금/+	금/-	화/-

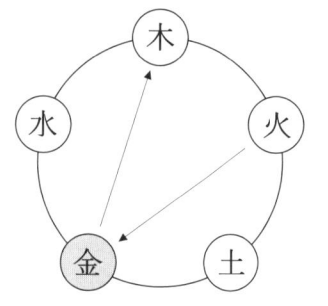

【증상】 당뇨

【명리진단】 ▶ 甲己[土], 巳申[水]

이 사주는 日干이 甲木으로 왔다. 사주구성은 월지를 酉금이 차지하고 있으며 일지에는 申금이 있어 申酉○[金] 반합(半合)이 성립한다. 이것은 方合중 하나인 申酉戌 金局으로서, 만약 地支에 戌토가 있었다면 완전한 방합이 성립되었겠지만 戌토가 빠져 있으므로 반합의 요건만 갖추고 있다. 金이 일단 일지와 월지를 차지하여 세력이 강해 보이는데 金을 生하는 세력을 찾아보니 土가 천간에 하나 보인다. 己토는 살아 있을까? 결론은 살아있다. 왜냐하면 巳화[巳=丙庚戊]는 戊토를 품고 있어 천간의 己토가 巳中의 戊토에 뿌리를 갖고 있기 때문이다. 金의 세력을 계산해 보면 金 자체세력에다 己토의 점수를 더하니 총 57점이 된다. 火의 세력도 만만치는 않지만 세력의 합이 金보다는 여전히 약하여 金이 가장 旺한 오행이라 할 수 있다. 당뇨는 탁혈이 근본적인 원인이므로 혈액을 맑게 하는 것이 치료의 매듭이다.

【임상치료】 ▶ 木火氣 補 / 金血 寫

전체 氣血 세력 중 血이 더 세므로 金의 血[陰]인 경거를 寫하고, 木火의 氣[陽]인 족임읍[木]과 양곡[火]을 補한다.

【처방】 ▶ 침 - 1. 경거 寫 2. 족임읍 補 3. 양곡, 외관 補
▶ 뜸 - 태충, 내관 양혈(兩穴)에 직구뜸 5장 이상 매일 시행함

【金旺 3-12】 김 ●● (남) 양력 2005년 1월 26일 辰시

시	일	월	년
금/+	금/+	화/-	목/+
庚	庚	丁	甲
辰	戌	丑	申
토/+	토/+	토/-	금/+

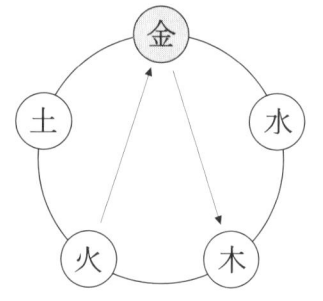

【증상】 심계[怔忡], 도한(盜汗), 만성피로

【명리진단】 ▶ 甲庚冲, 辰戌冲

이 사주는 日干이 庚金으로 왔다. 사주구성은 地支를 보면 월지에 丑토 그리고 土의 오행인 戌토와 辰토까지 있어 土의 세력이 한눈에 보아도 강하게 보인다. 그러나 이 체질은 자세히 살펴볼 필요가 있다. 土가 강하게 보이지만 地支에 申金이 있고 天干에 있는 庚金들이 힘을 제대로 발휘할 수 있는지가 관건인데 여기에서는 戌[戌=戊丁辛]중에 辛金이 있고, 丑[丑=己辛癸]중에 辛金이 있어 천간의 庚금 모두 제 힘을 발휘하고 있다. 土는 자체세력이 60점으로 왕했지만 다시 金을 生하기 위해 25점이 빠져 나가게 되며, 金의 최종점수는 50점이 되어 金이 더 강하다는 것을 알 수 있다. 하여 이 체질은 土도 강한 세력임에 틀림없지만 金으로 세력이 집중되고 있어 金이 더 왕한 세력이 됨을 보여주고 있다. 즉 전체적으로 土金으로 왕하다고 말할 수 있으며 이러한 경우는 丁火도 濕土인 丑土 위에 있어 약하지만 木을 먼저 살펴야 되는 이치도 들어있다 하겠다. 치료는 木火를 집중적으로 補해야 하는 점은 자명하다. 심계 및 도한은 心허에서 비롯된 것이며, 피로감을 호소하는 것은 肝허가 원인이다. 치료는 나이가 어린 경우 약물요법이나 또는 침 대신에 압봉을 이용하여 아래에 나와 있는 처방의 양혈(兩穴)에 붙여주면 된다.

【임상치료】 ▶ 木火血 補 / 金氣 寫

전체 氣血 세력중 氣가 더 세므로 金의 氣[陽]인 상양을 寫하고, 木火의 血[陰]인 태충[木]과 소부[火]를 補한다.

【처방】 ▶ 침 - 1. 상양[또는 합곡] 寫 2. 태충 補 3. 소부, 내관 補

▶ 뜸 - 태충, 내관 양혈(兩穴)에 직구뜸 5장 이상 매일 시행함

【金旺 3-13】 김 ●● (남) 음력 1946년 8월 27일 巳시

시	일	월	년
토/-	토/-	화/-	화/+
己	己	丁	丙
巳	亥	酉	戌
화/+	수/+	금/-	토/+

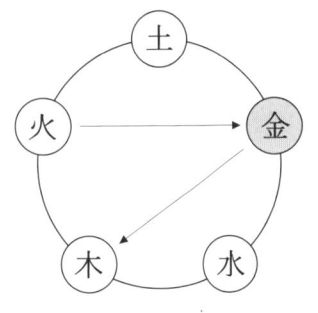

【증상】 천식, 무릎 통증

【명리진단】 ▶ 巳亥沖

이 사주는 日干이 己土로 왔다. 사주구성은 월지를 酉금이 차지하고 있는데 土가 金을 충분히 生하고 있어 金의 세력이 강하게 보인다. 日支의 亥수도 직접 酉금으로부터 生을 받고 있고 木을 生하기 위해 세력이 빠져 나가는 것도 없기 때문에 水의 세력 또한 세게 보인다. 金水로 세력들이 세지는 가운데 어느 세력이 더 센지 검토를 해보자. 먼저 金은 자체세력 30점에 土로부터 받은 30점의 生을 더하면 총 60점이 되지만 水를 生하기 위해 20점이 빠져나가 최종점수는 40점이 된다. 水는 자체세력 20점에 金으로부터 받은 生을 더하면 총 40점이 되어 金과 점수가 같게 된다. 결론적으로 점수는 같지만 가장 왕한 세력을 선택한다면 金이라고 할 수 있다. 왜냐하면 전체적인 판세를 볼 때 戌中의 辛금, 巳中에도 庚금이 있어 金의 오행은 단단히 자리를 잡고 있는 반면에 亥水는 金으로부터의 生만 기대하고 있는데다가 巳亥沖이 일어나 어느 정도 손상을 당하고 있기 때문이다. 巳亥沖에서 巳火가 손상당하는 것은 설명하지 않아도 이해하리라 본다. 천식은 金실증의 대표적인 질환으로서 80%이상이 金실증에서 나타난다. 치료에 있어서 당연히 火를 보하여 金을 견제해야 함에도 불구하고 현재의 치료는 거꾸로 肺를 보하면서 氣를 하강시키는 약물만을 사용하기 때문에 치료가 더디거나 치료확률이 떨어지는 것이다. 천식이나 비염은 金실증이 대부분 차지하는바 반드시 심장을 補하는 약물이나 침 처방이 필요함을 명심해야 한다.

【임상치료】 ▶ 木火氣 補 / 金血 寫

전체 氣血 세력 중 血이 더 세므로 金의 血[陰]인 경거를 寫하고, 木火의 氣

[陽]인 족임읍[木]과 양곡[火]을 補한다.

【처방】
- ▶ 침 – 1. 경거 瀉 2. 족임읍 補 3. 양곡, 외관 補
- ▶ 뜸 – 태충, 내관 양혈(兩穴)에 직구뜸 5장 이상 매일 시행함

MEMO

【金旺 3-14】 임 ●● (남) 음력 1980년 3월 14일 卯시

시	일	월	년
토/-	금/-	금/+	금/+
己	辛	庚	庚
卯	未	辰	申
목/-	토/-	토/+	금/+

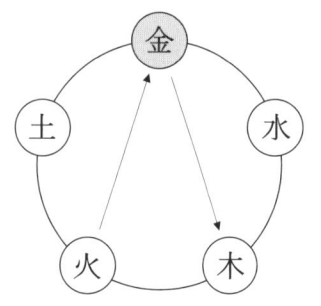

【증상】 비염

【명리진단】

이 사주는 日干이 辛金으로 왔다. 사주구성은 月支와 日支를 土의 오행이 차지하고 있어 土의 세력이 세게 보이지만 火의 오행이 보이지 않아 土는 火로부터 받는 生은 없다. 金을 보면 천간의 庚금과 辛금은 년지에 있는 申금에 뿌리를 두고 살아있으며 金은 자체세력 33점에 土로부터 받은 33점의 生을 더하면 총 66점이 되어 가장 강한 세력이 된다. 전체적으로 土는 日支와 月支를 차지하여 강한 듯 보였지만 火로부터 어떠한 生도 받지 못한 채 金으로 세력이 계속해서 빠져나가고 있으며, 金은 水로 빠져나가는 세력이 없이 土로부터 꾸준히 生만 받고 있는 상황이다. 卯木은 土金으로 포위되어 위태로우며 밖으로 밀려나는 형국이다. 이 체질은 금실증에 의한 木火허증인데 나타난 증상은 비염이다. 앞서 설명한 바와 같이 비염은 천식과 함께 금실증의 대표적인 증상으로서 火를 補함으로써 金을 剋하는[火剋金] 치료가 절대적으로 필요하다. 침 치료는 전체적으로 氣가 세므로 金의 氣인 이간을 寫하고, 木火의 血인 태충, 소부, 외관을 補한다.

【임상치료】
▶ 木火血 補 / 金氣 寫
전체 氣血 세력중 氣가 더 세므로 金의 氣[陽]인 상양을 寫하고, 木火의 血[陰]인 태충[木]과 소부[火]를 補한다.

【처방】
▶ 침 - 1. 상양[또는 합곡] 寫 2. 태충 補 3. 소부, 내관 補
▶ 뜸 - 태충, 내관 양혈(兩穴)에 직구뜸 5장 이상 매일 시행함

5. 水의 세력이 旺한 경우

水의 세력이 왕(旺)하다는 것은 상대적으로 승모(勝侮)관계에 있는 火와 土의 오행이 약해지는 결과를 초래하며, 인체의 장부로는 신방광[水]이 실(實)하여 심소장[火]과 비위[土]의 허(虛)증을 나타낸다. 병증(病症)은 크게 水실증만 나타나는 경우, 水실증과 火土허증이 겸하여 나타나는 경우 그리고 火土허증만 나타나기도 한다. 치료는 水의 세력이 왕하므로 水의 기운(氣運)을 사(寫)하고, 반대로 火土의 세력은 약해지므로 火土의 기운(氣運)을 보(補)하는 것이 치료의 원칙이다. 중요한 것은 임상에 있어서 증상 하나 하나에 얽매이기 보다는 장부의 허실(虛實)을 정확히 구분하여 實하면 기운을 빼주고[寫法], 虛하면 기운을 보충 해주는[補法] 단순함 속에서 치료의 이치를 들여다본다면 증상이 아닌 원인치료의 중요성을 알게 될 것이다.

▶ 水의 세력이 왕(旺)한 경우 치료방법

水의 氣[陽]가 실한 경우	치료원칙▶ 火土血 補 / 水氣 寫 침▶ 1.족통곡 寫 2.소부, 내관 補 3.태백 補
水의 血[陰]이 실한 경우	치료원칙▶ 火土氣 補 / 水血 寫 침▶ 1.음곡 寫 2.양곡, 외관 補 3.족삼리 補
직구뜸은 공통	내관[PC6], 족삼리[ST36] 양혈(兩穴)에 직구뜸 5장 이상 매일 시행함

【水旺 1-1】 윤 ●● (남) 양력 1989년 1월 3일 亥시

시	일	월	년
수/-	수/-	목/+	토/+
癸	癸	甲	戊
亥	亥	子	辰
수/+	수/+	수/-	토/+

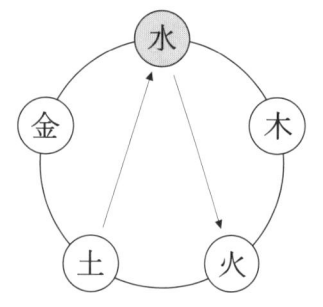

【증상】 피부질환[아토피]

【명리진단】 ▶ 戊癸[火], 亥亥

이 사주는 일간이 癸水로 왔다. 오행기행도 작성은 日干이 水의 오행으로 왔으므로 상생법칙에 따라 水부터 시작하여 水 → 木 → 火 → 土 → 金 순으로 적는다. 사주구성을 보면 월지 子수, 일지와 시지에 각각 亥수가 있으며, 일간과 시간에 癸수가 있어 水 자체세력의 합은 75점으로 세력이 강하다고 볼 수 있다. 水生木으로 빠져나가는 세력도 미약하기 때문에 오행 중에서 水가 가장 세력이 세다는 것을 쉽게 알 수 있다. 水는 장부로는 신장(腎臟)과 방광(膀胱)을 가리키며 水의 세력이 세다는 말은 水에 해당하는 신장과 방광이 실(實)하다는 의미이다. 가장 세력이 강한 오행을 찾았으면 그 다음으로 살펴야 할 것은 가장 강한 오행으로부터 극(剋)을 당하는 오행을 찾는 것이다. 세력이 가장 강한 水는 火를 극하여[水剋火-수극화] 심장과 소장이 약해지는 결과를 초래하며, 土는 마땅히 水를 극하여 조절해야 하나[土剋水-토극수] 강한 水에게 오히려 역극[相侮]을 당하여 비장(脾臟)과 위(胃) 또한 약해지게 한다. 결론적으로 이 체질은 水실증으로 인해 火土허증이 야기된 것이다. 아토피질환은 주로 간실열(肝實熱)에서 주로 나타나는 증상인데, 여기에서는 혈액 생산을 담당하는 비장과[脾生血] 혈액순환을 담당하는 심장이 약해져 발생한 것이다.

【임상치료】 ▶ 火土血 補 / 水氣 寫

전체 氣血 세력 중 氣가 더 세므로 水의 氣[陽]인 족통곡을 寫하고, 火土의 血[陰]인 소부[火]와 태백[土]을 補한다.

【처방】 ▶ 침 – 1. 족통곡 寫 2. 소부, 내관 補 3. 태백 補

▶ 뜸 – 내관, 족삼리 양혈(兩穴)에 직구뜸 5장 이상 매일 시행함

【水旺 1-2】 최 ●● (남) 음력 1960년 11월 5일 酉시

시	일	월	년
수/-	목/+	토/+	금/+
癸	甲	戊	庚
酉	申	子	子
금/-	금/+	수/-	수/-

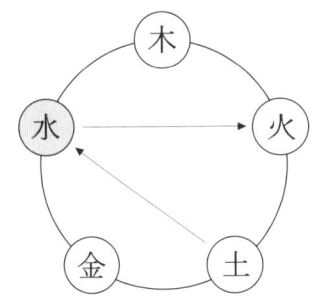

【증상】 심장부위 통증[心痛]

【명리진단】 ▶ 甲庚沖, 戊癸[火]

이 사주는 일간이 甲木으로 왔다. 사주구성은 월지 子수, 년지에 子수가 있으며 천간에 癸수가 있어 水 자체세력의 합은 47점[子수30, 子수10, 癸수7]이다. 또한 水는 金으로부터 37점[申금20, 酉금10, 庚금7]의 生을 받아 水는 총 84점으로 오행 중에서 세력이 가장 왕(旺)하여 졌다. 사주구성을 자세히 보면 천간의 戊土는 子水 바로 아래에 위치하여 역극(逆剋)을 당하고 있고 또한 천간의 甲목에게 직접적으로 木剋土를 당하고 있으며, 土는 火로부터 어떠한 生도 받지 못한 채 土生金으로 土의 세력만 빠져 나가고 있어 土는 아주 위태로운 형국이라 할 수 있다. 가장 강한 오행인 水는 火를 극(剋)하므로[水剋火-수극화] 심장과 소장이 허해지게 되며, 土는 가장 강한 오행인 水를 극하여 조절해야 하지만 金으로부터 生을 받아 더욱 강해진 水에게 오히려 역극[相侮]을 당하여 비, 위 또한 허해진다. 이 체질은 水실증으로 인한 火土허증인데, 심장부위의 통증은 주로 심장의 허증에서 나타나는 증상으로서 이러한 통증이 계속 지속되면 무릎질환을 야기할 수 있고 더 심해지면 협심증까지 발전할 수 있다.

【임상치료】 ▶ 火土氣 補 / 水血 寫

전체 氣血 세력 중 血이 더 세므로 水의 血[陰]인 음곡을 寫하고, 火土의 氣[陽]인 양곡[火]과 족삼리[土]를 補한다.

【처방】 ▶ 침 – 1. 음곡 寫 2. 양곡, 외관 補 3. 족삼리 補
▶ 뜸 – 내관, 족삼리 양혈(兩穴)에 직구뜸 5장 이상 매일 시행함

【水旺 1-3】 김 ●● (남) 양력 1972년 12월 20일 巳시

시	일	월	년
금/+	목/-	수/+	수/+
辛	乙	壬	壬
巳	酉	子	子
화/+	금/-	수/-	수/-

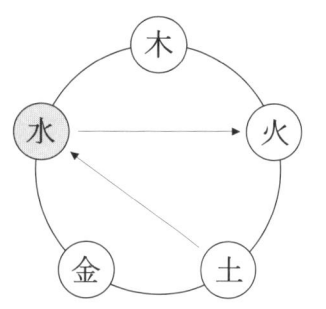

【증상】 요통

【명리진단】 ▶ 乙辛冲

이 사주는 일간이 乙木으로 왔다. 사주구성은 月柱와 年柱가 壬子 壬子로 와 이미 水의 세력이 반 이상을 차지하고 있으며 水 자체세력의 합은 55점이 된다. 또한 日支의 酉금과 天干의 辛금으로부터 27점의 生을 받아 水는 총 82점으로 가장 왕한 오행임을 알 수 있으며 水生木으로 빠져나가는 세력도 있지만 미약하게 보인다. 天干에 乙辛冲이 있으므로 金이 센지 木이 센지 살펴 어느 쪽이 손상을 더 받는지 검토가 필요하다. 우선 乙木은 地支에 뿌리가 없이 떠있는 상황에서 水로부터 生을 받고 있지만 水의 세력이 너무 왕하여 木이 감당할 수 없는[木의 그릇이 너무 작아서] 生을 받아 오히려 木이 뜨는 수다목부(水多木浮) 현상이 일어나고 있으므로 乙木은 약해질 수밖에 없다. 그러나 辛金은 일지에 酉金이 있고 巳火[巳=丙庚戊] 속에 들어있는 庚金이 天干의 辛金을 받쳐주고 있기 때문에 乙辛冲에서 다치는 세력은 乙木이라 할 수 있다. 이 체질은 水가 왕하여 火土를 補하는 치료가 선행되는 것이 사실이지만 나중에 木허증의 증상도 나타날 수 있으니 임상에서 참고 해야 한다. 요통은 주로 腎허[水허]에서 많이 나타나는 질환 중 하나인데 水[신장,방광]의 기운이 강한데도 불구하고 요통이 나타난 이유는 水로부터 剋을 당한 火[심장]의 허증으로 인한 것이며 혈액순환의 문제가 직접적 원인이다.

【임상치료】 ▶ 火土氣 補 / 水血 寫

전체 氣血 세력 중 血이 더 세므로 水의 血[陰]인 음곡을 寫하고, 火土의 氣[陽]인 양곡[火]과 족삼리[土]를 補한다.

【처방】 ▶ 침 – 1. 음곡 寫 2. 양곡, 외관 補 3. 족삼리 補

▶ 뜸 – 내관, 족삼리 양혈(兩穴)에 직구뜸 5장 이상 매일 시행함

【水旺 1-4】 김 ●● (여) 음력 1950년 11월 10일 寅시

시	일	월	년
수/+	화/-	토/+	금/+
壬	丁	戊	庚
寅	亥	子	寅
목/+	수/+	수/-	목/+

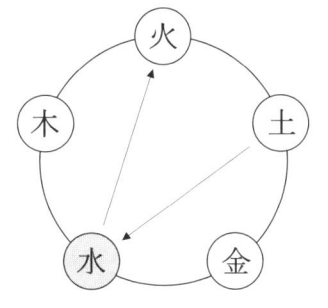

【증상】 당뇨, 고혈압

【명리진단】 ▶ 丁壬[木], 寅亥[木]

이 사주는 일간이 丁火로 왔다. 사주구성은 월지 子수, 일지에 亥수가 있고, 천간에 壬수가 있어 水 자체세력은 57점이며 庚金으로부터 7점의 生을 받아 水는 총 64점이 된다. 그러나 水의 세력은 地支의 양 끝에 있는 寅목으로 세력이 빠져나가고 있기 때문에 아직 水가 가장 세다고 결론 짓기에는 이르다. 水는 64점의 세력에서 木을 生하기 위해 20점의 세력이 빠져나가므로 木은 총 40점이 되고 水는 44점만 남게 된다. 水와 木의 세력이 엇비슷해 보이지만 木은 다시 火로 8점의 生을 주기 때문에 최종적으로 32점만 남게 되므로 결국 44점의 세력을 차지한 水가 가장 왕하다고 볼 수 있다. 이 체질은 일간[日干=나 자신]이 丁火로 왔는데 丁火의 위치를 보면 子水와 亥水가 바로 아래에서 丁火를 剋하고 있으며 또한 바로 옆에 壬수까지 있어 丁火의 환경이 매우 위태롭게 놓여 있다. 戊土 역시 丁火로부터 生을 받기도 어려운데 土生金으로 세력이 빠져 나가고 있으며 바로 아래에 있는 子水에게 역극을 당하는 형국으로써 火와 비슷한 처지이다. 체질적으로 심장[丁火]과 胃[戊土]가 약함을 드러내고 있다 하겠다. 당뇨는 혈액이 맑지 못한데서 비롯되는 질환으로서 여기에서는 土허로 인하여 비장(脾臟)이 혈액을 제대로 만들어내지 못한 원인이 크며, 고혈압은 火허로 인해 심장이 허해져 心의 虛熱이 위[上]로 떠서 발생한 것이다.

【임상치료】 ▶ 火土血 補 / 水氣 寫

전체 氣血 세력 중 氣가 더 세므로 水의 氣[陽]인 족통곡을 寫하고, 火土의 血[陰]인 소부[火]와 태백[土]을 補한다.

【처방】 ▶ 침 – 1. 족통곡 寫 2. 소부, 내관 補 3. 태백 補

▶ 뜸 – 내관, 족삼리 양혈(兩穴)에 직구뜸 5장 이상 매일 시행함

【水旺 1-5】 이 ●● (남) 음력 1943년 12월 6일 子시

시	일	월	년
목/+	목/+	목/+	수/-
甲	甲	甲	癸
子	子	子	未
수/-	수/-	수/-	토/-

【증상】　　백내장

【명리진단】

이 사주는 일간이 甲木으로 왔다. 사주구성은 時支부터 月支까지 子水가 깔려 있고 년간에 癸수가 있어 水 자체세력의 합은 67점[子수30, 子수20, 子수10, 癸수7]된다. 水는 水生木을 통해 木에게 23점의 生을 주어 결과적으로 44점만 남게 되나 반면에 木은 水로부터 生을 받아 총 46점에 이르러 가장 왕한 오행인 듯 보인다. 그러나 여기에서 木이 水보다 더 왕(旺)하다고 보지 않는 이유는 먼저 水는 地支에 뿌리를 단단하게 내리고 있으면서 세력이 강한 반면, 木은 地支에 받쳐주는 뿌리가 없이 水에게 의지하여 生을 받는 형국이기 때문이다. 비록 위와 같은 이유 때문에 水가 더 왕하다고 할 수 있지만 木도 직접 水로부터 生을 받아

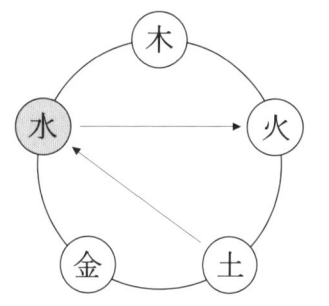

의지하고 있고 약하게나마 未토[未=己乙丁]에 들어있는 乙木에 뿌리를 두고 있어 세력이 약하지만은 않다는 점을 알아야 한다. 점수계산 만으로 판별하기에는 어려운 사례일 수 있지만 이와 같이 사주구성의 판세를 보는 시각을 기른다면 충분히 극복할 수 있는 부분이다. 전체적으로 水木으로 왕한 상태에서 年支에 있는 未土가 밖으로 밀려나는 형국이니 먼저 비위[土]를 적극적 보해야 하는 상황이다. 백내장은 심병(心病)중 하나로서 주로 木火허증에서 나타나는 질환이며 뜸과 침술 치료를 병행한다면 치료가 가능한 질환이다.

【임상치료】　　▶ 火土氣 補 / 水血 寫

전체 氣血 세력 중 血이 더 세므로 水의 血[陰]인 음곡을 寫하고, 火土의 氣[陽]인 양곡[火]과 족삼리[土]를 補한다.

【처방】　　▶ 침 - 1. 음곡 寫　2. 양곡, 외관 補　3. 족삼리 補

　　　　　▶ 뜸 - 내관, 족삼리 양혈(兩穴)에 직구뜸 5장 이상 매일 시행함

【水旺 1-6】 정 ●● (여) 음력 1956년 10월 27일 子時

시	일	월	년
화/+	금/+	토/-	화/+
丙	庚	己	丙
子	子	亥	申
수/-	수/-	수/+	금/+

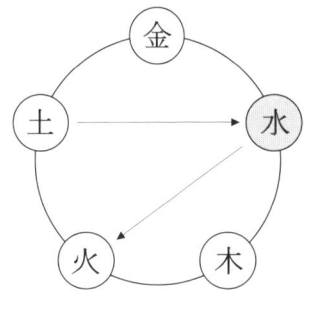

【증상】 견통

【명리진단】

이 사주는 일간이 庚金으로 왔다. 사주구성은 월지 亥수, 일지와 시지에 각각 子수가 차지하고 있어 전체 세력 중 水의 오행이 이미 60점을 차지하여 水가 세다는 느낌을 가질 수가 있으며 또한 地支에서 직접 申금과 天干의 庚금이 水를 生하고 있어 水의 세력이 가장 왕해지고 있음을 쉽게 알 수 있다. 사주구성을 자세히 살펴보면 양 끝에 丙火가 있는데 먼저 年支에 있는 丙화는 뿌리도 없이 떠있는 상황에서 己土로 生이 빠져나가고 있고 바로 아래에 있는 申금에게 逆剋(역극)을 당하고 있으며, 마찬가지로 時支에 있는 丙화도 子水가 바로 아래에서 水剋火를 하고 있고 옆에 있는 庚금에게 역극을 당하여 丙火가 밀려날 수밖에 없는 형국이다. 天干에 있는 己土도 地支에 뿌리를 두지 못하고 떠있는 상태에서 바로 아래에 있는 왕한 亥수로부터 역극을 당하여 위태롭기는 丙화와 마찬가지이다. 水의 기운(氣運)이 강한 체질은 水의 본질인 응집, 저장력이 발달하여 머리가 좋은 편에 속하나 반면에 심장[火의 氣運]이 약하여 자신을 남 앞에 드러내기를 주저하는 편이다. 그리고 체질적으로는 몸이 차가운 편이며 혈액순환의 문제를 대부분 갖고 있다. 견통은 心허로 인한 혈액순환의 문제에서 비롯된 것이다.

【임상치료】 ▶ 火土血 補 / 水氣 寫

전체 氣血 세력 중 氣가 더 세므로 水의 氣[陽]인 족통곡을 寫하고, 火土의 血[陰]인 소부[火]와 태백[土]을 補한다.

【처방】 ▶ 침 – 1. 족통곡 寫 2. 소부, 내관 補 3. 태백 補

▶ 뜸 – 내관, 족삼리 양혈(兩穴)에 직구뜸 5장 이상 매일 시행함

【水旺 1-7】 장 ●● (남) 음력 1948년 10월 16일 亥시

시	일	월	년
화/-	목/-	수/-	토/+
丁	乙	癸	戊
亥	巳	亥	子
수/+	화/+	수/+	수/-

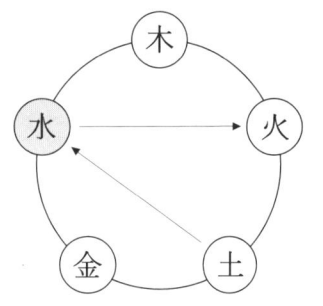

【증상】 정신질환

【명리진단】 ▶ 巳亥冲, 丁癸冲, 亥亥, 戊癸[火]

이 사주는 일간이 乙木으로 왔다. 사주구성을 보면 월지 亥수, 년지와 시지에 子수와 亥수가 있으며, 天干에는 癸수가 있어 水 자체세력의 합은 58점으로 세력이 강하다고 볼 수 있다. 水生木으로 빠져나가는 세력도 미약하기 때문에 오행 중에서 水가 가장 왕(旺)한 오행임을 쉽게 알 수 있다. 한 가지 중요한 점은 日支와 月支에 사해충(巳亥冲)이 있다는 점이다. 이와 같이 가장 세력의 분포가 큰 곳을 차지하고 있는 日支와 月支에서 冲이 일어난 경우에는 멀리 떨어져서 冲을 일으킨 경우보다 약한 세력일수록 훨씬 더 치명적인 상처를 받게 된다. 즉 巳亥冲은 水와 火의 冲이며 水가 갖고 있는 한[寒-차가움]과 그리고 火가 갖고 있는 열[熱-뜨거움]이 부딪히는 것으로서 이 경우에는 水의 기운이 강하여 巳火가 손상당하게 되어 심장이 약해질 수밖에 없는 체질이다. 丁癸冲도 위와 같은 의미가 들어 있으므로 부연할 필요가 없다 하겠다. 정신질환은 水火冲으로 인한 火허증에서 비롯된 것이며 심장을 보하여 水火의 중심축을 바로잡는 것이 필요하다.

【임상치료】 ▶ 火土血 補 / 水氣 寫

전체 氣血 세력 중 氣가 더 세므로 水의 氣[陽]인 족통곡을 寫하고, 火土의 血[陰]인 소부[火]와 태백[土]을 補한다.

【처방】 ▶ 침 – 1. 족통곡 寫 2. 소부, 내관 補 3. 태백 補

▶ 뜸 – 내관, 족삼리 양혈(兩穴)에 직구뜸 5장 이상 매일 시행함

【水旺 1-8】 조 ●● (남) 음력 1982년 9월 28일 戌시

시	일	월	년
화/+	금/+	금/-	수/+
丙	庚	辛	壬
戌	子	亥	戌
토/+	수/-	수/+	토/+

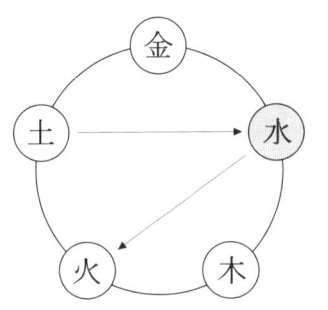

【증상】 소화불량

【명리진단】 ▶ 丙壬冲, 丙辛[水]

이 사주는 일간이 庚金으로 왔다. 사주구성을 보면 월지 亥수, 일지에 子수가 있으며 년간에 癸수가 있어 水 자체세력은 57점으로 세력이 강하다고 볼 수 있다. 水는 水生木으로 빠져나가는 세력도 없으며 천간에 있는 金으로부터 生을 받아 더욱 세력이 강해져 가장 왕(旺)한 오행임을 쉽게 알 수 있다. 여기에서 중요한 점은 金이 水를 생할 수 있는지 여부다. 生도 아무 때나 되는 것이 아니라 地支에 뿌리를 두고 있을 때만 生을 주는 것이 가능하다. 그렇다면 天干에 庚금과 辛금이 있지만 地支에 뿌리를 두고 있는지 살펴보아야 하는데 地支에 있는 오행을 살펴보면 金의 오행이 전혀 보이지 않아 金의 뿌리가 없는 듯 보인다. 그러나 年支와 時支에 있는 戌토[戌=戊丁辛]속에 辛금을 품고 있어 이 戌중의 辛금이 천간에 떠있는 庚금과 辛금의 뿌리가 될 수 있는 것이다. 암장에 대한 언급은 뒤편 에서 나오므로 난이도가 높아질수록 이와 같은 점을 염두에 두고 체질을 판별하는 데 있어 참고 해야 한다. 소화불량은 土허로 인한 것이며 일반적으로 사혈(瀉血)만 해도 되나 효과가 없을 경우는 아래 처방을 따르면 된다.

【임상치료】 ▶ 火土血 補 / 水氣 寫

전체 氣血 세력 중 氣가 더 세므로 水의 氣[陽]인 족통곡을 寫하고, 火土의 血[陰]인 소부[火]와 태백[土]을 補한다.

【처방】 ▶ 침 - 1. 족통곡 寫 2. 소부, 내관 補 3. 태백 補

▶ 뜸 - 내관, 족삼리 양혈(兩穴)에 직구뜸 5장 이상 매일 시행함

【水旺 1-9】 채 ●● (남) 음력 1959년 10월 15일 子시

시	일	월	년
토/+	금/-	목/-	토/-
戊	辛	乙	己
子	丑	亥	亥
수/-	토/-	수/+	수/+

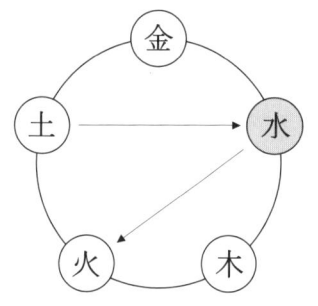

【증상】　　　발기부전

【명리진단】　▶ 乙辛冲, 亥亥, 亥子丑[水], 子丑[土]

이 사주는 일간이 辛金으로 왔다. 사주구성을 보면 년, 월에 있는 亥수가 亥亥 自刑을 이루고 있으며 年支에 子수까지 있어 水의 세력이 전체적으로 강하게 보인다. 水 자체 세력은 50점[亥수30, 亥수10, 子수10]으로 다른 오행과 비교해도 가장 왕하다고 볼 수 있으며 亥亥 自刑과 亥子丑 水局까지 이루어져 있어 水의 세력에 힘을 보태고 있다. 天干에 있는 辛금은 地支에 뿌리가 되는 金의 오행이 보이지 않지만 辛금 바로 아래에 있는 丑토[丑=己辛癸]가 辛금을 품고 있어 天干에 떠있는 辛금의 뿌리가 되어 살아 있다고 볼 수 있다. 水[신방광]는 정력(精力)을 주관하는 오행으로써 일반적으로 水의 氣運이 약하면 정(精)을 저장하는 腎의 기능이 저하되어 정력이 떨어지게 되는데, 이 체질에서는 水의 기운이 강함에도 불구하고 발기부전의 문제가 있는 것은 신장 자체의 구조적 문제가 아닌 심장의 혈액순환의 문제이므로 치료에 있어 심장을 적극적으로 補한다면 腎虛로 인한 발기부전 보다는 훨씬 쉽게 치료가 된다.

【임상치료】　▶ 火土血 補 / 水氣 寫

전체 氣血 세력 중 氣가 더 세므로 水의 氣[陽]인 족통곡을 寫하고, 火土의 血[陰]인 소부[火]와 태백[土]을 補한다.

【처방】　▶ 침 - 1. 족통곡 寫　2. 소부, 내관 補　3. 태백 補

　　　　　▶ 뜸 - 내관, 족삼리 양혈(兩穴)에 직구뜸 5장 이상 매일 시행함

【水旺 1-10】 민 ●● (남) 음력 1976년 11월 2일 卯시

시	일	월	년
목/-	토/+	금/+	화/+
乙	戊	庚	丙
卯	申	子	辰
목/-	금/-	수/-	토/+

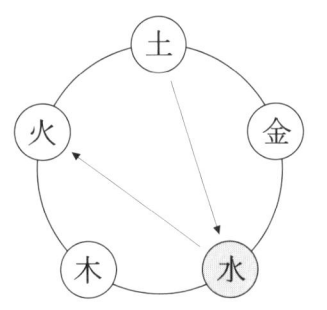

【증상】 감기

【명리진단】 ▶ 申子辰[水], 乙庚[金]

이 사주는 일간이 戊土로 왔다. 사주구성은 월지를 子수가 차지한 가운데 申금이 바로 옆에서 子수를 生하고 있어 水의 세력이 강해지고 있다. 水는 자체세력 30점에 金으로부터 30점[申금20, 庚금8, 金이 土로부터 받은 生18]의 生을 받아 총 60점에 해당하며 다시 水生木으로 세력이 빠져 나가므로 최종점수는 43점만 남게 되지만 申子辰이 완전한 水局을 이루고 있어 水의 최종점수에 추가점수를 줄 수 있는 상황이므로 水가 가장 왕하다는 결론을 내릴 수 있다. 火를 보면 年干에 丙화가 있으나 받쳐주는 뿌리도 없는 상황에서 바로 옆에 있는 庚금에게 역극(逆剋)을 당하여 약해질 수밖에 없으며, 戊토 역시 辰토에 바탕을 두고 있다고는 하나 庚금으로 세력이 빠져 나가기만 할 뿐 火로부터 生을 받기가 어려워 위태롭게 보인다. 감기는 체질과 관계없이 병사(病邪)에 대한 방어력이 떨어질 때 오는 것으로써 여기에서 감기는 水실증으로 인한 火土허증에서 발생한 경우이므로 아래 처방대로 하면 된다. 일반적으로 감기는 바이러스 질환중 하나인데 감기 초기에 바이러스가 착근하지 못하도록 사혈(瀉血)과 직구뜸을 행한다면 어렵지 않게 감기를 예방할 수 있다.

【임상치료】 ▶ 火土氣 補 / 水血 寫

전체 氣血 세력 중 血이 더 세므로 水의 血[陰]인 음곡을 寫하고, 火土의 氣[陽]인 양곡[火]과 족삼리[土]를 補한다.

【처방】 ▶ 침 - 1. 음곡 寫 2. 양곡, 외관 補 3. 족삼리 補
▶ 뜸 - 내관, 족삼리 양혈(兩穴)에 직구뜸 5장 이상 매일 시행함

【水旺 2-1】 정 ●● (여) 음력 1954년 10월 18일 酉시

시	일	월	년
금/-	수/-	목/-	목/+
辛	癸	乙	甲
酉	酉	亥	午
금/-	금/-	수/+	화/-

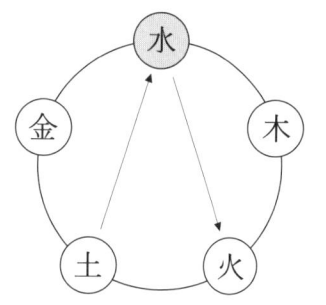

【증상】　　요통

【명리진단】　▶ 乙辛冲, 酉酉

이 사주는 일간이 癸水로 왔다. 月支를 亥수가 차지하였으므로 水의 오행을 더 찾아보니 天干에 癸수가 있다. 그리고 地支에서 월지 亥수 옆에 있는 金이 自刑을 이루면서 亥水를 生하고 있어 水가 세지고 있다. 水 자체세력의 합은 38점에 불과 하지만 金으로부터 37점의 生을 받아 총 75점이 되며 다시 木으로 빠져나가는 세력을 감안 하더라도 오행 중 가장 왕(旺)하다는 것을 알 수 있다. 구성을 살펴보면 天干에 乙辛冲이 있고 金의 힘을 더 세게 만드는 酉酉 자형이 있다. 즉 金生水가 들어오면서 水가 더욱 세져 地支에 있는 午화를 심하게 칠 수 있다. 다행스런 점은 만약 月支에 亥수 대신 子수가 있었다면 子午冲을 일으키면서 체질적으로 심장이 더욱 약해질 수 있었음을 알아야 한다. 요통은 대개 水의 氣運이 약하여 腎이 주관하는 뼈가 약해져 오는 경우가 많지만 본 체질에서 보면 水氣가 강하면서 요통이 있다는 것은 뼈나 신장의 이상 보다는 심장의 허(虛)로 인해 혈액순환이 문제가 된 경우이다. 이러한 경우는 구조적인 문제가 아니므로 심장을 보하면 쉽게 치료될 수 있는 요통이다.

【임상치료】　▶ 火土氣 補 / 水血 寫

전체 氣血 세력 중 血이 더 세므로 水의 血[陰]인 음곡을 寫하고, 火土의 氣[陽]인 양곡[火]과 족삼리[土]를 補한다.

【처방】　▶ 침 - 1. 음곡 寫　2. 양곡, 외관 補　3. 족삼리 補

　　　　▶ 뜸 - 내관, 족삼리 양혈(兩穴)에 직구뜸 5장 이상 매일 시행함

【水旺 2-2】 김 ●● (여) 음력 1956년 11월 4일 辰時

시	일	월	년
토/+	화/+	토/-	화/+
戊	丙	己	丙
子	午	亥	申
수/-	화/-	수/+	금/+

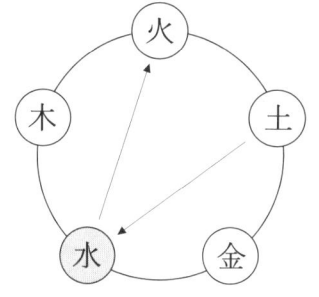

【증상】　　　심통(心痛)
【명리진단】　▶ 子午冲

이 사주는 일간이 丙火로 왔다. 사주구성은 亥수가 점수분포가 가장 높은 月支를 차지하고 있으며 시지에 같은 오행인 子수가 있다 또한 년지에서 申금이 水를 生하여 대략 水가 세다는 것을 알 수 있다. 火의 세력도 만만치 않게 나타나고 있지만 火는 木으로부터 생조(生助)를 받지 못한 채 土를 生하기 위해 세력이 빠져 나가고 있는 형국이다. 生을 받고, 生을 준 후 점수계산을 해봐도 水 세력의 합이 50점으로 가장 왕(旺)하게 나타난다. 구성을 살펴보면 地支에 子午冲이 있으며 火의 세력이 水보다 약한 가운데 子午冲이 일어나 午火가 위태로워 심장의 허증이 두드러지게 나타날 수 있다. 이 체질은 水실증으로 인한 火土허증을 초래한 경우이다. 체질상에 冲이 있는 경우는 冲이 나타나지 않은 체질보다 병증이 더 심각할 수 있으니 참고해야 한다. 심장부위의 통증은 직접 心허에서 비롯된 것이다.

【임상치료】　▶ 火土血 補 / 水氣 瀉

　　　　　　전체 氣血 세력 중 氣가 더 세므로 水의 氣[陽]인 족통곡을 瀉하고, 火土의 血[陰]인 소부[火]와 태백[土]을 補한다.

【처방】　　　▶ 침 - 1. 족통곡 瀉　2. 소부, 내관 補　3. 태백 補
　　　　　　▶ 뜸 - 내관, 족삼리 양혈(兩穴)에 직구뜸 5장 이상 매일 시행함

【水旺 2-3】 한 ●● (여) 양력 1949년 12월 20일 申시

시	일	월	년
수/+	목/+	화/+	토/-
壬	甲	丙	己
申	申	子	丑
금/+	금/+	수/-	토/-

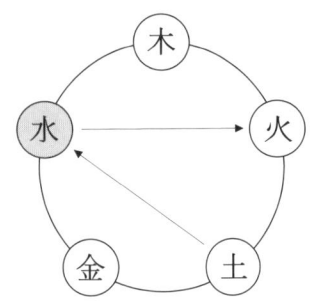

【증상】 요통

【명리진단】 ▶ 丙壬冲, 甲己土, 子丑土

이 사주는 일간이 甲木으로 왔다. 사주구성은 子수가 월지를 차지하고 있으며 천간에 壬수가 있다. 또한 月支를 차지한 子수를 申금이 日支와 時支에서 직접 生을 해주고 있어 水 세력이 가장 강하다는 것을 어렵지 않게 파악할 수 있다. 중요한 점은 水가 가장 왕한 상황에서 丙화는 뿌리도 없이 子수 바로 위에 위치하여 위태로워 보인다는 점이며 따라서 심장이 약하다고 할 수 있다. 오행상극관계에서 가장 강한 세력인 水[신방광]가 火[심소장]를 극하고 있으며, 土는 水를 극하여 견제를 해야 하지만 土의 세력이 약하여 역극(相侮)을 당하여 火와 마찬가지로 土(비,위)도 허해졌다. 이 체질은 水실증으로 인한 火土허증이다. 이것을 좀 더 구체적으로 분석하면, 전체적으로 陽의 분포가 53점으로 陰의 세력보다 더 세기 때문에 치료에 있어서는 水의 陽(氣)이 실하여 水의 陽에 해당하는 방광경락의 족통곡을 사(寫)한다. 반대로 陰의 세력은 총 47점으로서 전체적으로 陰(血)이 부족하므로 심장의 陰에 해당하는 심장경락의 소부와 土의 陰인 비장경락의 태백을 보(補)한다. 요통은 火허로 인한 심장의 혈액순환 장애가 직접적인 원인이다.

【임상치료】 ▶ 火土血 補 / 水氣 寫

전체 氣血 세력 중 氣가 더 세므로 水의 氣[陽]인 족통곡을 寫하고, 火土의 血[陰]인 소부[火]와 태백[土]을 補한다.

【처방】 ▶ 침 – 1. 족통곡 寫 2. 소부, 내관 補 3. 태백 補

▶ 뜸 – 내관, 족삼리 양혈(兩穴)에 직구뜸 5장 이상 매일 시행함

【水旺 2-4】 강 ●● (여) 양력 1949년 12월 8일 戌시

시	일	월	년
금/+	수/+	화/+	토/-
庚	壬	丙	己
戌	申	子	丑
토/+	금/+	수/-	토/+

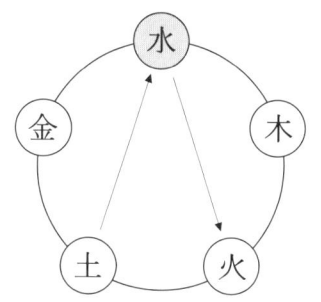

【증상】 부정맥, 무릎통증

【명리진단】 ▶ 丙壬冲, 子丑土

이 사주는 일간이 壬水로 왔다. 사주구성을 보면 월지에 子수가 있고 천간에 壬수가 있다. 일지 申금과 천간의 庚금이 水를 生하여 水 자체세력의 합이 57점으로 강하게 보인다. 또한 水의 세력은 木으로 빠져 나가는 것도 없어 水가 가장 旺하다고 할 수 있다. 地支를 보면 時支의 戌토부터 시작하여 土生金 金生水 상생법칙 순서대로 자연스럽게 子수까지 生이 들어오고 있음을 볼 수 있다. 天干에는 丙壬冲이 있는데 그렇지 않아도 子수 바로 위에 위치한 丙화가 木으로부터 生을 받지 못하는 상황에서 日干과 月干에서 冲을 일으킨 丙화가 더더욱 위태롭다고 할 수 있다. 같은 冲이라 하더라도 日干과 月干끼리 또는 日支와 月支 사이에서 일어나는 冲은 멀리 떨어져 있는 충보다 서로 강하게 부딪혀서 세력이 약한 오행은 더더욱 다치기 쉽다는 것을 알아야 한다. 위 경우처럼 日, 月에서 일어나는 冲은 더 면밀히 검토해야 하며 특히 日干은 나 자신[我]을 가리키는 자리에 해당하며 나와의 冲으로 해석할 수 있는바 정신적인 갈등이 뚜렷이 나타나는 경우가 많다. 부정맥과 무릎통증 모두 心허가 원인이다.

【임상치료】 ▶ 火土血 補 / 水氣 寫

전체 氣血 세력 중 氣가 더 세므로 水의 氣[陽]인 족통곡을 寫하고, 火土의 血[陰]인 소부[火]와 태백[土]을 補한다.

【처방】 ▶ 침 – 1. 족통곡 寫 2. 소부, 내관 補 3. 태백 補

▶ 뜸 – 내관, 족삼리 양혈(兩穴)에 직구뜸 5장 이상 매일 시행함

【水旺 2-5】 박 ●● (여) 음력 1958년 11월 23일 辰시

시	일	월	년
토/+	목/+	목/+	토/+
戊	甲	甲	戊
辰	申	子	戌
토/+	금/+	수/-	토/+

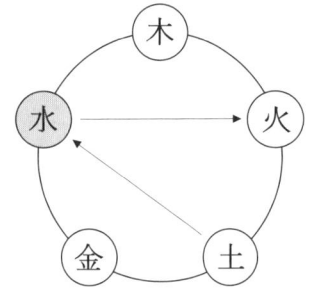

【증상】 자궁제거수술

【명리진단】 ▶ 申子辰[水]

이 사주는 일간이 甲木으로 왔다. 月支를 子수가 차지하고 있으며 三合 중 하나인 申子辰이 수국(水局)을 이루고 있어 水의 세력이 더 세진다고 할 수 있다. 또한 地支에서 보면 辰토부터 시작하여 土生金 → 金生水 방향으로 세력이 水로 모여드는 형국이며 生을 받은 水의 세력은 총 60점[자수30, 水가 金으로부터 받은 生30]을 차지하여 다른 오행보다 더 세력이 세다. 사주구성에서 土의 위치를 보면 양쪽 끝에 위치하여 水로부터 生을 받은 木이 土를 밀어내는 형국을 보이고 있어 비위의 문제를 나타내고 있다. 삼합(三合)은 일명 "五行의 一生"이라고도 하는데 간단히 말하면 각 오행이 태어나서[生], 왕해졌다가[旺], 사라져가는[墓] 삶을 나타낸 것이다. 삼합에 대한 자세한 사항은 총론편을 참고하면 된다. 일반적으로 자궁의 문제는 水 허증에서 주로 발생하지만 여기에서 자궁의 문제는 火허로 인하여 혈액순환의 문제로 발생한 것이다.

【임상치료】 ▶ 火土血 補 / 水氣 寫

전체 氣血 세력 중 氣가 더 세므로 水의 氣[陽]인 족통곡을 寫하고, 火土의 血[陰]인 소부[火]와 태백[土]을 補한다.

【처방】 ▶ 침 – 1. 족통곡 寫 2. 소부, 내관 補 3. 태백 補

▶ 뜸 – 내관, 족삼리 양혈(兩穴)에 직구뜸 5장 이상 매일 시행함

【水旺 2-6】 문 ●● (여) 음력 1946년 11월 20일 酉시

시	일	월	년
화/-	금/-	금/+	화/+
丁	辛	庚	丙
酉	酉	子	戌
금/-	금/-	수/-	토/+

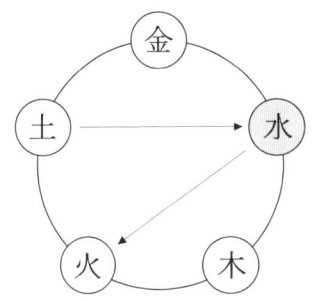

【증상】　요통, 손저림[오전에 심함]

【명리진단】　▶ 酉酉

이 사주는 일간이 辛金으로 왔다. 사주구성을 보면 월지에 위치한 子수는 30점의 세력만 보이나 地支에 있는 酉금이 自刑을 이루며 子수를 직접 生하고 있어 세력이 세지는 느낌이다. 또한 天干의 일, 월에서도 辛금과 庚금이 金生水로 水를 生하고 있어 水의 세력이 총 60점으로 가장 세력이 세다고 할 수 있다. 金 자체만의 세력은 地支의 酉금과 천간에 있는 辛금, 庚금을 합하여 총 45점이며 土로부터 生金을 받은 점수를 합하면 金은 55점으로 세력이 만만치 않게 보이지만 金은 다시 水에게 30점의 생을 주기 때문에 최종적으로 25점만 남게 된다. 金의 자체세력이 45점 임에도 水가 30점만 받을 수 있는 이유는 水의 그릇 크기가 30으로 한정되어 있기 때문이다. 전체적인 체질구성을 보면 金水로 세력이 세지면서 丁화와 丙화가 양쪽에서 공격을 받는 형국으로 인해 당연히 火[심소장]의 문제가 드러나고 있으며 요통 및 손 저림 모두 火허로 인한 것이다.

【임상치료】　▶ 火土氣 補 / 水血 寫

　　　　　　전체 氣血 세력 중 血이 더 세므로 水의 血[陰]인 음곡을 寫하고, 火土의 氣[陽]인 양곡[火]과 족삼리[土]를 補한다.

【처방】　▶ 침 - 1. 음곡 寫 2. 양곡, 외관 補 3. 족삼리 補
　　　　▶ 뜸 - 내관, 족삼리 양혈(兩穴)에 직구뜸 5장 이상 매일 시행함

【水旺 2-7】 박 ●● (여) 음력 1957년 11월 6일 戌시

시	일	월	년
금/+	수/+	수/+	화/-
庚	壬	壬	丁
戌	申	子	酉
토/+	금/+	수/-	금/-

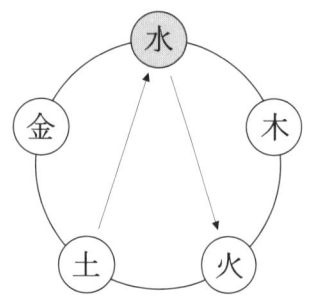

【증상】 협심증

【명리진단】

이 사주는 일간이 壬水로 왔다. 사주구성은 월지에 子수가 있으며 천간에는 壬수가 子수에 뿌리를 두고 일, 월간에 투출되어 있다. 地支의 일지와 년지에서 申금과 酉금 그리고 天干에서는 庚금이 水를 생하고 있어 水 세력이 가장 세다는 것을 알 수 있다. 地支에 辰토가 없어 申子辰 水局이 이루어 지지 않았지만 反合이 이루어져 水의 세력에 조금이나마 힘을 보탤 수 있다는 점을 참고로 알아두자. 문제는 天干에 떠있는 일점 丁화가 년간의 바깥쪽에 위치하여 위태롭게 있다는 점이다. 이런 체질은 심장이 극도로 허약하여 병의 증상이 협심증으로 발전하기 전에 먼저 무릎 쪽으로 반드시 신호를 보내게 되고 무릎이 약해짐을 느낄 수밖에 없다. 心은 혈맥(血脈)을 주관하여 인체 혈액순환을 총괄적으로 담당하는 곳인데 심장의 기능이 저하되면 관절부위에 이상 신호를 제일 먼저 보내게 되고 그 중에서도 가장 혈액순환장애를 야기하는 무릎 쪽에 신호를 보내주게 되어 있다. 그래서 대부분의 무릎 관절염은 80%이상이 火허증에서 일어나기 때문에 신(腎)허로 인한 무릎의 문제와 반드시 구분하여 치료해야 한다.

【임상치료】 ▶ 火土血 補 / 水氣 寫

전체 氣血 세력 중 氣가 더 세므로 水의 氣[陽]인 족통곡을 寫하고, 火土의 血[陰]인 소부[火]와 태백[土]을 補한다.

【처방】 ▶ 침 – 1. 족통곡 寫 2. 소부, 내관 補 3. 태백 補

▶ 뜸 – 내관, 족삼리 양혈(兩穴)에 직구뜸 5장 이상 매일 시행함

【水旺 2-8】 오 ●● (남) 음력 1944년 10월 26일 戌시

시	일	월	년
목/+	토/-	화/+	목/+
甲	己	丙	甲
戌	酉	子	申
토/+	금/-	수/-	금/+

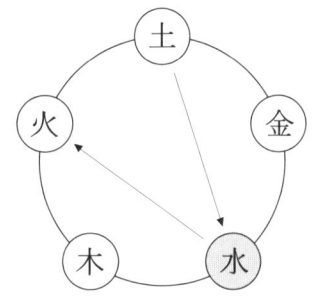

【증상】 견통, 요통[낙상으로]

【명리진단】 ▶ 甲己[土]

이 사주는 일간이 己土로 왔다. 사주구성은 월지에 子수가 있으며 일지와 년지의 酉금과 申금이 바로 옆에서 子수를 生하고 있어 水가 旺해진다고 볼 수 있다. 또한 地支에서 보면 년지의 戌토와 천간의 己토가 金을 生하고 있고 生을 받은 金이 다시 子수를 生하고 있어 水의 세력이 가장 세다고 판단할 수 있다. 견통, 요통 모두 心허로 인한 혈액순환의 문제이다. 이러한 체질의 경우 水의 음곡혈을 寫하는 동시에 火의 양곡혈을 補하면 간단히 치료가 가능하다. 총론에서 설명한 바와 같이 취혈은 환자가 통증을 호소하는 반대편에 자침한다. 왜냐하면 통증을 호소하는 부위가 實한 것이며[邪氣가 많은 것이며] 상대적으로 통증이 없는 부위를 건측이라 하는데 이 부위가 虛하기 때문이다. 견통은 심허에서 온 것이며, 요통은 넘어져 발생한 급성질환으로서 치료는 아래 처방대로 따르면 된다.

【임상치료】 ▶ 火土氣 補 / 水血 寫

전체 氣血 세력 중 血이 더 세므로 水의 血[陰]인 음곡을 寫하고, 火土의 氣[陽]인 양곡[火]과 족삼리[土]를 補한다.

【처방】 ▶ 침 – 1. 음곡 寫 2. 양곡, 외관 補 3. 족삼리 補
▶ 뜸 – 내관, 족삼리 양혈(兩穴)에 직구뜸 5장 이상 매일 시행함

【水旺 2-9】 안 ●● (여) 음력 1952년 11월3일 巳시

시	일	월	년
토/-	토/-	수/+	수/+
己	己	壬	壬
巳	亥	子	辰
화/+	수/+	수/-	토/+

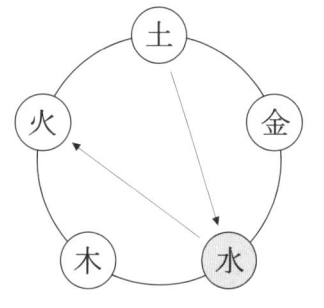

【증상】　손가락 저림, 빈뇨, 요실금, 요통
【명리진단】　▶ 巳亥冲

이 사주는 일간이 己土로 왔다. 사주구성은 月支 子수, 일지에 亥수 그리고 천간에 壬수가 차지하고 있어 이미 水의 세력이 세다는 것을 쉽게 알 수 있다. 또한 地支에 丑토만 있으면 방합(方合) 중 하나인 亥子丑 水局이 이루어지나 丑토가 없는 관계로 반합(反合)만을 이룬다. 그러나 반합이라 하더라도 무조건 半합이 성립되는 것이 아니라 이 경우에는 子수가 月支에 위치하여 반합이 이루어졌으므로 水의 세력이 어느 정도 세진다는 것을 참고해야 한다. 구성을 살펴보면 巳화는 가장 강한 세력인 水 옆에서 직접적으로 巳亥冲을 받아 火가 위태롭다. 즉 水가 日支와 月支에서 강한 세력을 형성한 가운데 巳亥冲이 일어나 심장의 허증을 직접적으로 가중시킨다는 의미가 들어 있다. 같은 冲이라 하더라도 年支와 時支 사이에 거리를 두고 冲이 있는 경우에는 충격이 덜하지만 강한세력 옆에 바로 붙은 상태에서 冲이 일어나는 경우는 약한 오행은 더욱 상처도 깊어질 수 있다는 점을 알아야 한다. 水의 속성은 寒[차가움]을 지니고 있는데 체질상에 水의 기운이 많이 분포되어 있다는 것은 몸도 또한 차갑기 마련이며 한성(寒性)체질로 판단할 수 있다. 이 경우 치료는 족통곡을 사(寫)하여 寒을 제거하고, 소부를 보(補)하여 熱을 공급해 주는 치료가 필요하다. 나타난 병증은 모두 수병(水病)으로서 水의 氣運이 너무 강하여 寒이 뭉쳐 발생한 것이므로 火를 적극적으로 補하는 치료가 필요하다.

【임상치료】　▶ 火土血 補 / 水氣 寫

전체 氣血 세력 중 氣가 더 세므로 水의 氣[陽]인 족통곡을 寫하고, 火土의 血[陰]인 소부[火]와 태백[土]을 補한다.

【처방】　▶ 침 - 1. 족통곡 寫　2. 소부, 내관 補　3. 태백 補
　　　　▶ 뜸 - 내관, 족삼리 양혈(兩穴)에 직구뜸 5장 이상 매일 시행함

【水旺 2-10】 김 ●● (남) 음력 1961년 10월 30일 酉시

시	일	월	년
수/-	목/+	금/+	금/-
癸	甲	庚	辛
酉	戌	子	丑
금/-	토/+	수/-	토/-

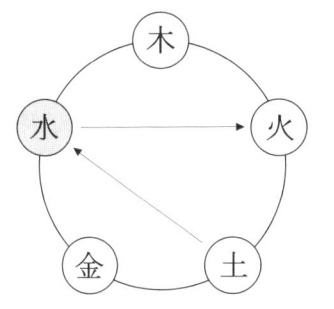

【증상】 무릎 관절염

【명리진단】 ▶ 甲庚沖, 子丑土

이 사주는 일간이 甲木으로 왔다. 사주구성은 월지를 子수가 차지한 가운데 地支의 酉금과 天干의 庚금, 辛금이 水를 生하여 水는 총 73점으로 가장 세력이 세다고 할 수 있다. 土도 세력이 있는 듯 보이나 火로부터 生을 받지 못하고 金으로 세력이 빠져나가기만 하여 그다지 세게 보이지 않는다. 여기에서 중요한 점은 水는 寒[차가움]의 속성을 지니고 있는데 월지 子수가 바로 옆의 년지에 丑土와 함께 있다는 점이다. 土는 地支에 丑, 未, 辰, 戌 4개의 土가 있는데 각각 속성이 다르다는 점을 알아야 한다. 위에서 나온 丑土는 동토(凍土)라고 말할 수 있는데 凍土란 한습(寒濕)으로 꽁꽁 뭉쳐서 얼어있는 土와 같다는 의미이다. 이러한 丑토가 子수나 亥수를 만나면 더더욱 한습으로 뭉치게 되므로 이를 제거하기 위해서는 열(熱)이 필요하므로 火[심,소장]를 적극적으로 보하면서 水 기운을 빼주는[寫] 치료를 해야 한다. 무릎 관절염은 寒濕으로 인하여 심장이 약해져 비롯된 것이다.

【임상치료】 ▶ 火土氣 補 / 水血 寫

전체 氣血 세력 중 血이 더 세므로 水의 血[陰]인 음곡을 寫하고, 火土의 氣[陽]인 양곡[火]과 족삼리[土]를 補한다.

【처방】 ▶ 침 – 1. 음곡 寫 2. 양곡, 외관 補 3. 족삼리 補

▶ 뜸 – 내관, 족삼리 양혈(兩穴)에 직구뜸 5장 이상 매일 시행함

【水旺 3-1】 박 ●● (여) 음력 1952년 11월 7일 酉시

시	일	월	년
금/-	수/-	수/+	수/+
辛	癸	壬	壬
酉	卯	子	辰
금/-	목/-	수/-	토/+

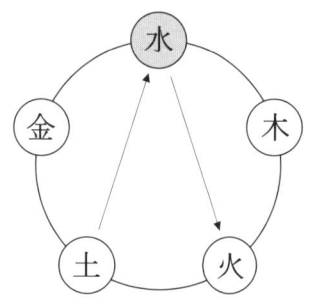

【증상】 　　상체 열감(熱感)
【명리진단】 ▶ 卯酉冲

이 사주는 日干이 癸水로 왔다. 사주구성을 보면 月支를 子수가 차지하고 있고 天干에는 년, 월, 일간에 壬수와 癸수가 있으며 酉금과 辛금이 水를 生하고 있어 水 세력이 가장 旺하다고 볼 수 있다. 木도 水로부터 生을 받아 세력이 만만치 않지만 전체적인 구성이 月支의 子수와 辰中의 癸水가 天干에 있는 壬수와 癸수를 단단히 받쳐주고 있어 水가 木보다 강하다고 할 수 있으며 또한 전체적으로 세력이 水木으로 분포되어 있으므로 水木실증이라고도 할 수 있다. 地支에 卯酉冲이 있는데 卯酉冲은 木과 金의 冲이자 혼(魂)과 백(魄)의 冲이다. 卯酉冲이 발생하면 육체의 밸런스가 깨져 평소에 몸 관리를 잘해야 하는 의미가 담겨있다. 卯木과 酉金의 세력구분이 필요한데 水生木을 받은 卯목이 酉금을 공격하는 상황으로서 폐(肺)가 약해질 수 있다. 이 체질은 水실증으로 인한 火土허증이지만 추후 폐(肺)와 관련된 질환이 발생할 수 있으니 참고가 필요하다. 상체부위에 熱을 느끼는 것은 火가 虛하여 허열(虛熱)이 뜨는 것이므로 심장을 補해야 한다.

【임상치료】 ▶ 火土氣 補 / 水血 寫
　　　　　　전체 氣血 세력 중 血이 더 세므로 水의 血[陰]인 음곡을 寫하고, 火土의 氣[陽]인 양곡[火]과 족삼리[土]를 補한다.

【처방】 ▶ 침 - 1. 음곡 寫　2. 양곡, 외관 補　3. 족삼리 補
　　　　▶ 뜸 - 내관, 족삼리 양혈(兩穴)에 직구뜸 5장 이상 매일 시행함

【水旺 3-2】 손 ●● (여) 음력 1954년 7월 14일 戌時

시	일	월	년
목/-	금/+	수/+	목/+
乙	庚	壬	甲
酉	子	申	午
금/-	수/-	금/+	화/-

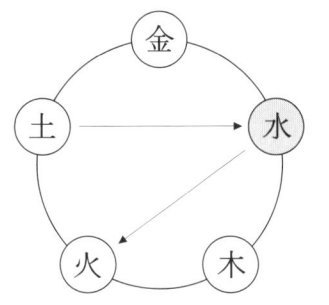

【증상】 역류성 식도염, 소화불량
【명리진단】 ▶ 甲庚沖, 子午沖, 乙庚金

이 사주는 日干이 庚金으로 왔다. 사주구성을 보니 申금이 月支를 차지하고 있고 年支에도 같은 오행인 酉금과 天干에 庚금까지 있어 金의 자체세력은 48점으로 세력이 강하게 보인다. 그러나 자세히 들여다보면 金의 기운은 土로부터 어떠한 生도 받지 못하고 오직 金生水 하여 水로 기운이 빠져나가는 형국이다. 水의 세력을 계산해 보면 28점에 불과하지만 金으로부터 다시 28점의 生을 받아 총 56점이 된다. 金은 총 48점에서 水에게 28점의 生을 주고 난후 20점만 남게 되어 결국 水의 오행이 가장 旺하다고 판별할 수 있다. 일반적으로 체질을 보면 月支를 차지하는 오행이 가장 강한 세력이 되는 경우가 대부분 이지만 이와 같이 月支를 차지한 오행이 生을 받고 있는지 그리고 生을 얼마나 주고 있는지를 따져야 정확한 체질판단이 가능하다. 天干에 甲庚沖과 地支에 子午沖이 있어 몸과 마음, 즉 육체와 정신도 문제점을 안고 있는 체질이다. 水가 세므로 子午沖에서는 午火[심장]가 다치기 마련이며 甲庚沖에서는 木이 약해 보이나 水生木이 있어 버틸 수 있는 힘은 있게 보인다. 역류성 식도염 및 소화불량은 胃허가 원인이다.

【임상치료】 ▶ 火土血 補 / 水氣 寫

전체 氣血 세력 중 氣가 더 세므로 水의 氣[陽]인 족통곡을 寫하고, 火土의 血[陰]인 소부[火]와 태백[土]을 補한다.

【처방】 ▶ 침 – 1. 족통곡 寫 2. 소부, 내관 補 3. 태백 補
▶ 뜸 – 내관, 족삼리 양혈(兩穴)에 직구뜸 5장 이상 매일 시행함

【水旺 3-3】 한 ●● (여) 양력 1980년 7월 13일 卯시

시	일	월	년
수/-	화/-	수/-	금/+
癸	丁	癸	庚
卯	亥	未	申
목/-	수/+	토/-	금/+

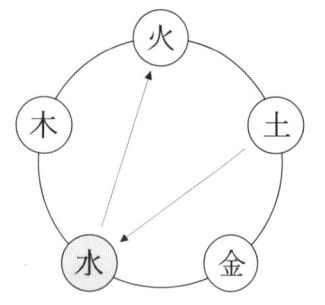

【증상】　　　생리불순
【명리진단】　▶ 丁癸沖, 亥卯未[木]

이 사주는 日干이 丁火로 왔다. 사주구성을 보니 무슨 오행이 가장 센지 한눈에 파악이 어렵게 보인다. 먼저 月支의 未土를 보니 土를 生하는 丁火가 亥수와 癸수 사이에 갇혀 있어 生을 하기가 어렵게 보인다. 地支의 申금을 보면 土生金을 받아 세력이 세지는 느낌이지만 다시 이 金은 水를 生하기 위해 세력이 모두 빠져 나가고 있어 남는 세력은 거의 없다. 오행별 점수계산을 해보니 결국 水가 가장 旺하다는 것을 알 수 있다. 전체 오행의 흐름이 土生金 → 金生水 → 水生木으로 흘러가고 있다. 地支에 삼합 중 하나인 亥卯未가 木局을 이루고 있으나 가장 핵심인 卯목[旺支에 해당]이 月支를 차지하지 못하고 한쪽으로 치우쳐 있기 때문에 이런 경우는 木局이라고 보기 어렵기 때문에 木의 힘을 발휘할 수가 없다. 생리불순은 水木허증에서 주로 나타나는 질환인데 여기에서는 心허로 인한 심장의 혈액순환 장애 및 丁癸沖으로 인한 정신적인 문제에서 비롯되었다고 할 수 있다.

【임상치료】　▶ 火土氣 補 / 水血 寫

전체 氣血 세력 중 血이 더 세므로 水의 血[陰]인 음곡을 寫하고, 火土의 氣[陽]인 양곡[火]과 족삼리[土]를 補한다.

【처방】　▶ 침 – 1. 음곡 寫　2. 양곡, 외관 補　3. 족삼리 補
　　　　　▶ 뜸 – 내관, 족삼리 양혈(兩穴)에 직구뜸 5장 이상 매일 시행함

【水旺 3-4】 조 ●● (여) 음력 1950년 12월 16일 酉시

시	일	월	년
금/-	수/-	토/-	금/+
辛	癸	己	庚
酉	亥	丑	寅
금/-	수/+	토/-	목/+

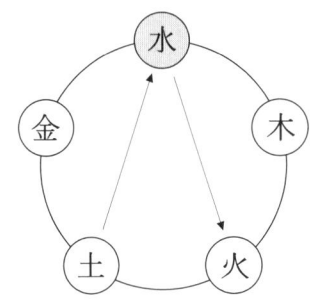

【증상】 요로결석

【명리진단】 ▶ 寅亥木

이 사주는 日干이 癸水로 왔다. 사주구성은 丑토가 月支를 차지하고 있으나 土를 生하여 주는 火가 보이지 않는다. 地支의 亥수를 보니 時支에서 酉금이 직접 金生水로 水를 生해주고 있고 天干에도 辛금이 水를 돕고 있어 水가 세다고 할 수 있다. 金의 세력도 土生金을 받아 총 50점으로 크게 보이나 다시 水를 生하기 위해 28점의 세력이 빠져 나가 결국 22점만 남게 되므로 水가 가장 旺하다고 결론 내릴 수 있다. 여기에서 月支를 차지한 丑토가 세다고 보지 않는 이유는 土를 生하는 일점 화가 없으며 또한 축토[축=己辛癸]에 들어있는 癸水와 日支의 亥수가 寒濕으로 뭉치려 하기 때문이다. 요로결석은 기본적으로 水의 氣運이 강하기 때문에 구조상의 문제는 아니며 丑土가 月支를 차지한 상황에서 亥水까지 옆에서 寒을 부추겨 한(寒)과 습(濕)이 뭉쳐 발생한 것이다.

【임상치료】 ▶ 火土氣 補 / 水血 寫

전체 氣血 세력 중 血이 더 세므로 水의 血[陰]인 음곡을 寫하고, 火土의 氣[陽]인 양곡[火]과 족삼리[土]를 補한다.

【처방】 ▶ 침 – 1. 음곡 寫 2. 양곡, 외관 補 3. 족삼리 補
▶ 뜸 – 내관, 족삼리 양혈(兩穴)에 직구뜸 5장 이상 매일 시행함

【水旺 3-5】 정 ●● (여) 음력 1952년 11월 17일 戌시

시	일	월	년
수/+	수/-	수/+	수/+
壬	癸	壬	壬
戌	丑	子	辰
토/+	토/-	수/-	토/+

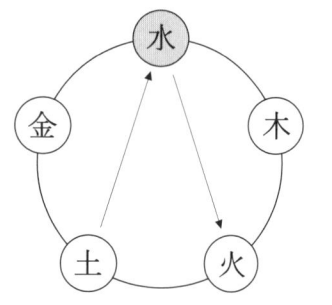

【증상】　자궁수술

【명리진단】　▶ 子丑[土]

이 사주는 日干이 癸水로 왔다. 사주구성을 보면 月支를 子수가 차지하고 있으며 天干이 모두 水의 오행으로 되어있어 水가 세게 보인다. 그러나 土도 년, 일, 시지를 차지하여 자체세력의 합이 40점이다. 土와 水 두 개의 오행으로만 구성된 경우로서 두 세력 모두 生을 주고, 生을 받는 것이 없으므로 총 60점을 차지한 水가 더 旺하다고 볼 수 있다. 사주구성을 좀 더 자세히 보면 月支에 있는 子수가 丑土와 辰土 사이에 둘러싸여 있는데 즉 두 개의 濕土[丑토와 辰토는 濕土에 속함]가 子수의 양 옆에 나타나 있어 한습(寒濕)을 부추기고 있는 형국이다. 여기에서 土는 水에 묶여 얼어붙어 있다고 할 수 있다. 寒濕을 없애는 것이 치료의 핵심이므로 火를 적극적으로 보해야 하며 그래야만 土도 한습에서 풀려나 土가 水를 剋하면서[土剋水] 견제가 가능해진다. 자궁수술은 水실로 인하여 火의 熱이 하복부를 덥히지 못하여 자궁의 문제를 드러낸 것이다.

【임상치료】　▶ 火土氣 補 / 水血 寫

전체 氣血 세력 중 血이 더 세므로 水의 血[陰]인 음곡을 寫하고, 火土의 氣[陽]인 양곡[火]과 족삼리[土]를 補한다.

【처방】　▶ 침 – 1. 음곡 寫　2. 양곡, 외관 補　3. 족삼리 補

　　　　▶ 뜸 – 내관, 족삼리 양혈(兩穴)에 직구뜸 5장 이상 매일 시행함

【水旺 3-6】 김 ●● (남) 양력 1944년 6월 16일 酉시

시	일	월	년
화/-	금/-	금/+	목/+
丁	辛	庚	甲
酉	亥	午	申
금/-	수/+	화/-	금/+

【증상】 전립선암 수술

【명리진단】 ▶ 甲庚冲

이 사주는 日干이 辛金으로 왔다. 사주구성은 月支를 午화가 차지하고 있으며 天干에는 丁화가 있으나 火를 生하여 주는 木이 별로 나타나 있지 않다. 천간에 있는 甲목을 보면 金의 세력이 더 센 상황에서 甲庚冲이 일어나 甲목이 밀려나는 상태에 있고 또한 甲木은 地支의 申금과 天干의 庚금에 둘러싸여 힘을 발휘하지 못하는 형국이라 火를 生해줄 수가 없다. 水는 비록 日支에 위치하고 있지만 직접 地支와 天干에서 金이 水를 生하고 있어 水가 왕해진다고 할 수 있다. 단순 점수계산으로는 火가 센 듯 보이지만 전체적인 판세를 보아야 판별이 가능한 경우이다. 전체적인 구성이 金水로 세력이 모여 火를 압박하는 형국을 보여주고 있

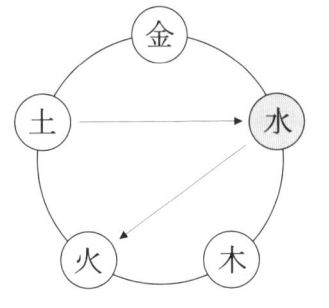

다. 이런 경우를 "강화위약(强化爲弱)"이라 하는데 즉 月支를 차지하여 강하게 보였던 오행이 다시 약한 상태로 바뀌는 것을 말한다. 전립선암은 火허로 인한 혈액순환의 문제에서 비롯된 것이다.

【임상치료】 ▶ 火土氣 補 / 水血 寫

전체 氣血 세력 중 血이 더 세므로 水의 血[陰]인 음곡을 寫하고, 火土의 氣[陽]인 양곡[火]과 족삼리[土]를 補한다.

【처방】 ▶ 침 - 1. 음곡 寫 2. 양곡, 외관 補 3. 족삼리 補

▶ 뜸 - 내관, 족삼리 양혈(兩穴)에 직구뜸 5장 이상 매일 시행함

【水旺 3-7】 박 ●● (남) 음력 1978년 8월 9일 午시

시	일	월	년
목/+	화/+	금/+	토/+
甲	丙	辛	戊
午	子	酉	午
화/-	수/-	금/-	화/-

【증상】 피부질환

【명리진단】 ▶ 子午沖, 午午, 丙辛[水]

이 사주는 日干이 丙火로 왔다. 사주구성을 보면 辛酉 月柱로써 金의 오행으로 구성되어 있고 또한 金은 天干의 戊土로부터 生을 받고 있으나 다시 子水를 生하기 위해 세력이 빠져나가고 있다. 水를 보면 子수는 바로 옆에 있는 酉금으로부터 生을 받아 세력이 세지고 있는 형국이며 木으로 빠져나가는 세력도 별로 없어 水가 가장 왕한 세력이 된다. 地支에 水火의 沖인 子午沖이 있어 세력구분이 필요한데 子수는 金으로부터 生을 받아 강해지는 형국이지만 午화는 甲木으로부터 生助를 받기가 어려워 子午沖으로 인해 오히려 밖으로 밀려나는 모양새를 보이고 있다. 이 체질은 水실증으로 인한 火土허증에 해당한다. 피부는 金[폐대장]

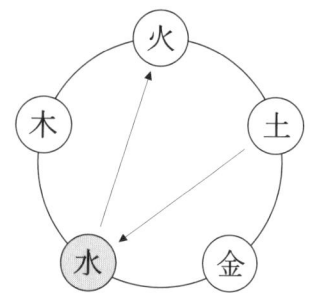

氣의 영향을 절대적으로 받고 있어 많은 피부질환의 경우 폐와 대장에게 그 책임을 물을 수 있지만, 여기에서 피부질환은 土허로 인하여 비장의 生血기능이 저하됨에 따라 발생한 탁혈이 주 원인이라 할 수 있다.

【임상치료】 ▶ 火土氣 補 / 水血 瀉

전체 氣血 세력 중 血이 더 세므로 水의 血[陰]인 음곡을 瀉하고, 火土의 氣[陽]인 양곡[火]과 족삼리[土]를 補한다.

【처방】 ▶ 침 – 1. 음곡 瀉 2. 양곡, 외관 補 3. 족삼리 補

▶ 뜸 – 내관, 족삼리 양혈(兩穴)에 직구뜸 5장 이상 매일 시행함

【水旺 3-8】 정 ●● (여) 음력 1945년 10월 18일 酉시

시	일	월	년
목/-	목/-	화/-	목/-
乙	乙	丁	乙
酉	未	亥	酉
금/-	토/-	수/+	금/-

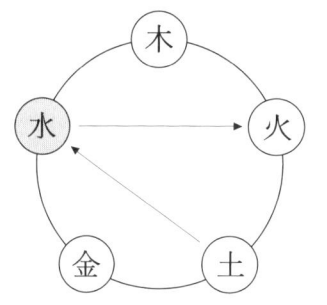

【증상】 유방암

【명리진단】 ▶ 酉酉

이 사주는 日干이 乙木으로 왔다. 사주구성은 月支를 亥수가 차지한 가운데 地支에서는 酉금이 酉酉 自刑을 이루면서 水를 生하고 있어 水가 가장 旺한 오행이라고 할 수 있다. 金은 未土로부터 生을 받아 세력이 세지는 듯 하지만 다시 水를 生하기 위해 세력이 빠져 나가고 있으므로 水의 세력 보다는 약하다. 未土의 상황은 火로부터 生을 받지도 못한 채 酉금에게 生을 주기만 하므로 土가 더욱 허박해지고 있어 비위가 약함을 나타내고 있다. 丁火는 옆에 있는 乙목으로부터 生을 받고 있으나 丁화 바로 아래에 亥水가 있어 심장의 위태로움을 알 수 있다. 갑상선과 마찬가지로 유방은 위(胃)경락이 담당하고 있는데 유방암이 남성에게 없고 여성에게 발생하는 이유는 陰[여성] 쪽에서 胃가 더 상하기 쉽기 때문이며 당뇨도 위(胃)의 문제로서 여성에게 더 흔하게 나타남을 알 수 있다. 胃는 정 중앙에 위치해 있는 장부로 특히 胃암이 발생한 경우 다른 장부로 전이가 잘되는 특성이 있는데, 왜냐하면 胃는 中央 土에 해당하는 장부로 비위(脾胃)를 포괄하고 있으며 비장은 생혈(生血)하는 장부로 혈액을 통하여 다른 장부로 침투해 들어가기 쉽기 때문이다.

【임상치료】 ▶ 火土氣 補 / 水血 寫

전체 氣血 세력 중 血이 더 세므로 水의 血[陰]인 음곡을 寫하고, 火土의 氣[陽]인 양곡[火]과 족삼리[土]를 補한다.

【처방】 ▶ 침 – 1. 음곡 寫 2. 양곡, 외관 補 3. 족삼리 補

▶ 뜸 – 내관, 족삼리 양혈(兩穴)에 직구뜸 5장 이상 매일 시행함

【水旺 3-9】 임 ●● (남) 음력 1981년 12월 3일 午시

시	일	월	년
수/+	금/+	금/+	금/-
壬	庚	庚	辛
午	辰	子	酉
화/-	토/+	수/-	금/-

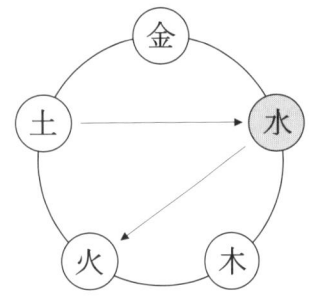

【증상】　　불면, 무릎 관절염, 설사
【명리진단】　▶ 子午冲

이 사주는 日干이 庚금으로 왔다. 사주구성은 子수가 月支를 차지하고 있으며 地支의 酉금이 직접 옆에서 水를 생하고 있고 天干에 떠있는 庚금과 辛금도 모두 酉금에 뿌리를 두고 살아 있어 水가 生을 충분히 받고 있다. 다른 세력들을 살펴보아도 水가 가장 旺한 세력임을 쉽게 알 수 있다. 한 가지 중요한 점은 子수가 月支에 위치해 있으면서 日支에 있는 辰토와 어울려 한습(寒濕)이 발생한다는 점이다. 앞서 설명했듯이 丑토와 辰토는 습토(濕土)에 속하며 寒濕이 있는 경우는 木火를 이용하여 따뜻하게 해서 말려주어야 한다는 의미가 들어있다. 이 체질의 경우 水가 가장 왕하여 일단은 火土를 補하는 치료가 선행되어야 하지만 추후 木의 문제도 나타날 수 있으므로 木까지 살펴야 하는 이치를 알고 있어야 한다. 무릎관절염과 불면은 心허로 인한 것이므로 심장을 補하면 되고, 설사의 문제도 火허로 인하여 소장의 熱이 부족하여 발생한 것이므로 火를 補하면 된다. 子午冲으로 인해 火가 상당히 위태로운 상황이므로 약을 처방하더라도 心을 적극적으로 보할 수 있는 약재가 필요하다.

【임상치료】　▶ 火土氣 補 / 水血 寫

전체 氣血 세력 중 血이 더 세므로 水의 血[陰]인 음곡을 寫하고, 火土의 氣[陽]인 양곡[火]과 족삼리[土]를 補한다.

【처방】　▶ 침 – 1. 음곡 寫 2. 양곡, 외관 補 3. 족삼리 補
　　　　　▶ 뜸 – 내관, 족삼리 양혈(兩穴)에 직구뜸 5장 이상 매일 시행함

【水旺 3-10】 김 ●● (여) 음력 1941년 4월 29일 子시

시	일	월	년
금/+	수/+	수/-	금/-
庚	壬	癸	辛
子	申	巳	巳
수/-	금/+	화/+	화/+

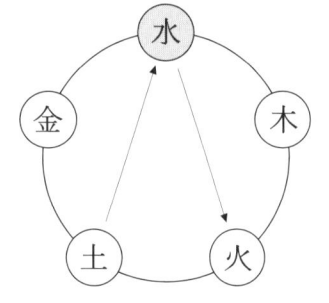

【증상】　　수족냉증(手足冷症)

【명리진단】　▶ 巳申[水]

이 사주는 日干이 壬水로 왔다. 사주구성을 보면 月支를 巳火가 차지하고 있으며 바로 옆에 같은 오행인 巳火가 있어 火의 세력이 세게 보인다. 그러나 金과 水의 상황을 살펴보면 먼저 金은 申金과 巳中[巳=丙庚戊]의 庚金에 뿌리를 두고 天干의 辛金과 庚金이 모두 살아 있으며, 水는 子水와 申中[申=庚壬]의 壬水에 뿌리를 두고 天干에 있는 壬水와 癸水도 모두 살아 있음을 알 수 있다. 따라서 水는 金으로부터 生을 충분히 받아 세력이 旺해지고 있는 반면에 月支의 巳火는 木의 도움이 전혀 없이 자체세력만을 갖고 있으므로 水가 가장 왕한 오행이 된다고 할 수 있다. 수족냉증은 水의 氣運이 강하여 몸이 전체적으로 차가운 이유 때문에 발생할 수도 있지만 직접적 원인은 火허로 인한 심장의 혈액순환 장애라 할 수 있다. 체질적으로 火土의 세력이 약한 경우는 명치 끝이 잘 뭉치거나 답답함을 느끼며 또한 비장(脾臟)에 해당하는 배꼽주위가 자주 뭉치기 마련이므로 특히 배꼽 주위를 포함한 복부 전체를 풀어주는 운동이 필요하다.

【임상치료】　▶ 火土血 補 / 水氣 寫

전체 氣血 세력 중 氣가 더 세므로 水의 氣[陽]인 족통곡을 寫하고, 火土의 血[陰]인 소부[火]와 태백[土]을 補한다.

【처방】　▶ 침 – 1. 족통곡 寫　2. 소부, 내관 補　3. 태백 補

　　　　　▶ 뜸 – 내관, 족삼리 양혈(兩穴)에 직구뜸 5장 이상 매일 시행함

【水旺 3-11】 김 ●● (여) 음력 1960년 10월 24일 戌시

시	일	월	년
목/+	목/+	토/+	금/+
甲	甲	戊	庚
戌	戌	子	子
토/+	토/+	수/-	수/-

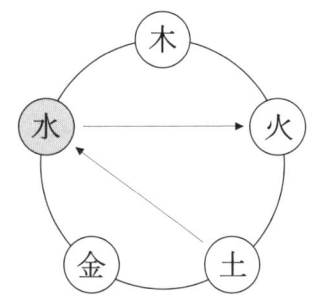

【증상】   빈혈, 만성설사

【명리진단】   ▶ 甲庚冲

이 사주는 日干이 甲木으로 왔다. 月支와 年支를 子수가 차지하여 水의 세력이 세게 보이며, 戌토도 日支와 年支를 차지하여 土와 水의 오행이 서로 대립하는 양상을 보이고 있다. 먼저 土는 地支에 戌토와 天干에 戊토가 있으나 火로부터 받는 生은 없다. 水는 地支에 子수가 있고 天干에 있는 庚金이 水를 生하고 있으나 이 庚金이 子水를 生할 수 있을지는 검토가 필요하다. 庚금은 바로 옆에 있는 戊토가 生金을 해주고 있으며 地支의 戌토[戌=戊丁辛]는 辛金을 품고 있어 天干의 庚금이 辛금에 의지하여 살아 있으므로 水를 生할 수 있다. 결론적으로 水가 가장 旺하다고 할 수 있다. 빈혈은 土허로 인한 비장의 生血작용이 저하되어 비롯된 것이며, 만성설사는 脾허로 인한 濕이 원인이다.

【임상치료】   ▶ 火土血 補 / 水氣 瀉

전체 氣血 세력 중 氣가 더 세므로 水의 氣[陽]인 족통곡을 瀉하고, 火土의 血[陰]인 소부[火]와 태백[土]을 補한다.

【처방】   ▶ 침 – 1. 족통곡 瀉 2. 소부, 내관 補 3. 태백 補
　　　　▶ 뜸 – 내관, 족삼리 양혈(兩穴)에 직구뜸 5장 이상 매일 시행함

【水旺 3-12】 김 ●● (남) 음력 1962년 11월 14일 辰시

시	일	월	년
목/+	수/+	수/+	수/+
甲	壬	壬	壬
辰	午	子	寅
토/+	화/-	수/-	목/+

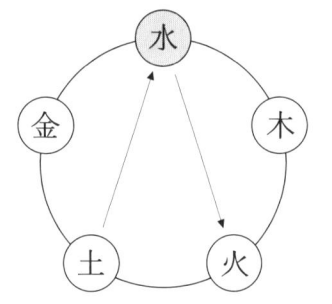

【증상】 우울증

【명리진단】 ▶ 子午冲

이 사주는 日干이 壬水로 왔다. 사주구성은 日支와 月支에 子午冲이 일어나 이미 정신적인 갈등을 예고하고 있으며 水가 센지 火가 센지 세력구분이 필요하다. 먼저 子水는 月支를 차지한 가운데 天干에 있는 壬수가 모두 子수에 뿌리를 두고 살아있으며 木을 生한 후 최종점수는 36점이 된다. 다음으로 午火는 寅木과 甲木으로부터 生을 받아 40점이 되지만 다시 辰토를 生하므로 최종점수는 30점만 남게 되어 결국 水가 더 세력이 세다고 할 수 있다. 점수계산을 하기 이전에 사주의 구성을 보더라도 이미 水木의 세력이 왕하여 午화와 辰토가 위태로울 수 있음을 느껴야 한다. 水의 氣運이 왕한 체질의 특성은 일단 어떠한 생각에 한번 빠지면 결론을 내리지 못하고 끊임없이 생각에 빠진다는 점이다. 이러한 생각의 고리를 끊지 못하면 더욱 심장과 胃에 부담을 주게 되어 불면, 우울증, 소화불량 등을 야기할 수 있다. 즉 정신적으로 안정을 찾지 못하는 데에서 病의 출발이 있으므로 이런 체질은 정신적인 부분까지 헤아려 병의 매듭을 풀어주는 지혜가 필요하다.

【임상치료】 ▶ 火土氣 補 / 水血 寫

전체 氣血 세력 중 血이 더 세므로 水의 血[陰]인 음곡을 寫하고, 火土의 氣[陽]인 양곡[火]과 족삼리[土]를 補한다.

【처방】 ▶ 침 – 1. 음곡 寫 2. 양곡, 외관 補 3. 족삼리 補

▶ 뜸 – 내관, 족삼리 양혈(兩穴)에 직구뜸 5장 이상 매일 시행함

【水旺 3-13】 고 ●● (남) 음력 1962년 12월 13일 子시

시	일	월	년
토/+	금/+	수/-	수/+
戊	辛	癸	壬
子	亥	丑	寅
수/-	수/+	토/-	목/+

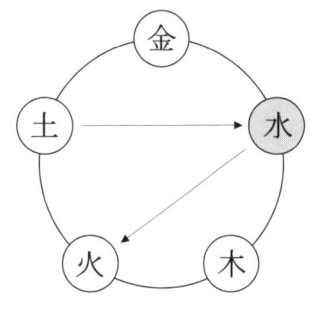

【증상】　　　견통

【명리진단】　▶ 亥子丑[水], 寅亥[木]

이 사주는 日干이 辛金으로 왔다. 사주구성을 보면 丑土가 月支를 차지하고 있으며, 바로 옆의 地支에 亥수와 子수가 위치하고 있어 水가 센지 土가 센지 한눈에 판단하기가 어렵다. 먼저 水를 보면 天干의 癸수와 壬수가 살아 있어 水의 자체세력이 45점을 차지하고 있으며 또한 辛금으로부터 生을 받아 총 세력의 합이 53점으로 세력이 크다고 할 수 있다. 辛金이 살아있는 이유는 丑土[丑=己辛癸]속에 辛金이 있어 天干에 있는 辛금의 뿌리가 될 수 있고 戊土가 바로 옆에서 生을 해주고 있기 때문이다. 전체적으로 이 체질은 水가 旺하면서 월지에 丑토가 있어 대표적인 한습(寒濕)병을 갖고 있다고 할 수 있다. 寒濕을 제거하는 가장 좋은 방법은 火[심소장]를 이용하여 따뜻하게 해주는 것이다. 견통은 心허에서 온 것이며 이 경우 아픈쪽[환측] 반대편[건측]에 족통곡 사법을 이용하면 寒을 빠르게 제거할 수 있다.

【임상치료】　▶ 火土血 補 / 水氣 寫

전체 氣血 세력 중 氣가 더 세므로 水의 氣[陽]인 족통곡을 寫하고, 火土의 血[陰]인 소부[火]와 태백[土]을 補한다.

【처방】　　▶ 침 - 1. 족통곡 寫　2. 소부, 내관 補　3. 태백 補
　　　　　▶ 뜸 - 내관, 족삼리 양혈(兩穴)에 직구뜸 5장 이상 매일 시행함

【水旺 3-14】 양 ●● (여) 음력 1977년 11월 9일 未시

시	일	월	년
수/-	금/+	수/+	화/-
癸	庚	壬	丁
未	戌	子	巳
토/-	토/+	수/-	화/+

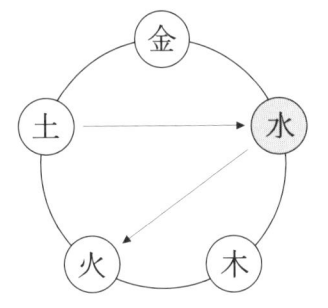

【증상】 부종(浮腫)

【명리진단】 ▶ 丁癸沖, 丁壬[木]

이 사주는 日干이 庚金으로 왔다. 사주구성을 보면 子水는 月支를 차지하고 있고 土는 火로부터 生을 받고 있어 土가 강한지 水가 강한지 한눈에 쉽게 파악하기가 어렵다. 이런 경우는 먼저 月支를 차지하고 있는 오행을 중심으로 살펴보아 生을 받을 수 있는 상황인지 먼저 검토를 한다. 만약 月支를 生하는 세력이 별로 없을 경우는 月支 다음으로 큰 세력을 차지한 오행을 중심으로 生을 받고 주는 상황을 살펴보면 된다. 다시 위 四柱를 보면 月支를 子수가 차지하고 있으나 地支에서는 子수를 生하는 세력이 보이지 않는다. 그러나 天干을 보면 壬수와 癸수가 있어 水의 세력에 보탬이 되고 있으며 또한 天干의 庚金은 地支의 戌토[戌= 戊丁辛]속에 辛金을 품고 있기 때문에 庚금의 뿌리가 되어 능히 水를 生할 수 있다. 전체적으로 점수계산을 해봐도 水가 가장 旺하다는 것을 알 수 있다. 몸이 붓는 것은 土허로 인한 비장(脾臟)의 허증에서 비롯된 것이다.

【임상치료】 ▶ 火土血 補 / 水氣 寫

전체 氣血 세력 중 氣가 더 세므로 水의 氣[陽]인 족통곡을 寫하고, 火土의 血[陰]인 소부[火]와 태백[土]을 補한다.

【처방】 ▶ 침 – 1. 족통곡 寫 2. 소부, 내관 補 3. 태백 補

▶ 뜸 – 내관, 족삼리 양혈(兩穴)에 직구뜸 5장 이상 매일 시행함

【水旺 3-15】 강 ●● (여) 음력 1951년 4월 18일 酉시

시	일	월	년
금/-	수/-	수/-	금/-
辛	癸	癸	辛
酉	亥	巳	卯
금/-	수/+	화/+	목/-

【증상】 관절염, 견통, 불면, 소화불량
【명리진단】 ▶ 巳亥冲, 卯酉冲

이 사주는 日干이 癸水로 왔다. 사주구성을 보면 水와 火의 세력이 대립하는 상황인데 月支를 巳화가 차지하고 있으며 바로 옆에서 卯목이 火를 生하고 있어 火의 세력이 크게 보인다. 그러나 天干을 보면 모두 金水의 오행이 차지하고 있다. 여기에서 살펴볼 점은 이 金水가 죽어있는지 살아 있는지를 보는 것이 필요한데 天干에 있는 金水 모두 地支에 뿌리를 갖고 있으므로 살아 있다고 볼 수 있다. 火를 보면 木生火가 들어와서 火가 세게 보이나 巳화[巳=丙庚戊]의 특성은 午화와 달리 金을 공격하고자 하는 마음이 없다. 다시 말해서 巳화에는 庚금을 가지고 있어 화극금(火剋金)을 하려는 마음이 약하다고 보면 된다. 소화불량은 土허에서 직접 온 것이므로 명치 끝이 뭉치기 마련이며, 특히 火土쪽으로 약한 체질은 명치 끝에 해당하는 거궐혈 자리가 항상 뭉쳐있으니 임상에서 참고 하기를 바란다. 불면은 신(神)을 주관하는 火가 허하여 신명(神明)을 덮어 발생한 것이며 그리고 관절염, 견통 또한 心허에서 직접 온 것이다. 심장이 약하면 첫 신호를 무릎으로 보낸다 했으니 대부분의 관절염 원인이 心허로 인한 혈액순환의 문제에서 비롯됨을 고려해야 한다.

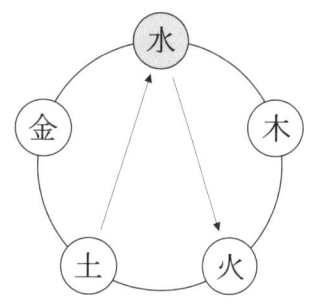

【임상치료】 ▶ 火土血 補 / 水氣 寫

전체 氣血 세력 중 氣가 더 세므로 水의 氣[陽]인 족통곡을 寫하고, 火土의 血[陰]인 소부[火]와 태백[土]을 補한다.

【처방】 ▶ 침 – 1. 족통곡 寫 2. 소부, 내관 補 3. 태백 補

▶ 뜸 – 내관, 족삼리 양혈(兩穴)에 직구뜸 5장 이상 매일 시행함

제3장

경혈해설
經穴解說

1. 수태음폐경(手太陰肺經)

폐는 내경에 폐위화개(肺爲華蓋)라 하여 인체 장부 중에서 가장 높은 곳을 차지하고 있는데 이는 洛書에서 金火交易의 실상을 담고 있는 모습이다. 氣를 주관하며 호흡을 선도하고 12正經의 출발점이므로 제경지시(諸經之始)라 한다. 또한 호흡을 통해 脾로 개규하고 위기(衛氣)로 피부를 관장하며 외사(外邪)의 침입을 방어하고 수액조절과 氣血의 운행에 관여한다. 운행에 관여함을 좀 더 언급하면 폐는 心의 박동에 따라 혈류(血流)를 선도한다는 것이며 혈관의 내막에 비장이 통혈(統血)작용을 수반할 때 비장과 어울려 영기(營氣)의 삼투압 작용을 총체적으로 관리한다.

LU1 중부(中府)   中은 중기(中氣) 府는 경맥의 氣가 모이는 곳을 말한다. 수태음경맥이 중초(中焦)에서 시작하여 肺로 돌아오고 이곳에 모여 수태음폐경의 첫 경혈을 이룬다. 폐의 모혈(募穴)이며, 제1늑간(肋間)에서 전정중선(前正中線) 옆 6촌(寸)에 위치하고, 자침시엔 제1늑간의 몸 안쪽에서 바깥쪽을 향하여 사자(斜刺) 혹은 횡자(橫刺)로 득기(得氣)할 때 까지 자침한다. 특히 폐 경락의 氣를 잘 통하게 조절하는 穴로 천식, 기관지염, 호흡곤란, 흉통 등에 상용하는 穴이다.【의역삼침법】

LU2 운문(雲門)   雲은 운무(雲: 구름, 霧: 안개)를 의미하고 門은 드나드는 곳을 말한다. 대

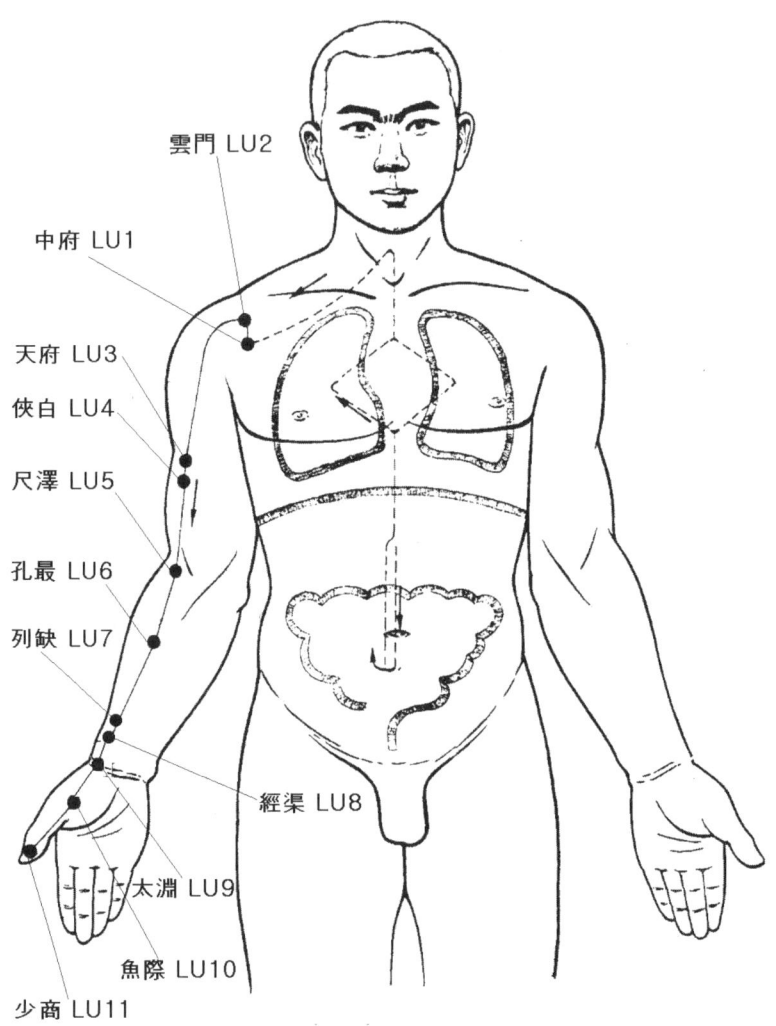

기(大氣)의 운무가 만물을 자생(滋生)하듯이 氣와 血은 사람을 자생한다는 뜻이며 천(天)의 생기(生氣)를 인체 내에 흡입(吸入)하는 곳이다. 중부(中府) 上 1촌에 위치한다.

LU3 천부(天府)   天은 인체의 상부를 가리키며 府는 모인다는 뜻이니 肺는 인체의 모든 氣가 모이는 창고(府)에 비유되며 그래서 폐기(肺氣)가 모이는 이곳을 천부라 하였다. 팔을 들어 올렸을 때 코 끝에 닿는 곳을 혈(穴)로 취하며 폐기(肺氣)

를 통하게 하여 열(熱)을 내리고 피[血]를 식히는 작용을 한다.

LU4 협백(俠白)   俠은 끼인다는 뜻의 협(夾)과 같은 뜻이며 白은 오색(五色)에서 폐(肺)에 속한 백색을 의미한다. 즉 白인 肺를 양쪽에서 끼고 있기 때문에 협백이라 한다. 肺氣를 소통시켜 해수 및 심통(心痛) 등을 치료하는데 쓰인다.

LU5 척택(尺澤)   尺은 팔꿈치 부위를 말하며 澤은 소택(沼澤)으로 낮은 요지(凹地) 및 물이 모이는 곳을 의미한다. 이 穴은 팔꿈치 안쪽의 움푹들어간 곳에 위치하며, 폐경(肺經)의 합혈(合穴)로 수(水)에 속하니 수태음맥의 氣가 마치 물이 모여 드는것과 같음을 비유한 것이다. 특히 肺의 열을 끄고 폐기(肺氣)가 상역(上逆) 하는 것을 내려주는데 탁월하여 해수, 천식, 비염, 뉵혈 및 인후가 붓고 아픈데 치료한다. 주횡문(肘橫紋) 중앙에서 상완이두근건(上腕二頭筋腱)의 바깥쪽에서 취혈한다.【의역삼침법】

LU6 공최(孔最)   孔은 비어있는 틈새를 말하며 最는 최고로 좋다, 제일이라는 뜻과 함께 모인다(聚)라는 뜻이다. 이 穴은 구멍을 소통시키는 능력이 탁월하여 막힌 것을 뚫고 구멍을 소통시키는 데 좋다. 즉 폐기(肺氣)를 선통(宣通)하고 주리(腠理)를 개설(開泄)함으로써 열병으로 땀이 나지 않는 것을 치료하는 데 탁월하다. 또한 폐(肺)의 극혈(隙穴)로서 폐 경락상에 급성(急性)적으로 생긴 피부질환, 해수, 천식 및 인후종통(咽喉腫痛) 치료에 이용한다. 척택과 태연의 연결선상에서 척택下 5촌에 위치한다.

LU7 열결(列缺)   列은 熱과 같이 분해(分解)한다, 분행(分行)한다는 뜻이며 缺은 그릇의 깨진 틈이나 이빨이 빠진 그릇을 의미한다. 마치 하늘이 번개에 의해 갈라져 위 아래로 관통하는 모습을 비유한 것이다. 이 혈(穴)은 손관절부의 요골경상돌기(橈骨莖狀突起)의 찢어진 틈에 자리하고 또 수태음 폐경의 낙혈(絡穴)로 경맥(經脈)이 여기에서 갈라져 나가는 곳이기도 하다. 특히 사총혈(四總穴) 중의 하나로서 肺熱을 끄고 흉격을 편안하게 하는데 탁월하며 임상에서 상용하는 혈이다. 요골경상돌기(橈骨莖狀突起) 위쪽 오목한 곳으로 양손의 엄지와 둘째손가락의 사이 양호구(兩虎口)로 교차했을때 둘째손가락의 끝부분이 닿는 곳이다. 태연 위 1.5촌에 위치한다.

LU8 경거(經渠)   經은 머물러 있지 않고 움직이는 것을 뜻하며 渠는 도랑이나 계곡을 의미한다. 肺經의 경기(經氣)가 지나는 중요한 수로(水路)라 하여 경거라 한다. 오수혈에서 肺의 금혈(金穴)에 해당하는 穴로서 막힌 것을 풀고 열을 제거하여 肺氣를 조절하는 탁월한 효과가 있다. 요골의 경상돌기 안쪽과 요골동맥 사이에 위치한다.【의역삼침법】

LU9 태연(太淵)   太는 아주 크다는 말이며 淵은 깊다는 뜻이다. 즉 크고 깊은 못으로 고기가 잘 모이는 곳에 비유한 것이다. 이 穴은 폐경의 원혈(原穴)이고 팔회혈(八會穴) 중의 하나로 맥(脈)은 태연에 모인다 해서 태연이라 한다. 특히 폐의 氣를 잘 조절하여 천식 및 기침을 멈추게 하고 가래를 삭이는 작용이 탁월하다.

LU10 어제(魚際)   魚는 물고기의 배부위를 말하며 際는 경계부위를 의미한다. 손바닥의 근육이 隆起해 그 형상이 물고기의 배와 닮은 적백육제(赤白肉際-흰살과 붉은 살의 경계)의 곳이므로 어제라 하였다. 이 穴은 肺經의 火穴로서 특히 폐의 열을 내려 인후를 편하게 하는데 쓰인다. 제1 중수골의 중간이며 손등과 손바닥 경계[적백육제]에 위치한다.

LU11 소상(少商)   少는 작다는 뜻이며 폐는 오행에서 金에 속하고 상(商)은 오음[五音: 궁/상/각/치/우]중의 하나로써 폐에 속하는 음(音)을 의미한다. 이 穴은 폐경의 정혈(井穴)로 맥기(脈氣)가 시작되는 곳이며 그 맥기가 아직 충분하지 않으므로 소상이라 하였다. 졸도시 사혈(瀉血)하는 구급혈이며 肺熱을 내리는 작용이 우수하여 편도선염이나 인후통 등에 상용하는 穴이다. 엄지손가락 안쪽 손톱뿌리에서 0.1촌 옆 함중(陷中)에 위치한다.

2. 수양명대장경(手陽明大腸經)

大腸은 결장과 직장으로 되어 있으며 소장과 연결된 상행결장의 시작부위를 맹장이라 하고 직장의 끝을 백문(魄門)이라 한다. 폐에 絡하고 조박을 전도 (傳導)하는 작용을 하여 內徑에 "大腸者는 傳導之官하고 變化出焉"한다 하였으니 소장으로부터 전달된 조박에서 수분을 흡수한 다음 찌꺼기를 대변의 형태로 변화시켜 체외 배설한다는 것이다. 육체의 혼백(魂魄)은 간과 대장에 머무르니 이 혼백활동이 정지된 것을 사망이라고 진단한 것은 동양 고래부터의 전통이다. 魂이란 용출하는 근육을 통해 나타나며 간에 머물고 눈의 동자에 내왕(來往)하니 木 생장의 근간이며, 魄이란 수장(收藏)하는 피부를 통해 대장에 머물고 피모(皮毛)에 내왕하니 간의 태충과 대장의 합곡이 사관혈로써 육신(肉身)을 담당하는 이치이다.

LI1 상양(商陽)　　商은 오행의 金에 속하는 음(音)을 나타내며 陽은 手太陰脈이 대장경과 相合하여 바깥쪽[陽分]으로 운행한다는 의미이다. 즉 상양은 소상의 陽이라는 뜻이다. 이 두 穴은 모두 井穴에 해당되며 이 두 경맥은 표리(表裏)관계이고 이 穴에서 經氣가 상승하므로 상양이라 한다. 대장의 金穴로서 瀉血을 통해 폐, 대장의 열을 내리는 데 효능이 있다. 둘째손가락 안쪽 손톱뿌리 모서리 옆 0.1촌에 위치한다.【의역삼침법】

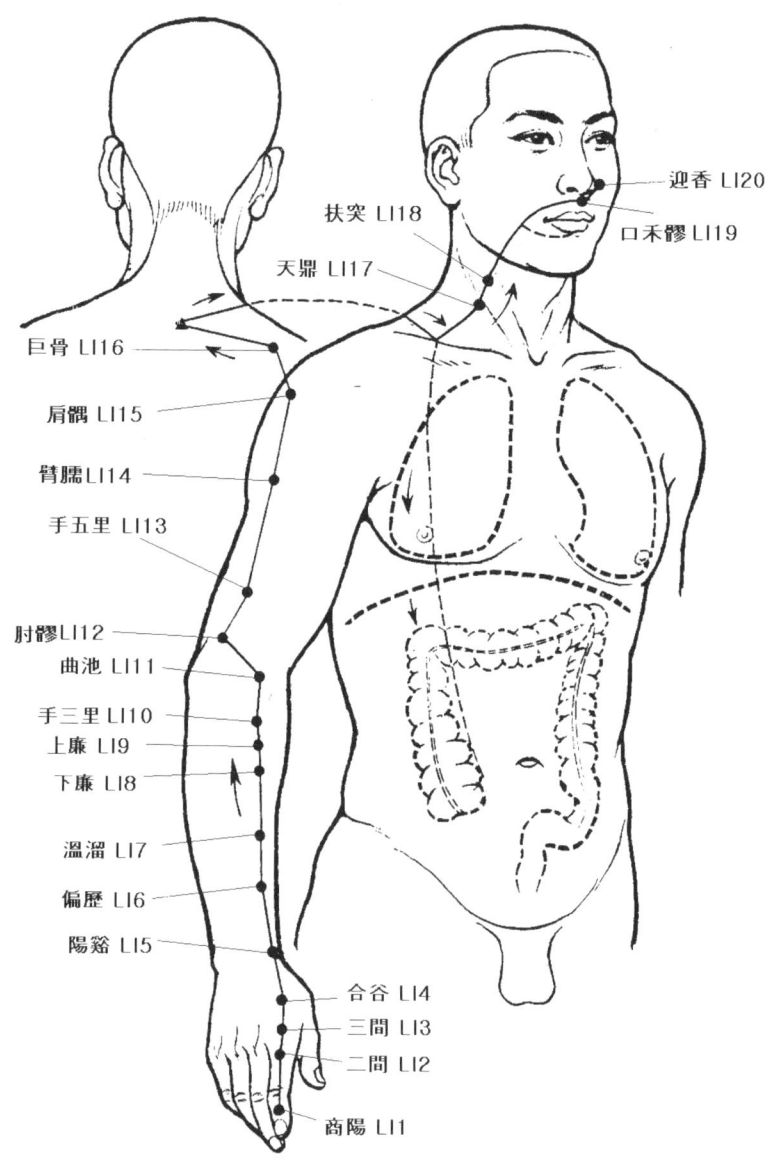

LI2 이간(二間)

二는 두 번째를 가리키고 間은 장소 또는 거처한다는 의미이다. 즉 손가락의 두 번째와 세 번째 마디 사이에 위치하여 이간이라고 한 것이다. 이 穴은 대장경의 형혈(滎穴)이며 특히 大腸의 열증인 치통이나 인후염등의 치료에 있어 임상에서 중요한 穴 중의 하나이다. 둘째손가락 중수지관절 앞 오목한

지점에 위치한다.【의역삼침법】

LI3 삼간(三間)   三은 세 번째를 가리키고 間은 장소를 의미한다. 대장경의 수혈(輸穴)이며 주먹을 쥐고 둘째손가락 중수지관절 뒤 오목한 곳에 위치한다. 대장경의 열을 내리는 작용을 한다.

LI4 합곡(合谷)   合은 모이는 것을 말하며 谷이란 물이 솟아나와 흐르는 것을 의미한다. 육(肉)이 크게 모이는 것을 谷이라 하고 작게 모이는 것을 계(谿)라고 했다. 谷은 谿보다 크고 얕다는 뜻으로 피부와 살이 모여 서로 이어지는 것을 合이라고 한다. 하여 엄지손가락과 둘째손가락을 벌렸을 때 꺼져 들어간 모습이 골짜기를 닮아 합곡이라 하였다. 이 穴은 대장경의 원혈(原穴)이며 특히 사총혈(四總穴) 중의 하나로서 모든 안면부(顔面部) 질환에 응용할 수 있는 탁월한 자리이다. 또한 대장경에 발생한 熱을 내리고 風邪를 제거하는 데 쓰인다. 손등에서 제2중수골 내측 중간 양 손가락을 뻗치면 약간 들어가고 압통이 있는 곳에 위치한다.【의역삼침법】

LI5 양계(陽谿)   陽은 陽經을 가리키고 谿는 산을 끼고 흐르는 작은 계곡을 말한다. 손목의 등 쪽에 엄지손가락을 세워 올리면 陷凹部가 나타나는데 산 사이의 작은 계곡을 닮았으므로 양계라 하였다. 이 穴은 대장경의 經穴로 양명의 열을 내리고 손목부위 관절치료에 상용한다.

LI6 편력(偏歷)   偏은 치우쳐 떨어져 나가는 것을 말하며 歷은 지나가는 것 또는 經過를 의미한다. 요골 손등 쪽으로 치우쳐 지나가고 대장경은 이 혈에서 낙맥(絡脈)이 갈라져 나와 肺經에 이르기 때문에 편력이라 한 것이다. 양계와 곡지 연결선에서 양계 위 3촌에 위치한다.

LI7 온유(溫溜)   溫은 온난하고 따뜻한 것이며 溜는 흐르는 것, 流注 한다는 뜻이다. 이 穴은 경맥을 따뜻하게 하고 한기(寒氣)를 몰아내는 온경산한(溫經散寒)의 효능이 있어 온유라 하였다. 대장경의 隙穴로서 급성적으로 발생한 질환에 응용할 수 있다. 양계와 곡지의 연결선에서 양계 위 5촌에 위치한다.

LI8 하렴(下廉) 下는 아래쪽을 가리키며 廉은 마름모꼴의 각이나 언덕[陵]을 의미한다. 팔꿈치를 구부려 주먹을 쥐면 앞팔 외측의 근육이 마름모꼴이나 언덕처럼 융기하는데 그 아래쪽이 하렴이고 위쪽이 상렴이다. 두 穴의 효능은 비슷하며 주로 국부적인 부위의 통증이나 근육의 긴장을 풀어주는 데 이용한다.

LI9 상렴(上廉) LI8 하렴 참조

LI10 수삼리(手三里) 里는 거처 또는 마을이라는 뜻이다. 이 穴은 위팔의 주료에서 3촌 되는 곳에 있으므로 수삼리 라고 하였다. 풍사(風邪)를 제거하고 낙맥을 통하게 하는 효능이 있으며 曲池下 2寸에 위치한다.

LI11 곡지(曲池) 曲은 주관절을 굴곡하는 것을 말하며 池는 팔을 굽히면 그 자리가 움푹 들어가는데 그 형상이 얕은 연못[池]과 비슷하다는 뜻이다. 이 穴은 대장경의 합혈로써 대장(大腸) 경락의 열(熱)을 내리는 작용이 강하고 풍(風)이나 습(濕)을 제거하는 효능을 가지고 있다. 임상에서 상용하는 穴이니 반드시 알고 있어야 할 자리이다. 팔꿈치 바깥쪽 가로금과 전완외측의 가장 볼록한 선이 만나는 지점에서 압통이 있는 곳에 위치한다.【의역삼침법】

LI12 주료(肘髎) 肘는 팔꿈치를 가리키고 髎는 뼈의 돌기에 가깝게 있는 빈틈을 말한다. 팔꿈치 관절 바깥쪽 움푹 들어간 곳에 있기 때문에 주료라 하였다. 팔꿈치를 구부린 상태에서 외상방 1촌에 위치한다.

LI13 수오리(手五里) 里는 거처, 마을 그리고 촌(寸) 이라는 뜻이 있다. 즉 수삼리에서 5寸 떨어져 있다 하여 수오리라 하였다. 곡지와 견우 연결선에서 곡지上 3촌에 위치한다.

LI14 비노(臂臑) 臂는 팔을 가리키며 臑는 근육의 전체 모습을 파악할 수 있는 것을 말한다. 이 穴은 눈을 밝게 하고 경락을 소통시키는 작용이 있어 모든 안질환 및 피부질환에도 응용해 볼 수 있는 穴이다. 견우下 3촌에 위치한다.

LI15 견우(肩髃) 肩은 어깨를 가리키며 髃는 견갑골 및 어깨의 앞쪽을 의미한다. 팔을 들어 올렸을 때 어깨의 움푹한 곳 중에서 앞의 오목한 지점에 이 穴이 있다하여 견우라 하였다. 中風으로 인한 반신불수를 포함한 견관절에 일어나는 모든 질환을 치료하는데 상용하는 穴이다.

LI16 거골(巨骨) 巨는 크다는 뜻이며 거골은 쇄골을 의미한다. 어깨의 끝에 있으며 짐을 멜 때 이 뼈에 큰 힘이 걸리기 때문에 거골이라 하였다. 이 穴은 肺 기능을 맑게 하고 혈압을 낮추는 작용 및 어혈을 없애는 효능을 가지고 있다. 쇄골외단과 견갑골 접합점 사이의 함중에 위치한다.

LI17 천정(天鼎) 공 모양의 둥근 머리를 위로 하늘을 본떠 天에 비유한 것이며 鼎은 말 그대로 솥을 가리킨다. 예전에 쓰던 솥은 두 귀가 달리고 다리가 셋이다. 사람도 양쪽에 두 개의 귀가 있고 이 穴의 옆에 1개씩 있는 근돌기(筋突起)와 대추혈의 위치가 원형으로 세 개의 다리가 붙은 솥과 비슷하여 천정이라 하였다. 熱을 내리는 작용이 있어 편도선염, 인후염등 국부질환에 쓰인다.

LI18 부돌(扶突) 예전에는 네 손가락을 나란히 모았을 때 길이를 부(扶)라고 했으며 동신촌(同身寸)으로는 3촌에 해당하며 突은 고(高)보다도 높은 곳을 의미한다. 이 穴은 후두융기 옆으로 3촌 떨어져 있다고 해서 부돌이라 했다. 천정상 1촌 후두융기의 양방 3촌 흉쇄유돌근 중에 위치한다. 주로 목 부위의 흉쇄유돌근의 마비, 인후통, 거담등 국부질환에 사용한다.

LI19 화료(禾髎) 禾는 곡물을 말하며 髎는 뼈의 들어간 곳이나 구멍을 의미한다. 코 아래, 입술 위에 있으면서 코는 냄새를 맡고 입으로 곡식을 먹는다 하여 화료라 하였다. 이 穴은 코가 막힌 것을 뚫어주고 풍열을 흩뜨리는 효능이 있다. 인중 양방 0.5촌, 비공외연(鼻孔外緣) 바로 아래에 위치한다.

LI20 영향(迎香)   迎은 맞이한다 香은 냄새라는 의미이다. 냄새를 잘 맞이하는 穴이라 해서 영향이라 했다. 이 穴은 코가 막혀 통하지 않거나 냄새를 맡을 수 없는 경우에 치료하는 특효혈이다. 대장경과 양명경인 위경이 만나는 穴이다. 비익외연의 중앙 양방 0.5촌으로 비순구 중에서 취혈한다. 보통 수지침을 이용하여 횡자로 자침하는 것이 편하다.【의역삼침법】

3. 족양명위경(足陽明胃經)

위(胃)는 흉격막 아래에 위치하며 위로는 식도와 접하고 아래로는 소장과 통하는데 위로 접하는 곳을 분문(噴門), 아래로 접하는 곳을 유문(幽門) 또는 하완(下脘)이라고도 하고 이들의 상하의 사이를 중완(中脘)이라 하는데 통틀어 胃라 한다. 내경에 위주수납(胃主受納)하고 주부숙(主腐熟)[土의 변화] 이라 하였으나 胃의 부숙과 脾의 運化작용 전체를 함께 胃로 구분지어 생각하는 것이 옳다. 모든 음식은 식도를 지나 胃로 들어가기 때문에 위를 가리켜 태창(太倉) 또는 수곡지해(水穀之海)라고 하는데 胃가 후천지기의 근본처라 일컬어지는 것은 이 때문이다. 이렇게 받아들인 음식물은 胃氣에 의해 죽과 같은 상태로 분해된 다음 소장으로 보내지며 부숙된 정미로운 물질은 비의 운화기능을 통하여 전신을 영양하게 되니 비장과 함께 사지기육(四肢肌肉) 한다는 것이며, 四肢無力은 胃脾의 공동책임이다. 위기하강(胃氣下降)은 음식물과도 관계는 있으나 실은 심장의 열을 맡아[火生土] 하초에 전달하는 책임이 더 크니 위를 공부할 때는 이를 주의 깊게 살펴야 한다.

ST1 승읍(承泣) 承은 받는다는 뜻이고 泣은 눈물을 흘리며 우는 것을 말한다. 눈물이 여기에 떨어져 눈물을 받는다 하여 승읍이라 하였다. 특히 눈을 맑게 하고 눈물이 흐르는 질환에 좋은 효과가 있다. 정면을 바라본 상태에서 동공 바로 아래 0.7寸 안와 아래쪽 뼈 가장자리에 위치한다.

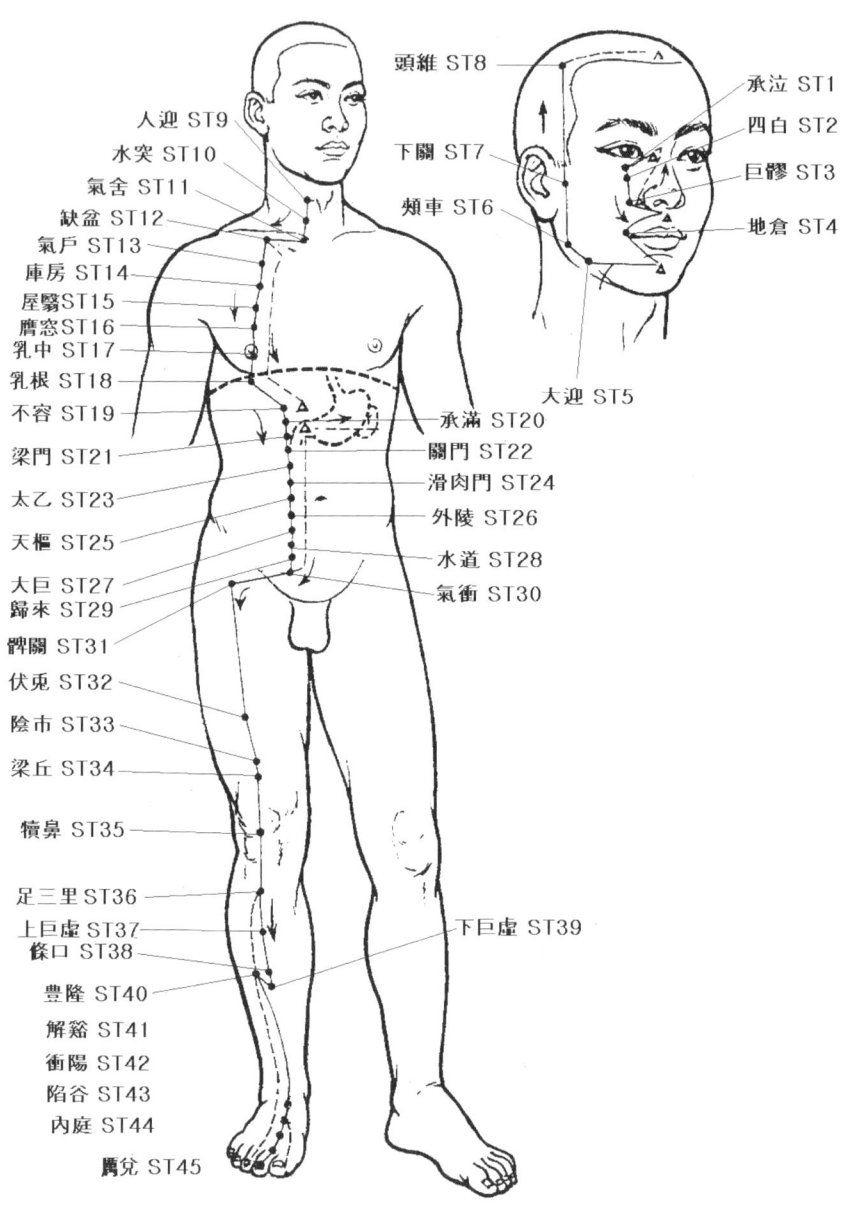

ST2 사백(四白) 四는 사방팔방이라 하듯이 넓다는 뜻이며 白은 밝음, 빛을 의미한다. 즉 시력이 발산하여 사방을 밝게 볼 수 있다 하여 사백이라 하였다. 눈에 생긴 염증이나 통증 및 시력회복을 포함한 모든 안질환에 응용할 수 있다. 정면을 똑바로 본 상태에서 눈동자 바로 1寸 아래, 안와 아래쪽 뼈 위의 오목한 곳

에 위치한다.

ST3 거료(巨髎)   巨는 크다는 뜻이며 髎는 뼈의 틈새 혹은 움푹 들어간 곳을 가리킨다. 상악골과 광대뼈가 만나는 곳에 큰 틈새가 있다하여 거료라 하였다. 모든 안질환 및 삼차신경통, 구안와사등에 많이 응용하는 혈이다. 눈동자 직하선과 코끝에서 수평으로 교차되는 곳에 위치한다.

ST4 지창(地倉)   地는 아래쪽을 가리키며 倉은 곡물의 저장고를 말한다. 땅에서 얻은 五味를 입으로 먹어 위(胃) 속으로 들어가는 모습이 창고와 닮아 지창이라 하였다. 특히 구안와사 치료시 중요한 穴로서 지창에서 협거를 향해 횡자로 천천히 밀어 넣는다. 이때 주의할 점은 임상에서 마비가 심한 쪽이 아닌 반대편에 자침함을 잊어서는 않된다.【의역삼침법】

ST5 대영(大迎)   迎은 맞이한다 이며 大迎은 예전에 쓰인 하악골(턱뼈)을 가리키는 뼈 이름인데 이 턱으로부터 선, 후천의 풍부한 氣를 맞아 들여서 사람을 영양시킬 수 있다 하여 대영이라 하였다.

ST6 협거(頰車)   頰은 상암골(上頷骨)이며 예전에 턱을 車라고 했으며 하악골을 말한다. 즉 협거는 상, 하악 관절을 통괄하여 가리키는 것으로서 턱의 관절이 운동할 수 있는 곳임을 말한다. 임상에서 구안와사를 치료시에 지창(ST4)에서 이 穴을 향하여 횡자로 자침하는 곳이다.

ST7 하관(下關)   下는 아래쪽을 가리키며 關은 機關, 즉 아래턱을 움직이는 기관이라는 의미이다. 이 穴은 위턱(상악골)과 아래턱(하악골)이 서로 연결되는 부위의 아래쪽에 있다하여 하관이라 하였다. 귀 아래의 앞쪽에 있는데 입을 벌리면 없어지고 입을 다물면 움푹 들어가는 곳에 위치한다. 특히 구안와사, 치통 등에 효과가 좋으며 얼굴과 관련한 모든 질환에 응용할 수 있는 좋은 穴이다. 자침 깊이는 보통 1촌 이상 넣어야 득기할 수 있다.【의역삼침법】

ST8 두유(頭維)   頭는 머리이며 維는 모서리각을 가리킨다. 이마 양끝의 모서리에 위치하며 뇌를 맑게 하고 정신을 안정시키는 효능 및 모든 눈과 관련한 질환에 사용할 수 있다.

ST9 인영(人迎)   迎은 움직인다는 뜻으로 경동맥의 박동이 느껴지는 곳에 있음을 말하며, 人은 인후로 "소문, 삼부구후론"에서 인체를 상중하로 나누고 천, 지, 인과 조합시켜 삼부구후로 나타내면 이 穴이 인후에 해당하므로 여기를 인영이라 하였다. 보통 사람이 정신을 잃고 쓰러졌을 때 이 穴이 뛰는지를 통해 생사를 확인하는 穴중의 하나이다. 흉쇄유돌근 안쪽 끝 총경동맥이 박동하는 곳에 위치한다.

ST10 수돌(水突)   水는 음식물을 말하며 突은 돌출을 의미하는데 사람이 음식물을 섭취하면 이 부분이 오르락내리락 하고 돌출한다 하여 수돌이라 하였다. 인영과 기사의 중간에 위치한다.

ST11 기사(氣舍)   氣는 종기(宗氣)를 가리키며 舍는 머무는 곳을 말한다. 즉 흉중에 머물러 있는 종기가 목구멍으로 나와 호흡을 행한데서 비유한 것이다. 주로 氣가 상역하는 증상을 다스린다. 쇄골 위쪽에서 흉쇄유돌근의 흉골두와 쇄골두의 사이에 위치한다.

ST12 결분(缺盆)   缺은 깨져있는것을 말하며 盆은 깊게 패인 것을 뜻하는데, 쇄골 위쪽이 깊게 패여 있으므로 결분이라 하였다. 천돌에서 4촌, 쇄골 위 오목한 곳에서 유두 수직선과 만나는 지점에 위치한다.

ST13 기호(氣戶)   戶는 출입하는 문호(門戶)를 말하니 이 穴은 肺氣나 宗氣가 출입하는 문호이므로 기호라 하였으며, 또한 위경(胃經)의 氣가 발생하는 장소이므로 氣의 내호(內戶) 즉 氣를 수납(受納)하는 문호(門戶)라 일컬을 수 있어 기호라 하였다. 결분 바로 아래, 쇄골하연에 위치한다.

ST14 고방(庫房)   庫는 저장하는 창고를 말한다. 폐기가 기호에서 이 穴로 들어오고 폐에 저장되는 모습이 창고같다 하여 고방이라 하였다. 제1늑간, 유두 直上에 위치한다.

ST15 옥예(屋翳)   屋은 덮개를 말하며 翳는 닭 꽁무니에 있는 깃털로 만든 큰 부채를 의미한다. 가슴의 양쪽에 있는 이 穴이 위치한 곳이 그와 닮았다 해서 옥예라 하였다. 제2늑간, 유두 직상에 위치한다.

ST16 응창(膺窓)   窓은 흉부를 가리키며 膺은 공기를 소통시키고 빛이 통하는 곳을 의미한다. 가슴이 막히고 답답할 때 이 穴에 자침하면 마치 실내의 창과 같이 소통되고 풀린다 하여 응창이라 하였다. 제3늑간, 유두 직상에 위치한다.

ST17 유중(乳中)   乳는 유방을 뜻하는데 이 穴이 유두 중앙에 있으므로 유중이라 한다. 침, 뜸을 하지 못하는 자리이며 취혈의 기준으로만 이용한다. 제4늑간, 유두 중앙에 위치한다. 임상에서 임맥에 있는 단중(CV17)을 취혈할 때 보통 유두의 위치만을 보고 자침하는 경우가 있는데 단중을 정확하게 취혈하기 위해선 먼저 제4늑간을 확인후 자침하여야 한다.

ST18 유근(乳根)   根은 바닥을 가리킨다. 유방의 바로 아래에 위치하므로 유근이라 한다. 젖을 잘 나오게 하는 효능이 있다. 제5늑간, 유두 직하에 위치한다.

ST19 불용(不容)   容은 음식물을 받아들인다는 뜻이다, 胃는 음식물을 받아들이는데 한계가 있는데 보통 이 穴의 높이까지 음식물이 이르면 그 이상 받아들일 수 없기 때문에 불용이라 했다. 위(胃)를 조화롭게 하는 효능이 있어 식욕부진 등에 쓰이는 穴이다. 胃 경혈은 가슴부위에서는 임맥으로부터 4촌 간격으로 내려오다가 복부에 이르게 되면 불용부터 2촌 간격으로 유지하며 내려온다. 신궐 상 6촌, 거궐외방 2촌에 위치한다.

ST20 승만(承滿)   承은 받아들인다는 뜻이며 滿은 가득 차다 라는 의미이다. 위(胃)가 음식물을 받아들여 이 높이까지 오면 받아들일 수 있는 양이 여기에서 가득 찬다는 의미에서 승만이라 하였다. 신궐 상 5촌, 상완외방 2촌에 위치한다.

ST21 양문(梁門)   梁은 경기가 유주하는 통로 중에서 중요한 곳을 "梁(양) 또는 關(관)"이라고 한다. 즉 위기(胃氣)가 출입하는 중요한 문호가 된다고 하여 양문이라 했는데 이 穴은 주로 氣血이 뭉쳐서 생긴 복부팽만, 구토등에 효능이 있다. 신궐상 4촌, 중완외방 2촌에 위치한다.

ST22 관문(關門)   위기(胃氣)가 나가고 들어오는 胃氣의 출납에 관여 한다는 뜻으로 관문이라 한다. 이 穴은 식욕부진등 위기 출납의 문제로 음식물을 받아들일 수 없는 질환에 주로 사용한다. 신궐상 3촌, 건리외방 2촌에 위치한다.

ST23 태을(太乙)   太는 크다, 중요하다는 뜻이며 乙은 대장이 굽은 모습을 의미하니 이 穴이 大腸의 모든 병을 치료할 수 있는 것과 관련이 있다.

ST24 활육문(滑肉門)   滑은 매끄럽다는 뜻이며 肉은 기육(肌肉)을 의미한다. 위경(胃經)은 기육을 주관하는데 부드러워야 할 혀가 굳을 때 이 穴에 자침하면 혀를 활발하게 움직일 수 있게 하는 효능이 있다. 신궐상 1촌, 수분외방 2촌에 위치한다.

ST25 천추(天樞)   天은 天地이고 이것은 인체의 상, 하반신을 가리키며 樞는 문의 지도리이니 이 穴이 인체 상하의 중요한 곳에 있음을 비유하여 천추라고 하였다. 이 穴은 胃와 腸이 만나는 곳으로써 위와 장의 기능을 조절하는 데 탁월한 효능이 있다. 특히 변비를 치료하고자 할 때는 2.5寸의 침을 이용하여 45도 각도로 하복부 아래쪽을 향하여 자침하여 30분 정도 유침하면 下氣 시키는 작용이 배가 된다. 【의역삼침법】

ST26 외릉(外陵) 外는 바깥쪽이고 陵은 돌기한 곳을 의미한다. 이 穴이 배의 불룩한 부분 (복직근이 융기한 곳)의 바깥쪽에 위치하므로 外陵이라 한다. 신궐하 1촌, 음교외방 2촌에 위치한다.

ST27 대거(大巨) 巨는 크다는 뜻이다. 이 穴은 복부에서 가장 높고 크게 융기한 곳에 있다 하여 대거라 하였다. 천추하 2촌 복직근부에 위치한다.

ST28 수도(水道) 道는 도로라는 뜻이다. 체내의 수액이 정체된 경우에 길을 터준다는 의미에서 수도라 하였으며 주로 배뇨곤란이나 각종 부종에 상용하는 穴이다. 신궐하 3촌, 관원외방 2촌에 위치한다.

ST29 귀래(歸來) 歸와 來는 모두 돌아온다는 뜻이다. 이 穴은 氣와 경락을 잘 통하게 하여 부녀자의 월경을 올바르게 돌아오게 하는 효능이 있으며 또한 아래로 쳐진 기능을 강력하게 끌어 올리는 작용이 있어 자궁하수 등의 병증에 상용하는 穴중의 하나이다.

ST30 기충(氣衝) 氣는 하복부에 막혀서 가득한 氣를 말하며 衝은 충동, 위로 상충하는 것을 말하니 이는 뱃속에서 氣가 거슬러 올라와 상충하는것, 임신했을 때 자기 (子氣)가 위로 치받아 오르는 모든 병을 다스리는 효능이 있어 기충이라고 하였다.

ST31 비관(髀關) 髀는 대퇴부를 가리키며 예전엔 대퇴골을 비골이라 부르기도 하였다. 關은 관절을 나타내는데 고관절 부위의 대퇴를 운동시키는 곳에 있으므로 비관이라 하였다. 주로 대퇴부 및 고관절에 이상이 있을때 사용하는 穴이며 국부에 氣가 정체된 것을 소통시키는 효능이 있어서 하지경련이나 마비 등에도 이용한다. 전장골극과 슬개골 외연을 이은 연장선에서 회음혈의 수평선과 교차하는 점에 위치한다.

ST32 복토(伏兎)   伏은 엎드린다는 뜻이다. 대퇴골 앞 위쪽에 기육(肌肉)이 융기한 형태가 마치 토끼가 엎드려 있는 것과 비슷하다 하여 복토라 하였다. 국부에 氣가 정체된 것을 풀어주는 효능이 있다. 슬개골 외상연 위 6촌에 위치한다.

ST33 음시(陰市)   모이는 곳을 市라 한다. 주로 음증의 병증, 즉 무릎이 차고 시린 병증[陰證]을 다스리는 데 이용한다. 슬개골 외상연의 상방 3촌, 무릎뼈와 복토의 중간에 위치한다.

ST34 양구(梁丘)   梁은 슬개의 위쪽을 가리키며 丘는 언덕과 같이 솟아 오른 것을 의미한다. 이 穴은 위경(胃經)의 극혈로서 위통, 위경련 등 胃의 모든 급성질환에 효능이 있으며 무릎관절의 풍한습(風寒濕)을 제거하여 통증을 제어하는 효능이 탁월하다. 취혈시엔 무릎을 구부린 상태에서 자침한다. 슬개골 外 상연 상 2촌에 위치한다.

ST35 독비(犢鼻)   犢은 송아지를 가리킨다. 이 穴의 부위가 마치 송아지의 코와 비슷하여 독비라 하였다. 보통 외슬안이라고도 불리우며 외슬안의 반대편에 있는 내슬안[經外奇穴중 하나]과 함께 자침하기도 하는데 무릎통증이나 슬 관절염 등에 특효가 있는 중요한 穴이다. 취혈시엔 무릎을 구부린다. 슬개골 하연 슬개인대 외측의 함몰처에 위치한다.

ST36 족삼리(足三里)   三은 독비 아래 3寸 되는 곳을 가리키며 里는 거처 혹은 모인다는 뜻이다. 즉 胃經의 氣가 모이는 장소라는 의미인 것이다. 이 穴은 合穴이며 사총혈(四總穴) 중의 하나이다. 胃經에서 가장 중요한 穴 중의 하나로서 胃와 관련한 모든 질환을 치료하며 임상에서 상용하는 穴인데, 특히 胃허증으로 인한 胃질환에 취혈이나 뜸을 뜨면 그 효과는 탁월하다. 또한 이곳에 매일 뜸을 뜨면 평생 무병장수 할 수 있는 좋은 穴이다. 독비 下 3촌, 경골외측 옆으로 1촌 나간 지점에 위치한다.【의역삼침법】

ST37 상거허(上巨虛)   上은 상부를 가리키며 巨虛는 큰 틈새 즉, 큰 골육의 함요부를 말한다. 족삼리 3촌 아래에 있으며 대장의 下合穴로서 대장이 막히고 정체된 것을 통하게 하는 효능이 있다. 또한 대장경락에 발생한 열을 내리는 작용이 있어 장내에 생긴 염증이나 열을 식힌다.

ST38 조구(條口)   좁고 긴 것을 條라 하고 출입하는 곳을 口라 한다. 이 穴은 취혈시에 환자를 앉게 하고 발바닥을 지면에 붙여 발끝을 위로 올리게 하면 이곳의 기육이 움푹들어가는 곳이 길고 출입구 모양이 나타난다 하여 조구라 했다. 이 혈은 특히 견통치료의 경험혈로서 효과가 매우 좋은 혈인데 취혈은 만약 환자의 우측 어깨에 통증이 있다면 우측에 있는 조구에 자침하며, 이 穴의 효과적인 취혈 방법은 조구혈을 중심으로 위와 아래쪽을 엄지손가락으로 눌러 보아 통증을 더 느끼는 곳에 취혈하면 효과가 훨씬 좋다. 자침 후 5분 간격으로 강하게 자극을 주고 보통 5회 정도 자극 후에 발침한다.【의역삼침법】

ST39 하거허(下巨虛)   下는 하부를 가리키며 巨虛는 큰 틈새 혹은 큰 골육의 움푹 들어간 곳을 말한다. 소장의 下合穴이며, 족삼리 하 6촌에 위치한다.

ST40 풍륭(豊隆)   豊은 풍부하다라는 뜻이 있으며 隆은 융성하다는 의미가 있다. 이 穴이 있는 곳에 기육(肌肉)이 풍성하게 올라 있는 곳이라 하여 풍륭이라 하였다. 胃經의 낙혈이며 특히 습담(濕痰)을 제거하는 요혈이므로 비장의 기능이 저하되어 생긴 가래 등을 제거하는 효능이 탁월하다. 외과 상 8촌, 조구 외방 1촌에 위치한다.

ST41 해계(解谿)   解는 풀다, 개방하다 라는 뜻이며 谿는 움푹 들어간 곳을 말한다. 이 穴은 발목관절 가로금이 있는 두 근 사이의 움푹 들어간 곳에 위치하며 또한 이 장소에서 신발끈을 푸는 곳이기도 하여 해계라고 하였다. 발목통증이 있는 국부질환에 효능이 있는 穴이며, 胃經의 화혈(火穴)로서 胃熱을 내리는 작용이 있어 위열로 인한 속쓰림, 구갈 등에도 사용한다.

ST42 충양(衝陽) 衝은 움직이는 것을 말하며 陽은 이 穴이 발바닥과 반대되는 발등이 양에 속하는 것을 나타낸다. 또한 이곳에서 脈이 뛰는지를 살필 수 있기 때문에 충양이라 하였다. 위경의 原穴이며 비위를 강력하게 보하는 효능이 있다. 발등 가장 높은 곳의 약간 오목한 곳 맥이 뛰는 자리에 위치한다.

ST43 함곡(陷谷) 陷은 움푹 들어간 것을 말하며 谷은 골짜기를 말한다. 산 골짜기의 움푹 들어간 곳과 비슷하여 함곡이라 하였다. 발등 제2, 3 발가락 사이의 관절 뒤쪽 오목한 곳에 위치한다.

ST44 내정(內庭) 內는 깊숙한 곳을 말하며 庭은 거처, 거주하는 곳을 의미한다. 이 穴은 胃經의 형혈(滎穴)로서 胃 실열(實熱)로 인한 잇몸출혈에 효능이 좋다. 제2, 3 지골 사이 연결선의 가로금에 위치한다.【의역삼침법】

ST45 여태(厲兌) 厲는 엄(嚴)하다는 뜻으로 여기서는 胃를 가리키며 兌는 주역에 나오는 팔괘의 하나인데 문호를 가리킨다. 즉 이 穴은 胃經의 정혈(井穴)이고 엄하게 감시받는 문호라 하여 여태라 하였다. 둘째발가락 발톱의 바깥쪽에 위치한다.

4. 족태음비경(足太陰脾經)

內徑에 脾는 간의지관(諫議之官)이요 지주출언(智周出焉)이며 비주운화(脾主運化)라 하였으니 脾는 胃에서 소화된 음식물을 받아서 재차 흡수하는 과정을 거치며, 소장으로부터 분별된 정미로운 영양과 수분을 받아 피를 만들고[脾生血] 혈관 내막을 따라 혈류(血流)의 출입을 총체적으로 관리한다[脾統血]. 또한 비주수습(脾主水濕)하니 水濕의 운화는 신체 각부에 필요한 수액을 공급하며 수액을 다시 腎을 거쳐 방광으로 보내 체외로 배설시키므로 체내의 과도한 정체를 막아준다. 그리고 脾는 胃와 중앙에 위치하여 오장육부의 승강출입(昇降出入)에 중추적 역할을 담당하고 脾氣가 상승할 때 하초에 있는 腎의 氣를 상승시켜 心肺의 열이 상승함을 막아주고 胃氣가 하강할 때는 심열을 하강시켜 하초의 水가 寒하지 않게 하므로 대사의 균형을 이루게 하는 실질적인 주체자이니 土의 중화작용을 총체적으로 일컫는 말이다. 脾 기능의 정상여부는 입술을 보면 아는데 홍윤하고 촉촉하며 광택이 정상이고, 입맛과 식욕 또한 비장의 소관이다.

SP1 은백(隱白) 　隱은 숨긴다 라는 뜻과 함께 발을 가리키며 白은 적백육제를 의미한다. 이 穴은 비장의 목혈(木穴)이며 인체의 모든 출혈에 탁월한 효능이 있는데, 특히 자궁출혈 시에 쌀알보다 약간 작게 뜸을 만들어 직접구를 행하면 비장의 血을 잡아주는 기능[脾統血]이 좋아져 출혈이 멈추게 된다. 또한 비위 허증

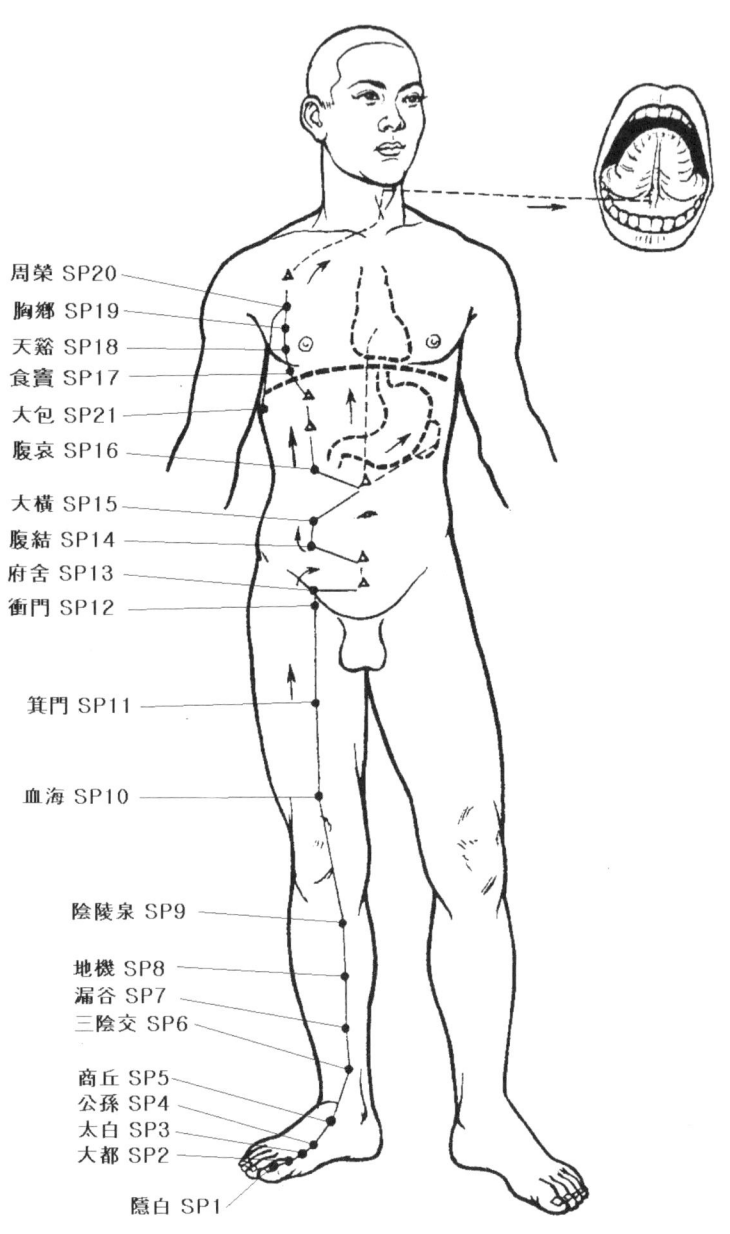

인 경우 주기적으로 이 穴에 직접구를 뜨면 좋다. 첫째발가락 안쪽에서 발톱 뿌리 모서리 옆 1푼 되는 곳에 위치한다. 【의역삼침법】

SP2 대도(大都)　　都는 모여드는 것을 말하는데 모든 병(病)이 이곳에 모두 모여든다는 것을 비유한 것이다.【의역삼침법】

SP3 태백(太白)　　이 穴은 엄지발가락의 적백육제 위에 있으므로 태백이라 하였는데 비경의 원혈(原穴)이면서 오수혈의 토혈(土穴)에 해당한다. 임상에서 상용하는 穴이며 특히 비위의 모든 병으로 인한 질환치료에 영수보사를 잘 활용하면 좋은 효과를 낼 수 있다. 첫째발가락 뒤 안쪽의 적백육제 부위에 위치한다.【의역삼침법】

SP4 공손(公孫)　　이 穴은 족태음경의 낙맥이 갈라져 나오는 곳이므로 공손이라 하였으며 비경(脾經)의 낙혈이며, 팔맥교회혈 중의 하나로서 충맥과 통하여 월경불순이나 자궁출혈 등 부인과 질환에 다양하게 사용하는 穴이다. 제1중족골 바닥쪽에서 뒤쪽 아래 오목한 곳에 위치한다.

SP5 상구(商丘)　　丘는 이 穴이 구릉처럼 융기한 모습을 말하는데 여기에선 안쪽 복사뼈를 가리킨다. 商은 오행상 金의 소리에 해당한다. 이 穴은 비경의 금혈(金穴)로서 비장을 튼튼하게 하고 濕邪를 제거하여 전신부종이나 각기 질환등에 효능이 있다. 안쪽 복사뼈의 앞쪽 아래 움푹 들어간 곳에 위치한다.

SP6 삼음교(三陰交)　　모이는 장소나 만나는 것을 交라 하는데 이 穴은 족태음, 족궐음, 족소음 세 개의 음경(陰經)이 만나는 곳이라 삼음교라 하였다. 비장 경락에서 가장 상용하는 穴중의 하나로서 특히 비장의 기능을 보하는 데 있어 탁월한 효능이 있다. 또한 풍습(風濕)을 제거하고 부인과 및 생식기 질환에도 효능이 있다. 비장은 인체에 필요한 혈액을 생산하는 곳으로서 피를 맑게 하고 생혈을 돕고자 할 때는 주기적으로 이곳에 뜸을 뜨면 좋다. 안쪽 복사뼈 위 3촌에 위치한다.【의역삼침법】

SP7 누곡(漏谷)　　漏는 스며나오는 것을 말하며 谷은 들어간 곳을 뜻한다. 경골과 비골의 들어간 곳에 있다하여 누곡이라 했으며, 삼음교 상 3촌, 경골후연에 위치한다.

SP8 지기(地機) 機는 변화를 말하는데 대지가 生氣를 일으켜 만물을 소생시키는 효과가 있으므로 지기라 하였다. 이 穴은 족태음의 기혈(氣血)이 모이는 곳이므로 영양과 血의 공급을 정상화하는 효능이 있다. 비경의 극혈이며, 음릉천(SP9) 하 3촌에 위치한다

SP9 음릉천(陰陵泉) 돌출되거나 돌기된 것을 陵이라 하는데 그 위치가 마치 음(陰) 부위의 언덕 아래 깊은 샘과 같아서 음릉천이라 하였다. 비경의 합수혈(合水穴)이며, 脾胃 기능을 정상화하고 하초(下焦)에 생긴 병증이나 濕을 제거하는 데 탁월하다. 또한 중풍 등으로 인한 하지마비가 있을 경우 음릉천과 양릉천을 투자하여 자침하면 마비를 푸는 데 효과가 좋다. 굵은 정강이 뼈머리[경골내측과] 안쪽 돌출된 부분 아래 움푹 들어간 곳에 위치한다.

SP10 혈해(血海) 모여드는 곳을 海라 한다. 이 穴은 비장의 血이 돌아와 모이는 바다가 되니 어혈(瘀血)을 풀어주고 혈액을 맑게 조절하는 효능이 있어 혈해라고 하였다. 특히 혈액을 맑게 하고 혈액순환을 위해서는 발바닥을 포함하여 발가락부터 이곳 혈해까지 주물러서 풀어주는 습관을 가지는 것이 좋다. 슬개골 내측 위로 2촌에 위치하며, 위경의 양구(ST34)와 같은 높이에 있다.【의역삼침법】

SP11 기문(箕門) 箕는 다리를 외전시킨 자세를 말한다. 이 穴을 잡을 때는 반드시 무릎을 굽히고 대퇴를 외전시키는 데 양다리를 외전시키면 문(門)과 같다 하여 기문이라 하였다. 혈해 위 6촌에 위치한다.

SP12 충문(衝門) 衝門은 돌진하는 문이라는 뜻인데 이 穴은 서혜부에 있으면서 동맥의 박동을 느낄 수 있고 이곳에서 비경이 복부로 들어가는 문을 이루고 있다하여 충문이라 하였다. 위쪽으로 5寸에는 大橫이 있고, 뱃속으로 내려가면 橫骨

의 양 끝에 붙어있다. 치골결합의 상연상에 있는 곡골(CV2) 외방 3.5촌 박동부위에 위치한다.

SP13 부사(府舍) 府는 모인다, 집결한다 라는 뜻이며 숨는 거처, 머무는 것을 의미한다. 이 혈은 족태음, 족궐음, 음유맥의 氣가 머물러 모이는 곳이라 하여 부사라고 하였다.

SP14 복결(腹結) 結은 모이거나 집결하는 뜻인데, 이 穴은 복부 특히 배꼽 주위에 모여든 사기(邪氣)를 제거하는 데 효과가 있으므로 복결이라 하였다. 부사 위 3촌, 임맥외방 4촌, 대횡 바로 아래 1.3촌에 위치한다.

SP15 대횡(大橫) 橫은 가로, 수평의 뜻이다. 이 穴이 배꼽과 수평을 이루며 안으로는 횡행결장에 상응하므로 대횡이라 하였다. 비장을 튼튼하게 하는 기능 및 대장질환을 치료하는 효능이 있다. 신궐외방 4촌에 위치한다.

SP16 복애(腹哀) 哀는 우는 것을 말하는데 배가 아프면서 배에서 소리가 나는 것을 치료한다 하여 복애라고 하였다. 건리옆 4촌에 위치한다.

SP17 식두(食竇) 竇는 공간이나 구멍을 뜻한다. 이 穴은 음식의 운화(運化)를 도와서 골고루 퍼지도록 한다는 의미에서 명명한 것이다. 가슴이나 복부의 氣를 잘 통하게 하는 효능이 있다. 제5늑간, 임맥 옆 6촌에 위치한다.

SP18 천계(天谿) 天은 위쪽을 가리키며 谿는 작은 도랑천을 말한다. 이 穴의 효능이 주로 젖이 적게 나오는 경우를 치료한다는 의미에서 천계라 하였다. 제4늑간, 임맥 옆 6촌, 유중(ST17)에서는 2촌 떨어진 곳에 있다.

SP19 흉향(胸鄕) 거처하는 곳, 사람들이 모여 사는 곳을 鄕이라 한다. 이 穴이 흉부측면에 있어서 주로 흉부의 질환을 치료한다고 해서 명명한 것이다. 흉협이 팽만하거나 옆으로 눕기가 어려운 경우를 다스린다. 제3늑간, 임맥 옆 6촌에 위치한다.

SP20 주영(周榮)　周는 전신을 가리키며 榮은 영양, 자양하는 것을 의미한다. 이 穴은 비장이 기육(肌肉)을 주관하고 血을 통솔하여 영양물질을 전신에 공급한다고 해서 주영이라 하였다. 제2늑간, 임맥 옆 6촌에 위치한다.

SP21 대포(大包)　包는 총괄한다는 뜻이 있다. 즉 이 穴은 비(脾)의 대락(大絡)으로서 모든 음경과 양경을 총괄하여 오장(五臟)과 사지(四肢)를 영양하므로 대포라 하였다. 비주운화(脾主運化)의 전신 공급처의 시발점이자 음양 모든 경락에 연결되므로 전신질환에 사용할 수 있는 穴이다. 특히 간암, 간경화 등 肝의 질환을 마무리 할 때 마지막으로 부항발포 하는 자리이기도 하다.【의역삼침법】

5. 수소음심경(手少陰心經)

內徑에 "心者는 生之本이요 神之變이요 其華在面하고 其充在血脈"이라 하였으니 심장기능의 정상여부는 얼굴의 찰색에 반영된다. 심장은 이와 같이 인체생명 활동의 주재자로서 정신과 의식 그리고 생각의 중추신경계 활동을 포함시켜 장부 가운데 폐의 보좌를 받아 높은 위치를 차지하니 인체 각 부분을 통괄하는 정신적인 대주로서 군주지관(君主之官)이라 하며 생명활동의 중심처가 되는 것이니 내경에 "心者는 五臟六腑之大主也"라 하였다. 심장은 혈액순환을 시키는 원동력이며 또한 神을 수장한 곳이니 내경에 "精神之所舍也"라 한 말은 神明의 원천이라는 뜻인 것이다. 心血이 충만할 경우에는 명찰(明察)해지고 생각이 민첩해지지만 심혈부족에 의하여 생명활동에 능력이 저하되면 만사가 불성해지는 것이다. 땀은 진액이 化生하여 이루어진 것으로 피부를 통해 발산 되는데 이 또한 심장이 주관한다. 이외에도 심장은 관절을 주관하고 눈의 제 기능을 담당하니 이를 주시할 일이다. 또한 心은 혀를 통해 표현되니 설진(舌診)은 심장의 상태를 주체적으로 관찰하여 진단하는 방법이다.

HT1 극천(極泉) 極은 끝에 이르는 것, 즉 겨드랑이의 가장 높은 점을 가리키며 泉은 물이 솟아나는 샘을 뜻한다. 심장은 혈맥(血脈)을 주관하는데 혈맥의 흐름이 물이 흐르는 것과 비슷하고 이 穴이 가장 높은 곳에 위치하므로 극천이라 하였다.

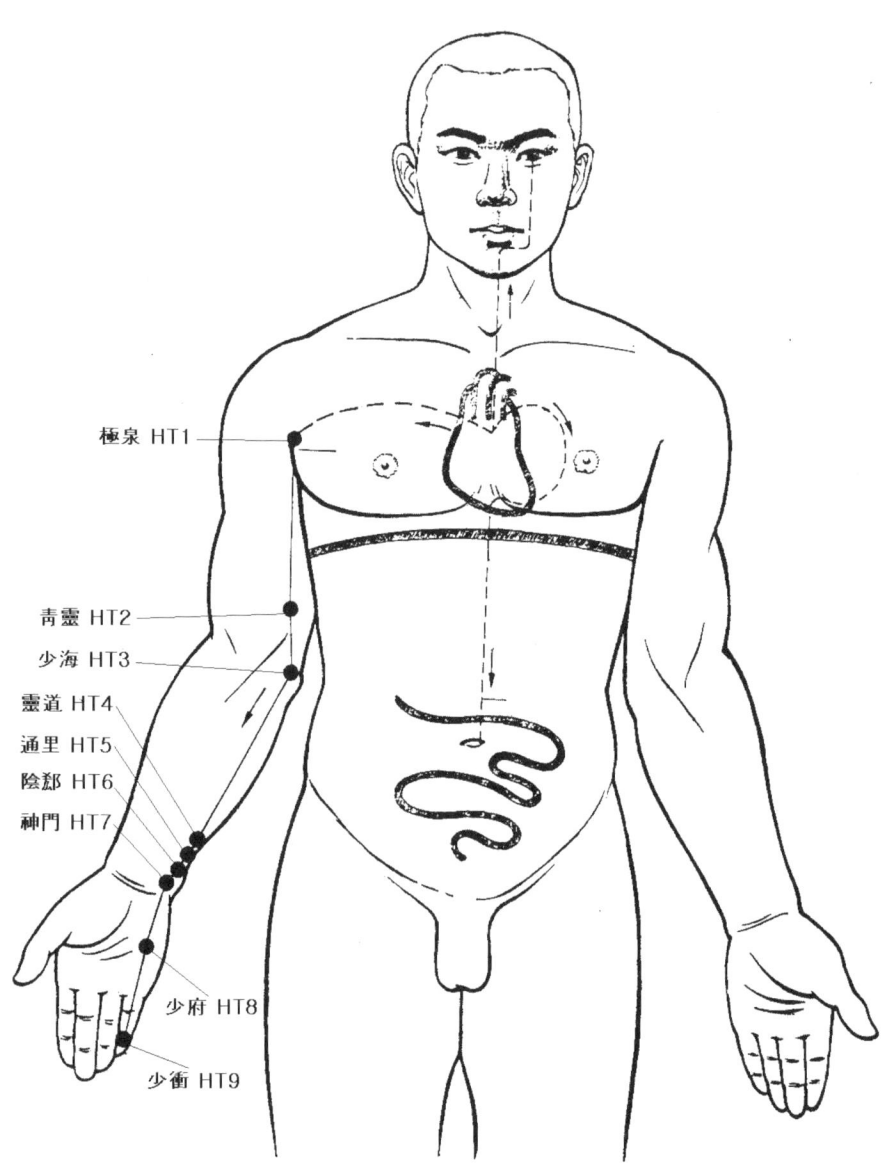

이 穴은 심장기능 항진을 진정시키며 특히 심주혈맥(心主血脈)의 기능이 떨어져서 오는 관절염을 포함한 무릎질환에 탁월한 효능이 있다. 이 穴을 자침시엔 2.5치의 침을 이용하는 것이 편하며 만약 心허증으로 인해 오른쪽 무릎에 이상이 있을 경우에는 왼쪽 극천에 득기할 때까지 침을 조금씩 밀어 넣어

30분 정도 유침하면 효과가 매우 좋은 穴이다. 心허증으로 인한 심장질환 치료에 꼭 알고 있어야할 穴이다. 또한 발 저림이 있을 경우 발 저림이 발생한 쪽의 극천을 세네 번 엄지손가락으로 자극해주면 그 자리에서 발 저림이 풀린다. 겨드랑이 중심에서 동맥 박동 부위에 위치한다.【의역삼침법】

HT2 청영(靑靈)   靑은 청색, 통증을 나타내는 색이기도 하며 靈은 신령스러운것, 영험한 것을 나타낸다. 이 穴이 어깨나 심과 관련된 모든 통증을 치료하는 데 효능이 있다하여 청영이라 하였다. 소해(HT3) 위쪽 3촌에 위치한다.

HT3 소해(少海)   少는 수소음심경을 가리킨다. 혈맥을 주관하는 心에 물이 흘러 모이듯이 맥기가 성하다 하여 소해라 하였다. 이 穴은 임상에서 상용하는 穴이며, 심장의 모든 질환에 효능이 있다.【의역삼침법】

HT4 영도(靈道)   靈은 신령스럽고, 영험하다는 것을 의미하며 道는 도로나 통하는 길을 말한다. 神이 깃들어 있는 곳이 심이며, 이 穴이 心의 기능을 전달하는 도로이고 정신질환과 심병을 치료하는 효능이 있어 영도라 하였다. 신문(HT7) 위쪽으로 1.5촌의 들어간 곳에 위치한다.

HT5 통리(通里)   通은 지나가는 것, 즉 경과의 의미가 있고 里는 표리(表裏)의 리(裏)와 같은 뜻이 있어 심과 소장이 표리관계에 있음을 가리킨다. 이 穴은 심경의 낙혈 인데 심경의 낙맥이 여기에서 갈라져 나와 소장경에 통한다 하여 통리라 하였다. 심장기능을 정상화 시키고 정신을 안정되게 하는 효능이 있다. 신문(HT7) 위로 1촌 동맥 박동 부위에 위치한다

HT6 음극(陰郄)   陰은 소음(少陰)을 가리키고 수소음맥(手少陰脈)의 극혈(郄穴)이 되니 음극이라 한다. 극혈은 주로 해당 경락의 급성질환에 특히 효능이 있으므로 심경에 급성적으로 발생한 심계항진, 도한 등에 효과가 좋다. 신문 상 1촌에 위치한다.

HT7 신문(神門)   心은 신명을 주관하고 그 심속에 깃든 것이 神이며 門은 출입구이다. 즉 이 穴은 心經의 원혈(原穴)로서 心氣가 출입하는 문이다. 마음을 편안하게 하고 정신을 안정시키는 효능이 탁월하며, 심장의 열을 내리는 작용이 있어 심경에 발생한 염증이나 통증을 제거하는 효능이 있다. 손목가로금 끝 두 힘줄 사이에 위치한다.

HT8 소부(少府)   少는 아주 작은 것을 말하며 府는 모이는 곳을 나타낸다. 이 穴이 위치한 곳이 손바닥의 뼈 사이에 아주 작은 틈새 속에 있으므로 소부라 하였다. 이 穴은 심경의 火穴로서 심경의 열을 조절하는 기능이 탁월하여 몸에 熱이 필요한 경우는 보법(補法)을, 熱을 내리고자 할 때는 사법(寫法)을 사용하면 된다. 또한 임상에서 상용하는 중요한 穴이며 心氣를 조절하고 정신을 안정시키는 효능이 다른 경혈보다 훨씬 빠르게 나타난다. 주먹을 가볍게 쥐었을 때 새끼손가락이 손바닥에 닿는 부위에 위치한다.【의역삼침법】

HT9 소충(少衝)   이 穴은 수소음심경의 정혈(井穴)로서 샘물이 솟아나듯이 氣血이 왕성한 데서 소충이라 명명했다. 심규(心竅)를 뚫어주는 효능이 있어 정신을 잃고 쓰러졌을 때나 또는 심경의 열을 빼주기 위해 瀉血해 주는 穴이다.

6. 수태양소장경(手太陽小腸經)

內徑에 소장은 "受盛之官이요 化物出焉"이라 하였으니 위로는 胃 아래로는 大腸과 접하며, 표리관계인 心의 하강하는 氣를 胃로부터 건네받아 소화된 음식물에서 정미한 부분을 비장에 보내 脾生血을 돕고, 찌꺼기는 난문(闌門)을 지나 대장으로 보내지니 청탁(淸濁)구별의 기능을 갖고 있다. 소장은 장부 중 가장 길이가 길며 그 이유가 청탁의 정밀이며 기능은 소통과 하행을 기본으로 하니 "불통즉통 통즉불통(不通則痛 通則不痛)"이라는 한방적 표현은 소장에서 기인하였다.

SI1 소택(少澤) 소장경의 정혈(井穴)로서 마치 경기(經氣)가 연못[澤]에 흘러들어 가득 찬 물과 같이 윤택하다 하여 소택이라 하였다. 응급시 瀉血을 통해 心의 熱을 내리는 작용이 있으며 젖이 잘 나오게 하는 효능이 있다. 새끼손가락 손톱뿌리 외측 옆 1푼에 위치한다.

SI2 전곡(前谷) 前은 전방, 앞쪽의 뜻이 있는데 이 穴이 새끼손가락 본절(중수지절관절) 바로 앞의 들어간 곳에 있고 그 곳은 骨과 肉이 서로 만나 오목해져서 골짜기[谷]같다 하여 전곡이라 하였다. 주먹을 쥐었을 때 다섯째손가락 본절 앞쪽 가로금 끝과 적백육제가 만나 움푹 들어간 곳에 위치한다.

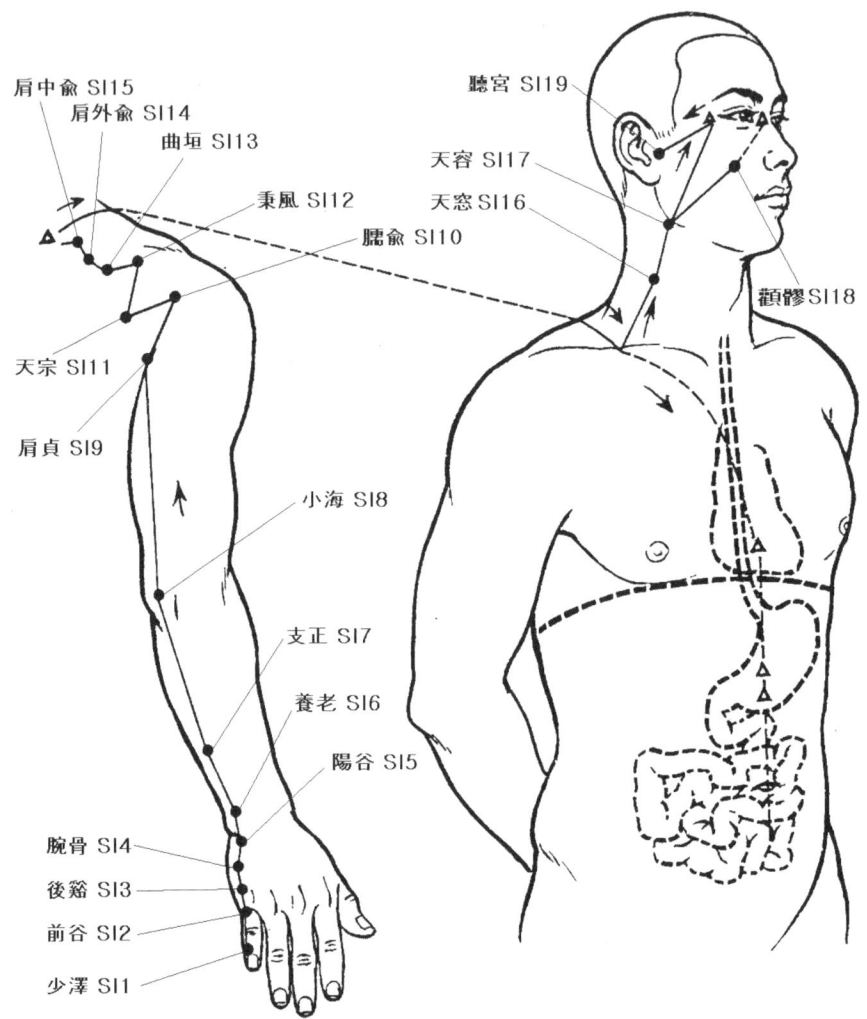

SI3 후계(後谿)

이 穴은 새끼손가락 본절 뒤에서 움푹들어간 가운데에 있으므로 후계라 하였다. 팔맥교회혈 중의 하나로서 신맥과 짝을 이루어 독맥에 영향을 미쳐 급.만성으로 발생한 척추, 허리 질환에 효능이 있다. 특히 눈에 다래끼가 생긴 초기에 이 穴을 瀉血해 주고 새끼손가락과 네 번째 손가락을 함께 사혈해 주면 신속한 치료효과를 볼 수 있다. 또한 손바닥 마비로 인해 주먹을 쥐었다 폈다 하기가 어려운 경우 합곡에서 후계까지 투자하여 취혈하면 효과가 좋다. 주먹을 쥐었을 때 다섯째손가락 본절 뒤쪽에서 가장 높이 올라온 곳에

위치한다.【의역삼침법】

SI4 완골(腕骨)   腕은 손목을 말하며 손목뼈를 완골이라 하니 이 穴이 손목 근처에 있다하여 완골이라 하였다. 소장경의 원혈(原穴)이며 風邪 및 濕熱을 제거하는 효능이 있어 수분대사 장애로 오는 안면부종이나 눈과 관련된 질환을 치료하는데 쓰인다.

SI5 양곡(陽谷)   이 穴은 손목 관절의 바깥쪽으로 움푹 들어간 곳에 있는데 그 형상이 작은 골짜기[谷]같아 양곡이라 하였다. 특히 이 穴은 소장경의 화혈(火穴)로서 심, 소장의 열을 내리는 작용이 강력하여 정신과 마음을 안정시키는 효능이 있으며 임상에서 상용하는 穴이다. 손목 바깥쪽 척골의 솟아오른 부분 아래의 움푹 들어간 곳에 위치한다.【의역삼침법】

SI6 양노(養老)   유익하고 보탬이 되는것이 養이니 이 穴이 특히 눈이 잘 보이지 않고 귀가 잘 들리지 않는 등 노인병에 효과가 좋고 무병장수에 도움이 된다하여 양로라 하였다. 취혈시엔 환자가 가슴에 손바닥을 올려 놓았을 때 穴이 잘 드러난다. 소장의 극혈로서 특히 심, 소장경락에 발생한 눈의 문제나 근육을 풀어주는 효과가 탁월하다.

SI7 지정(支正)   支는 떨어져 나오는 분지를 말하고 正은 오장육부를 주관하는 주체라는 의미로써 心을 가리키니, 이 穴은 소장의 낙혈로서 여기에서 심장경락으로 들어가 연결이 되므로 지정이라 하였다.

SI8 소해(小海)   小는 소장경을 말하고 海는 소장이 위(胃)와 이어져 수곡의 바다를 이룬다 하여 소해라 하였다. 소장의 합혈(合穴)로서 임상에서 상용하는 穴이다. 특히 직구뜸을 이곳에 뜨면 혈맥을 주관하는 심장의 기능을 촉진하여 혈액순환을 돕는 중요한 穴이다.【의역삼침법】

SI9 견정(肩貞)　　肩은 어깨를 말하고 貞은 정기로써 邪기와 반대되는 개념인데 즉 이 穴이 어깨에 있는 正氣를 도와 邪氣를 몰아내어 어깨를 떠나게 한다는 의미에서 견정이라 하였다. 어깨를 들어 올릴 때 이 穴 주위가 당기는 느낌이 있거나 근육이 부드럽지 못한 경우 아픈쪽의 반대편 견정혈을 손으로 자극만 해줘도 효과가 좋다.

SI10 노수(臑俞)　　臑는 팔뚝의 상단을 말하며 俞는 경맥의 氣가 통하는 곳을 뜻한다. 이 穴은 양유맥과 양교맥이 만나는 곳으로서 어깨관절을 부드럽게 하고 이 穴 주위의 근육을 풀어주는 효과가 있다. 견정(SI9)과 마찬가지로 견통 등 어깨질환이 있을 때 반대편을 자극하여 주면 효과가 좋다.

SI11 천종(天宗)　　天은 상부를 宗은 모이는 것을 말하니 소장경의 氣血이 이곳에 모여 호흡을 통하여 肺의 숙강(肅降)작용을 돕는다 하여 천종이라 하였다. 가슴부위의 이상이나 氣의 정체를 풀어주는 요혈이며 특히 심, 소장의 허증으로 인한 견통에 피내침(皮內針)을 자침하면 즉시 효과를 보는 자리이다. 임상에서 상용하는 穴이며 급성적인 견통이 있을시 손가락으로 이 穴을 자극해줘도 큰 효과가 있다.【의역삼침법】

SI12 병풍(秉風)　　秉은 관장, 주관함을 말하고 風은 풍사를 의미하니 이 穴이 풍사를 다스려 관장한다 하여 병풍이라 하였다.

SI13 곡원(曲垣)　　垣은 담장이란 뜻이니 이 穴이 견갑골의 구부러지고 높이 융기된 곳의 안쪽에 있으면서 구부러진 모양이 담장과 비슷하다 하여 곡원이라 하였다. 천종(SI11), 병풍(SI12), 곡원(SI13) 穴은 배열된 것이 별자리의 모습과 같으므로 모두 별자리 이름을 따서 명명했으며 치료 증상은 이 세 穴 모두 비슷하다.

SI14 견외수(肩外俞)　　肩은 견배(肩背)를 가리키며 俞는 경혈을 말한다. 이 穴이 견배에 있으면서 독맥으로부터 먼 것을 견외수라 하고 독맥으로부터 조금 더 가까운 것을 견중수(SI15)라 하며 또한 견갑골 안쪽 모서리에서 外上方에 있으므로 견외수라 하였다.

SI15 견중수(肩中俞)   中은 견정(GB21)과 대추(GV14)혈을 이은 중간을 말한다. 견외수(SI14) 참고

SI16 천창(天窓)   天은 인체의 상부인 머리를 가리키며 窓은 구멍을 의미하니 이 穴은 머리와 얼굴에 있는 구멍에 관한 질환을 치료하여 인체 상부의 창문과 같이 氣를 소통시킨다하여 천창이라 하였다.

SI17 천용(天容)   天은 인체의 상부인 머리를 말하며 容은 받아들인다 또는 용모를 의미한다. 이 穴은 귀 아래 뺨 뒤에 있어서 인체의 상부에 발생한 귀, 인후, 비염등에 효능이 있다.

SI18 관료(顴髎)   顴은 얼굴의 광대뼈(관골)이며 髎는 뼈의 들어간 곳을 말하니 이 穴이 광대뼈의 움푹 들어간 곳에 있다하여 관료라 하였다. 구안와사, 치통 및 얼굴이 붉어지는 병증에 효능이 있다.

SI19 청궁(聽宮)   聽은 귀로 듣는 것을 말하고 宮은 왕이 거처하는 중요한 곳을 의미하니 이 穴이 귀 앞에 있어서 청력(聽力)을 관리하는 중요한 곳이라 하여 청궁이라 하였다.

7. 족태양방광경(足太陽膀胱經)

내경(內經)에 의하면 방광은 주도지관(州都之官)으로서 진액(津液)을 저장하고 또한 그 기화(氣化)를 통해 소변을 체외로 배출한다고 하였다. 여기서 주도(州都)란 한 곳으로 모이게 한다는 뜻이니 방광은 흩어(散)버리기보다는 거두고(收) 모으는(集)힘이 있다는 것이다. 방광경은 눈 안쪽의 정명穴에서 시작하여 새끼발가락 바깥쪽 끝 지음穴에서 끝나는데 인체의 좌우로 각각 67개씩 134개의 경혈이 분포되어 있으며, 세 부분으로 나누어 이해하고 공부하면 쉽다.

먼저 그 첫 번째는 대저에서 질변, 회양혈까지 등 쪽의 배부(背部)혈이며, 두 번째는 승부에서 지음에 이르는 족부(足部)穴이며, 세 번째는 정명에서 천주에 이르는 두부(頭部)穴이다. 이와 같이 나누어 공부하자는 데는 방광경만이 갖는 고유한 특성 때문이다. 14경맥이 있지만 방광경을 모르면 의자(醫者)가 될 수 없다는 것은 14경맥 중 방광경만이 14경맥을 포괄하는 경락이라는 것이다. 즉 인체의 14경맥 상에 일어나는 모든 진단을 방광경에서 할 수 있으며, 또한 이곳이 직접적인 치료처가 되기 때문인 것이다.

먼저, 배부(背部)를 공부해야 하는 이유도 이것인 바 독맥을 따라 오장육부로 분포되는 신경선의 상태를 협척혈(독맥의 척추 바로 옆으로 파인 골) 및 방광 1선(독맥에서 양 옆으로 1.5寸) 더 자세한 것은 방광 2선(독맥에서 양 옆으로 3寸)에서 장부의 모든 변화를 진단하고 치료할 수 있으니 살색의 변화를 보거나, 엄지손가락으로 촉진하여 병에 경중(輕重)을 잘 살펴야 한

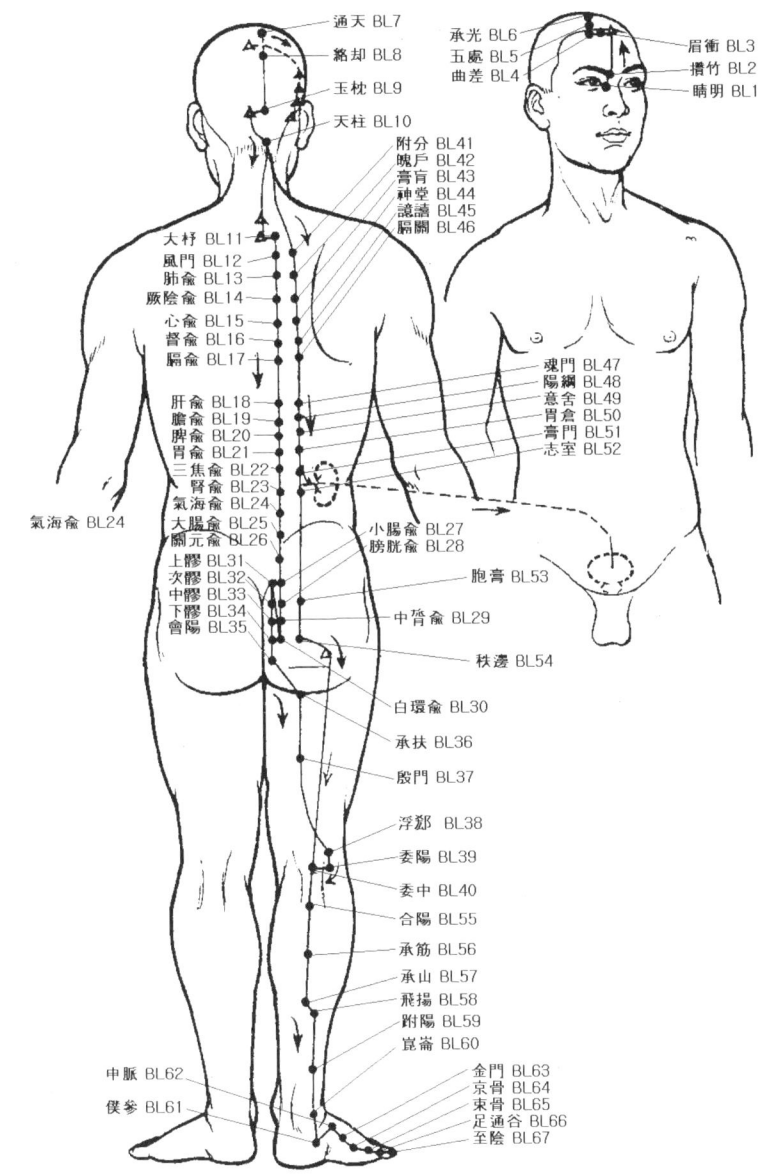

다. 임상하여 본 바 맥진·복부 진·경락진단보다 훨씬 쉽고 정확하였다. 하여, 배부(背部)혈의 공부가 끝나면 진단 및 치료에 자신감이 생겨날 것이니, 잘 숙지하길 바라는 바이다. 의서는 많아도 읽을수록 혼란스러운 것은 방대한 내용을 하나로 단순화시키지 못하는 이유이며, 방광경은 이를 해결해주는 지름길이 된다.

두부(頭部)와 족부(足部)의 공부는 방광경을 뺀 14경맥과 유사하니 타(他)경맥을 공부하는 것처럼 하면 될 것이다. 혼란을 막기 위해 유주(流注) 순서로 혈명(穴名)을 설명하였지만 독자가 공부할 때는 배부(背部)를 먼저 공부하는 것이 더 도움이 될 듯싶다.

BL1 정명(睛明)   정(睛)은 눈동자 명(明)은 밝음이다. 눈 안쪽 눈초리 끝에서 1分 위에 있으며, 시력을 밝게 하는 혈(穴)이므로 정명(睛明)이라 하였다. 백내장 및 모든 안질에 효과가 탁월하다. 1寸 정도 천천히 자침할 때 득기하며, 이때 침 몸은 각막을 타고 구부려 들어가기 때문에 각막 손상은 없으나 눈 안꺼풀에 실핏줄이 많아 열 명에 2명 쯤 출혈이 발생하며, 출혈이 생기면 1주일 정도 멍이 들고 맞은 것처럼 부어오른다. 치료의 본질과는 무관하나 환자가 동의했을 때 자침하는 것이 좋다. 차선의 효과는 찬죽혈에 피내침(皮內針)으로 대신할 수 있으며 정명자리 시술과 비교했을 때 약 80%의 효과가 있다.【의역삼침법】

BL2 찬죽(攢竹)   攢은 모인다는 뜻이다. 竹은 대나무이다. 穴이 눈썹 안쪽(眉頭)의 들어간 곳에 있고 눈썹은 대나무[竹]가 모여 있는 것과 비슷하니 찬죽(攢竹)이라 한다. 정명(睛明) 대신하여 피내침(皮內針)을 쓰면 효과가 뛰어난 穴이다.

BL3 미충(眉衝)   眉는 눈썹 衝은 돌진한다는 것이니 눈썹에서 곧바로 위로 올라와 발제(髮際) 부위에 있는 모습 그대로이다. 정명을 취하지 못할 때 찬죽과 함께 써서 힘을 더해주는 곳이며 이때는 단침(短針: 보통 말하는 수지침 정도)으로 2分 깊이 유주방향으로 횡자한다.

BL4 곡차(曲差)   曲은 굽은 것, 差는 가지런하지 아니한 것, 미충(眉衝)에서 오처(五處)까지 穴이 가지런하지 않고 굽어져가므로 曲差라고 하였다. 독맥의 신정혈에서

1.5寸 양 쪽에 위치한다.

BL5 오처(五處)   이 穴은 독맥(督脈)의 상성혈(上星穴)에서 옆으로 1寸5分 위치에 있고, 족태양방광경(太陽膀胱經)에서 다섯 번째 혈처(穴處)에 해당하므로 五處라고도 하나 穴이 곡차, 승광 사이에서 양 옆으로 또 상성 목창혈이 있어 5혈이 모여 있는 곳이라 하여 오처(五處)라 하기도 한다. 열이 나는 두통에 효과가 탁월한 것이다.

BL6 승광(承光)   承은 이어 받는다 光은 빛이니 다음 穴인 통천(通天)의 길을 비추어 준다는 것이다.

BL7 통천(通天)   通은 통한다는 것이며 天은 하늘이니 인체의 가장 높은 곳에 위치하는 혈이라 하여 통천이라 하였다. 백회와 함께 두부(頭部) 전체의 질환, 신체 무감증(無感症)을 치료하며, 한증(寒症)에서 오는 제반 질병을 치료하는 요처(要處)이다. 풍사(風邪)를 흩어버리는 작용을 하므로 풍사(風邪)에 의해 코가 막히거나, 코피가 나는 것을 치료한다.

BL8 락각(絡却)   絡은 세소맥락(細小脈絡)이란 말이고 却은 물리친다라는 뜻이니 결막염으로 인해 충혈된 눈을 치료하는 요처이다. 동인(銅人)에 이르기를 '청풍내장(靑風內障)을 치료하니 깨끗이 나았다'라고 하여 락각(絡却)이라고 하였다.

BL9 옥침(玉枕)   玉은 金이며 금(金)은 폐(肺)이다. 뒷머리에 융기된 침골(枕骨)이 옥처럼 소중하다는 뜻이며, 침(枕)은 침골(枕骨)이며, 베개라는 뜻으로 옥침이라 하였다. 잠을 잘 때 코를 골거나, 코가 막히는 것을 치료하는 요처로서 폐의 통로이며, 숙면과 불면은 옥침에 있다고 하였다. 후발제(後髮際) 위로 2.5寸 독맥의 뇌호혈 양 옆 1.3寸에 있다.

BL10 천주(天柱)   천(天)은 하늘, 인체의 하늘은 머리이며 주(柱)는 기둥으로 목을 말한다.

이 穴의 위치가 머리를 기둥처럼 받치고 있으므로 天柱라 하였다. 뒷덜미와 어깨가 함께 뻣뻣한 것을 치료하는 곳으로 깊이 자침하지 않는다.

BL11 대저(大杼) 大는 크다. 杼는 베를 짤 때 횡으로 왕래하는 북을 말한다. 대저(大杼) 아래로 인체에서는 유일하게 한 경락에 두개의 통로로 혈이 배치되어 있어 이것이 마치 베를 짜는 것처럼 정교하게 촘촘히 배치되어 있다하여 大杼라 하였으며 흉추가 시작되는 대추(大椎) 즉 제1 흉추 극돌기 아래 양 옆 1.5寸에 있다. 기관지염에 중부, 폐유와 짝을 이루어 쓰면 효과가 탁월하다.

BL12 풍문(風門) 風은 바람 즉 풍사(風邪)를 말하며 門은 출입하는 곳이니, 감기에 침을 놓거나 뜸을 떠서 치료하는 요처라는 뜻으로 풍문(風門)이라 하였다. 제2 흉추에서 찾는다. 찾는 방법은 독맥의 흉추 극돌기 아래 외방 양 옆으로 1.5寸에서 취하며 이하 모두 같은 방법으로 방광경의 배부혈을 찾는 것이므로 중복됨은 생략한다.

BL13 폐유(肺俞) 肺는 폐장(肺臟)을 말하며, 유(俞)는 혈(穴)을 가리킴이니, 폐에서 일어나는 병증을 진단하고 치료하는 穴이라 하여 폐유(肺俞)라고 한다. 제3 흉추에서 찾으며 폐결핵, 폐렴, 천식, 해수병에 쌀알 크기의 뜸을 만들어 직구로 매일 20~30장씩 떠서 100일 안에 완치시킨 사례가 많았다.

BL14 궐음유(厥陰俞) 궐음(厥陰)은 수궐음심포(手厥陰心包)를 말하며 유(俞)는 혈(穴)이다. 심포경락상에 발생하는 제반 정서불안증을 치료하며 심장에 병증이 발생할 때 함께 치료한다. 제4 흉추에서 찾는다.

BL15 심유(心俞) 心은 심장(心臟)을 말하며 俞는 혈(穴)을 가리킴이니, 심(心)에서 일어나는 병증을 진단하고 치료하는 혈이라 하여 심유라고 한다. 제5흉추에서 찾으며 협심, 가슴 두근거림, 신경쇠약, 맥박이 고르지 못한 경우, 얼굴이 벌겋게 달아오르는 등의 제반 심장병에 횡자로 자침 30분에서 40분 정도 유침하여 치료하면 효과가 좋다.

BL16 독유(督兪) 督은 독맥(督脈)을 가리키는 것이니, 독맥(督脈)상에 나타나는 제반 병증을 치료한다하여 독유라고 한다. 독맥(督脈)은 인체 양경(陽經)의 전체를 관리 감독하니, 양(陽)인 기(氣)가 정체된 병증일 때 함께 치료하면 효과적이다. 이 때 관계된 경락상에 침을 놓을 때 독유(督兪)는 횡자 침을 쓴다. 제6흉추에서 찾는다.

BL17 격유(膈兪) 膈은 횡격막(橫膈膜) 즉 가름막이다. 숨을 들이마실 때 가슴이 들어 올려지고 내쉴 때 가슴이 내려가는 것을 가름막이라 하는 데 이 횡격막(橫膈膜)의 조절이 잘 되지 않으면 딸국질과 하품이 발생한다. 이때 격유(膈兪)를 엄지손가락으로 지그시 누르면 찌를 듯한 통증이 있다. 손가락이나 손바닥을 사용하여 풀어줄 수 있으며 심하게 뭉친 경우는 부항 사혈하여 치료하는 곳이다. 구토, 식도협착증, 가슴경련의 치료 시에 효과를 크게 나타내는 혈이다. 제7흉추, 제8흉추까지가 격유(膈兪)즉 가름막이다.

BL18 간유(肝兪) 肝은 간장(肝臟)을 말하며 兪는 혈(穴)을 가리킴이니, 간(肝)에서 일어나는 병증을 진단하고 치료하는 穴이라 하여 간유(肝兪)라고 한다. 제9흉추에서 찾으며 간염, 황달, 위염, 위하수, 늑막염, 늑간신경통, 신경쇠약 등을 치료하는 혈이다. 황달에 담유(膽兪)와 함께 매일 15~20장씩 뜸을 떠서 30일 안에 치료한 사례가 많았다.

BL19 담유(膽兪) 膽은 담부(膽腑) 즉 쓸개를 말하며 兪는 혈(穴)을 가리킴이니, 담(膽)에서 일어나는 병증을 진단하고 치료하는 穴이라 하여 담유(膽兪)라고 한다. 제10흉추에서 찾으며 황달, 담석, 편두통, 소화불량 등을 치료하는 穴이다. 황달에 간유(肝兪)와 함께 매일 15~20장씩 뜸을 떠서 30일 안에 치료한 사례가 많았다.

BL20 비유(脾俞) 脾는 비장(脾臟)을 말하며 俞는 혈(穴)을 가리킴이니, 비(脾)에서 일어나는 병증을 진단하고 치료하는 穴이라 하여 비유라고 하였다. 제11흉추에서 찾으며 소화불량, 위염, 위하수, 구토, 당뇨, 습진, 전신부종 등을 치료하는 穴이다. 전신부종에 횡자로 자침 30분에서 40분 정도 유침하여 치료하면 효과가 좋다. 이때 삼음교(SP6), 혈해(SP11)와 함께 시술하였더니 전신부종을 쉽게 치료할 수 있었다.

BL22 위유(胃俞) 胃는 위부(胃腑)를 말하며 俞는 혈(穴)을 가리킴이니, 위(胃)에서 일어나는 병증을 진단하고 치료하는 혈이라 하여 위유라고 하였다. 제12흉추에서 찾으며 위확장에 의한 위 무력증, 위산과다, 위산의 과소(過少), 위경련, 위궤양, 소화불량 등을 치료하는 穴이다. 위산이 적어 더부룩해지는 소화불량이나 위 무력증에 매일 20~30장씩 30일 정도 뜸을 뜨면 호전되는 증세를 뚜렷이 느낄 수 있으며, 족삼리(ST36)에 7~15장씩 함께 뜸을 떠서 치료효과를 더 앞당길 수 있었다.

BL22 삼초유(三焦俞) 삼초(三焦)는 결독(決瀆)의 관(官)이다. 결독(決瀆)이란 물길을 터서 물을 잘 흐르게 내려 보낸다는 것이다. 즉 인체의 진액을 관장하여 잘 흐르게 하는 기관이니 삼초(三焦)에 병이 나면 먼저 이곳을 진단 치료한다. 제 1요추에서 찾는다.

BL23 신유(腎俞) 腎은 신장(腎臟)을 말하며 俞는 혈(穴)을 가리킴이니, 신(腎)에서 일어나는 병증을 진단하고 치료하는 穴이라 하여 신유(腎俞)라고 한다. 제 2요추에서 찾는다. 요통, 자궁 및 비뇨생식기의 모든 질환에 1.6寸 침, 횡자로 30분에서 40분 정도 유침하여 치료하며, 이 때 용천(KI1), 태계(KI3), 음곡(K10)을 배용(配用)하여 쓰면 효과가 더 좋다.

BL24 기해유(氣海俞) 기해(氣海)란 氣의 바다인데, 임맥의 기해(氣海)혈과 상응하여 등에 있으면서 기병(氣病)을 치료하는 穴이므로 기해유라고 하였다. 원기(元氣)를 북돋고, 허리가 아프거나, 월경이 조절되지 않거나, 생리통이 있을 때 매일 7~15장 뜸을 떠서 치료하는 穴이다

BL25 대장유(大腸俞) 대장유(大腸俞)는 대장(大腸)에 가까워 대장(大腸)의 모든 질환을 치료한다. 제4요추에서 찾는다. 식중독에 소상(LU11), 상양(LI1)을 瀉血하고 대장유(大腸俞)에 40장 이상의 뜸을 떠서 치료하였더니 효과가 좋았다.

BL26 관원유(關元俞) 관원(關元)은 원기(元氣)의 관문이라는 뜻이니 丹田의 元氣를 조절하고 보충하는 곳이다. 임맥(任脈)의 관원혈(關元穴)과 마주하고 있으므로 관원유라고 하였다. 제5요추에서 찾는다. 허(虛)하여 몸에 기력이 소진되었을 때 임맥(任脈)의 관원혈(關元穴)과 함께 매일 20~30장씩 뜸을 떠서 元氣를 회복시키는 穴로서 야뇨증, 당뇨, 자궁염, 조루, 유정, 월경불순, 대하증을 치료하는 穴이다.

BL27 소장유(小腸俞) 소장유(小腸俞)는 소장(小腸)에 가깝고 소장(小腸)의 모든 질환을 치료함으로 소장유라 하였다. 제1선골에서 찾는다. 설사, 변비, 장염일 때 30장 이상 뜸을 뜨면 신속하게 낫는다.

BL28 방광유(膀胱俞) 방광유(膀胱俞)는 방광(膀胱)에 가깝고 방광(膀胱)의 모든 질환을 치료하므로 방광유라 하였다. 제2선골에서 찾으며 방광염, 요도염, 자궁염 등에 자침하거나 뜸을 떠서 치료한다. 자침시 40분에서 1시간 정도 유침하며 뜸은 30장 이상씩 뜬다.

BL29 중려유(中膂俞) 中은 정 가운데를 말하며 膂는 척추 양 옆에 톡 튀어나온 근육을 가리키니 등뼈의 근육이 솟은 곳이라 하여 중려유라 하였다. 제3선골에서 찾는다. 요통, 좌골신경통에 직자(直刺)하여 30~40분 유침한다.

BL30 백환유(白環俞) 白은 흰백 즉 백병을 치료한다는 뜻이니 남자의 정액은 백색이고, 소

변이 탁해지는 것을 백탁이라고 한다. 환(環)은 둘러 감는다는 뜻이니 이 혈이 척추(脊柱)를 끼고서 바깥쪽 아래로 엉덩이 쪽을 관통하여 이 穴에 이른 후 다시 돌아서 상료(上髎)에 이르는 것을 가리켜 백환유(白環俞)라고 하였다. 제 4선골에서 찾으며, 유정(遺精), 오줌이 잘 나오지 않을 때, 월경불순, 냉 대하증을 치료한다.

BL31 상료(上髎), BL32 차료(次髎), BL33 중료(中髎), BL34 하료(下髎)

髎는 틈새 또는 뼈의 구멍이 깊은 것을 가리킨다. 상료(上髎), 차료(次髎), 중료(中髎) 하료(下髎)는 양쪽 8穴로서 꼬리뼈 뒤쪽 구멍을 위에서부터 순서대로 이름을 붙인 혈로서 8료혈(八髎穴)이라고 한다. 임맥의 음교(CV7)혈과 함께 下焦를 조절하여 허리와 다리를 튼튼하게 하는 효과를 가지고 있으며 모든 부인병, 남녀 생식기 질환 및 불임증 등에 쓰이는 穴로서 선골의 안쪽에 위치한다.

BL35 회양(會陽)

會는 모인다는 말이니 이 穴이 족태양경과 독맥(督脈)이 만나는 곳이며, 회음(會陰)과 마주하고 있으므로 회양이라 하였다. 미골아래 양 옆으로 0.5寸에 있으며 대변에 피가 섞여 나오거나, 만성치질, 좌골 신경통 등을 치료하는 데 직자하여 30~40분 유침한다.

BL36 승부(承扶)

承은 이어받는다는 뜻이고 扶는 돕는다는 뜻이니 인체를 지탱하여 쓰러지지 않게 하는 것을 가리켜 승부라고 하였다. 위중[BL40]혈에서 위로 똑바로 올라가 골반이 닿는 바로 아래에서 취하며 소변이 원활하지 않거나 좌골 신경통이거나 소아마비에 쓰인다.

BL37 은문(殷門)

殷은 깊어 두텁고 답답하다는 뜻이다. 갑자기 허리와 다리가 같이 아파 척추를 구부리고 펴지 못할 때 침 하나를 쓰는 신묘한 穴이다.

BL38 부극(浮郄)

浮는 떠있는 것이며 郄은 틈(空部)이나 구멍을 말하는데, 이 穴의 위치가 광범위해서 효과도 넓게 나타나기 때문에 부극(浮郄)이라 한다. 근육을 잘 움직이게 하고 관절을 돌려주는 작용을 함께하는 穴이다.

BL39 위양(委陽) 委는 구부러지는 것을 말하며, 陽은 바깥쪽이다. 무릎 오금 주름의 바깥쪽에 있다하여 위양이라 하였다. 신장, 방광의 염증에 위중(BL40)과 함께 쓰며 위양(委陽)은 삼초(三焦)의 하합혈(下合穴)로서 하초의 조절 기능이 저하되었을 때 쓴다.

BL40 위중(委中) 委는 구부러지는 것을 말하며 中은 오금의 중앙을 말한다. 무릎을 구부려 오금의 들어간 부위의 정 중앙에 있다하여 위중이라 하였으며 방광의 합토혈(合土穴)로서 긴요하다. 무릎이 구부려지지 않을 때 위중(委中) 한 穴을 자침하여 쓰는데 3분 이내에 무릎이 정상으로 돌아오면 바로 침을 뺀다. 관절염, 반신불수, 다리가 마르면서 저릴 때, 몸 한쪽을 움직이지 못하면서 토할 때, 피부가 달아오르면서 열이 날 때 위중(委中)에 자침하니 신묘하게 치료되었다. 단 반신불수 관절염엔 건측(健側)에서 예풍혈과 함께 쓴다.【의역삼침법】

BL41 부분(附分) 附는 옆을 가리키며 分은 나누어 갈라지는 것을 말한다. 이 穴이 대저(BL11)로부터 갈라져 나와 방광 제2선 즉 독맥의 1.5寸 양 옆으로 방광 1선이며 부분혈부터 아래로 내려가 독맥 양 옆으로 3寸 떨어진 혈이 방광 2선이다. 여기에서부터 방광 2선이 옆으로 갈라져 내려감으로 부분(附分)이라 하였으며 방광 1선의 풍문(BL12)혈과 짝을 이루어 풍문혈의 치료를 보조한다. 이하 방광 2선의 혈(穴)은 방광1선의 각 유혈을 보조하는 것이니 그 위치는 유혈과 1.5寸 양 옆으로 나란히 내려가며 각 유혈과 치료내용이 같다고 보면 된다.

BL42 백호(魄戶) 肺는 백(魄)을 간직한다 하였으니 백(魄)은 폐(肺)이며, 戶는 문(門)을 말하는 것으로 이 穴은 폐유(肺俞)의 양 옆에서 폐(肺)와 관계된 질환을 보조 치료한다.

BL43 고황(膏肓) 膏는 명치 아래를 말하며 비장에서 생긴다. 肓은 명치 아래 횡격막 위쪽 부위로 신(腎)에서 생긴다. 비장과 신장은 선천지기와 후천지기의 근본으로 고황(膏肓)이란 병의 근본이 깊이 감추어져 있는 것을 비유한 것이다. 궐음유(BL14)는 심포경의 유혈이라 하였는데 심포(心包)에 병이 들면 병이 깊다는 것을 의미한다. 모든 성인병에 반드시 부항 발포한다.

BL44 신당(神堂) 심(心)은 신(神)을 간직한다고 하였으며 당(堂)은 거실이다. 심유(心俞)의 옆에 있고 심(心)은 신(神)을 저장하므로 신당(神堂)이라 하였다. 가슴이 아프거나, 두근거리거나, 답답함을 환자가 호소해 올 때 엄지로 눌러 찌를 듯한 통증이 있으면 반드시 고황(膏肓)과 함께 부항발포 한다

BL45 의희(譩譆) 의(譩)는 상할의 분할의이며 희(譆)는 소리 지를 희이니 소리 지름이 상하였다는 것은 인체에서 한마디로 한숨소리를 가리켜 의희(譩譆)라고 말한다. 이 穴을 누르면 '의희'라고 소리친다하여 의희(譩譆)라고도 하는데, 독맥의 옆에 있는 것은 아픔이 감지되어질 때마다 소리가 상하여 '에구'하는 소리를 통해 의사가 해당 장부의 허실을 정확히 감지하여 진단할 수 있는 자리이기도 하다. 독유(督俞)의 치료를 돕는다.

BL46 격관(膈關) 膈은 횡격막이며 關은 단단하다는 뜻으로 격관(膈關)이라 하는데 횡경막 상에 생긴 병증을 격유(膈俞)와 함께 치료한다 . 딸꾹질, 구토, 위출혈, 늑간 신경통 등에 부항 瀉血하여 치료하는 곳이다.

BL47 혼문(魂門) 간(肝)은 혼(魂)을 저장한다고 하였으니 혼은 간을 말하며 간유(肝俞)와 함께 간의 병을 치료한다.

BL48 양강(陽綱) 綱은 총괄한다는 것이다. 이 穴은 방광경에 속하지만 담유 옆에 위치하여

아래에 있는 모든 陽經 즉 위유, 삼초유, 대장유, 소장유, 방광유까지를 총괄함으로 양강(陽綱)이라 하였다. 陰經은 상승하고 陽經은 하강하는데 하강하지 못하고 정체된 병증을 나타낼 때 양강(陽綱)을 엄지로 눌러 치료하며 급체 시에 단 한번의 지압으로 소생시키는 자리이다.

BL49 의사(意舍)   비(脾)는 의(意)를 간직하고 사(舍)는 거쳐하는 곳이다. 비유(脾俞)와 함께 비장에 발생하는 모든 질환을 치료한다.

BL50 위창(胃倉)   제12흉추 아래 양방(兩傍) 3寸에 있는 위창(胃倉)은 한마디로 음식물 저장창고라 하여 위창이라 하였으니 위유(胃俞)와 같은 의미이다.

BL51 황문(肓門)   肓은 명치 끝 황자로 심장의 아래 횡격막의 윗부분에 있는 지막(脂膜)이다. 황문(肓門)은 이 황이 출입하는 문이라 하여 황문이라 한다. 삼초유와 함께 인체의 조절기능 이상에 효능이 있다. 이때 황문을 엄지로 눌러 찌를 듯한 통증이 있으면 부항 사혈한다.

BL52 지실(志室)   신(腎)은 쌍을 이루어 요추 2번 등짝으로 부착되어 있다. 지실은 신유의 옆에 있어 신(腎)과 함께 신장에 발생하는 모든 질환을 치료하는데 신(腎)은 지(志)를 간직하고 실(室)은 머무는 곳이란 뜻으로 지실(志室)이라 하였다.

BL53 포황(胞肓)   胞는 태(胎) 포(胞)이니 방광이며 자궁이고 肓은 막이다. 방광유 옆에서 방광 자궁 질환을 주제하는 까닭으로 포황(胞肓)이라 하였다.

BL54 질변(秩邊)   秩은 순서이며 邊은 변방 즉 먼 곳을 뜻한다. 이 穴의 순서가 선추 4번 맨 아래에 위치하므로 질변이라 하였다. 백환유 옆에 위치하여 하초의 제 질환을 치료하는데 우선 하는 곳으로 좌골신경통 치료시 요처이다.

BL55 합양(合陽)   합양(合陽)은 방광경의 合穴인 위중(委中)아래에 위치한다하여 합양이라 하였다.

BL56 승근(承筋)　承은 이길 승(承)이니 근육의 무기력을 회복시키는 데 탁월한 穴이라 하여 승근이라 하였다.

BL57 승산(承山)　承은 위로 이어진다는 의미이고, 山은 하퇴(下腿)의 근육이 산처럼 솟아 인체를 받드는 작용을 함으로 승산이라 한 것이다. 흔히 말하는 근육 경련 즉 쥐가 난다는 자리이며 엄지손가락으로 승산을 지압하여 치료한다.

BL58 비양(飛揚)　飛는 날아간다는 것이며 揚은 날면서 드러낸다는 뜻으로 비양(飛揚)이라 한다. 방광경의 낙혈로 다른 어떤 낙혈보다 빠르게 흐른다는 것인데 방광경이 족소음 신경으로 옮겨질 때 진행속도가 빠르다는 것이다. 하지 무기력에 쓰는 요처이다

BL59 부양(跗陽)　跗는 발등이고 발등은 발바닥의 陽이라 하여 부양(跗陽)이라 하였다. 하지 무기력은 비양(飛揚)이요, 하지 마비는 부양(跗陽)이라 하였으니 하지 마비 시 건측(健側)에서 침 하나로 마비를 푸는 자리이다. 3분 이내로 시침하여 마비를 푼다.

BL60 곤륜(崑崙)　곤륜(崑崙)은 중국의 곤륜산으로 높고 큰 것을 말하는데 이것은 바깥 복사뼈가 높이 올라와 있는 것을 뜻한다. 이 穴은 풍사(風邪)를 흩트리고 낙맥을 잘 통하게 하여 인체의 높은 곳인 머리 질환 즉 후두통(後頭痛)을 신속하게 진정시키는 작용이 있으므로 곤륜(崑崙)이라고도 한다. 바깥 복사뼈와 아킬레스건 사이 오목하게 들어간 곳이 이 穴이다.

BL61 복삼(僕參)　僕은 하인이고 參은 윗사람을 모시고 함께 타는 것을 말한다. 무릎을 꿇고 몸을 구부려 절을 할 때 발꿈치가 엉덩이에 닿는 부분이 복삼혈(僕參穴)이다. 각기병의 요처이다.

BL62 신맥(申脈) 申은 힘차고 날쌔다는 의미로 신(伸)과 같은 뜻이다. 脈은 양교맥이 시작되는 곳이며 팔맥 교회혈 중 하나로 양유맥과 통한다는 것이라 하여 신맥(申脈)이라 하였다. 두통, 현훈, 족 관절염, 허리와 무릎이 시리면서 아픈 것 등을 주로 치료한다. 발목이 삐었을 때 복삼과 신맥에서 그리고 안쪽에서는 조회와 수천에서 통증을 잡아 피내침하는 곳으로 즉시 일어나 걸을 수 있다.

BL63 금문(金門) 金은 값진 것을 말함이니 하복통이나 설사를 침 하나로 다스릴 수 있는 요처라는 뜻이다.

BL64 경골(京骨) 京은 大이다. 경골(京骨)이 튀어나와 있으므로 그 뼈를 가지고 穴名을 지은 것이다.

BL65 속골(束骨) 束은 묶음이다. 속골(束骨)의 옆에 있기 때문에 穴名을 속골(束骨)이라 하였다.

BL66 족통곡(足通谷) 방광경의 중요한 穴의 하나로서 족소지(足小指) 바깥쪽의 맨 끝의 구부러진 곳 아래쪽에 있으며 통(通)은 잘 흘러 통하는 것, 곡(谷)은 음(陰)을 상징하니 지음(至陰)혈로 잘 흘러 통한다는 뜻이다. 족통곡(足通谷)은 육기(六氣)에서 수기이며 방광경은 수경이며, 오수혈의 水혈이다. 고로 인체에서 찬 기운이 가장 큰 곳이니 참고해서 잘 사용하면 의외의 효과에 놀라운 일이 생겨날 것이다. 【의역삼침법】

BL67 지음(至陰) 至는 도달한다 라는 뜻이니 陰에 도달하였다는 것이다. 족태양(足太陽) 방광경이 끝나는 곳이고 족소음 신경의 용천혈로 넘어가는 곳이다. 陽氣가 지극하면 陰氣가 일어나느니 방광경의 지음(至陰)을 보고 참조한다. 지음(至陰)혈의 참고는 임신중에 태아가 거꾸로 있을 때 매일 20~30장씩 뜸을 떠서 태아를 정위치로 오게하는 요혈이다. 이때 지음(至陰)을 瀉血하거나 자침하지 않는다. 【의역삼침법】

8. 족소음신경(足少陰腎經)

內徑에 신(腎)은 작강지관(作强之官)으로 기교(技巧)가 이곳에서 나온다고 하였다. 작(作)은 동작을 뜻하고 강(强)은 짐을 짊어 멜 수 있는 만큼의 힘을 말한다. 기교(技巧)는 정교하게 영민하다는 말이며 신(腎)은 선천지기의 원기처이니 신기가 충만하면 영민할 뿐만 아니라 근골이 튼튼하고 동작에 힘이 있다는 생명의 근원처라는 뜻 이다. 즉 신수(腎水)는 심화(心火)가 인체의 생명유지 작용을 계속할 수 있도록 하여주는 에너지원인 것이다.

용천(湧泉)에서 시작하여 유부혈까지 인체의 좌우로 각각 27개씩 54개의 경혈이 분포되어 있으며, 신경(腎經)은 세 개의 부분으로 나누어 공부하면 쉽다. 첫 부분은 족부이니 발바닥의 용천(湧泉)에서 무릎의 음곡혈까지이고, 둘째 부분은 복부이니 횡골에서 유문혈까지이며, 이곳은 임맥을 중심으로 양 0.5寸 옆으로 나란히 있다. 셋째 부분은 흉부이니 보랑에서 유부까지로 임맥을 중심으로 양 2寸 옆으로 나란히 있으며, 혈과 혈의 간격은 모두 1寸이다. 단, 황유와 상곡사이는 2寸이다. 신경(腎經)은 오수혈을 중심으로 공부를 하면 치료 시 효과를 배가할 수 있는 경락이다.

KI1 용천(湧泉)   湧은 분출한다는 것이며 泉은 땅 아래에서 솟아나온 물을 천(泉)이라 한다. 용천(湧泉)은 마치 발바닥에서 이와 같은 형국을 자아내는 곳에 위치하고 있어 용천(湧泉)이라 하였다. 발바닥에 사람 인(人)자 모양으로 무늬 진

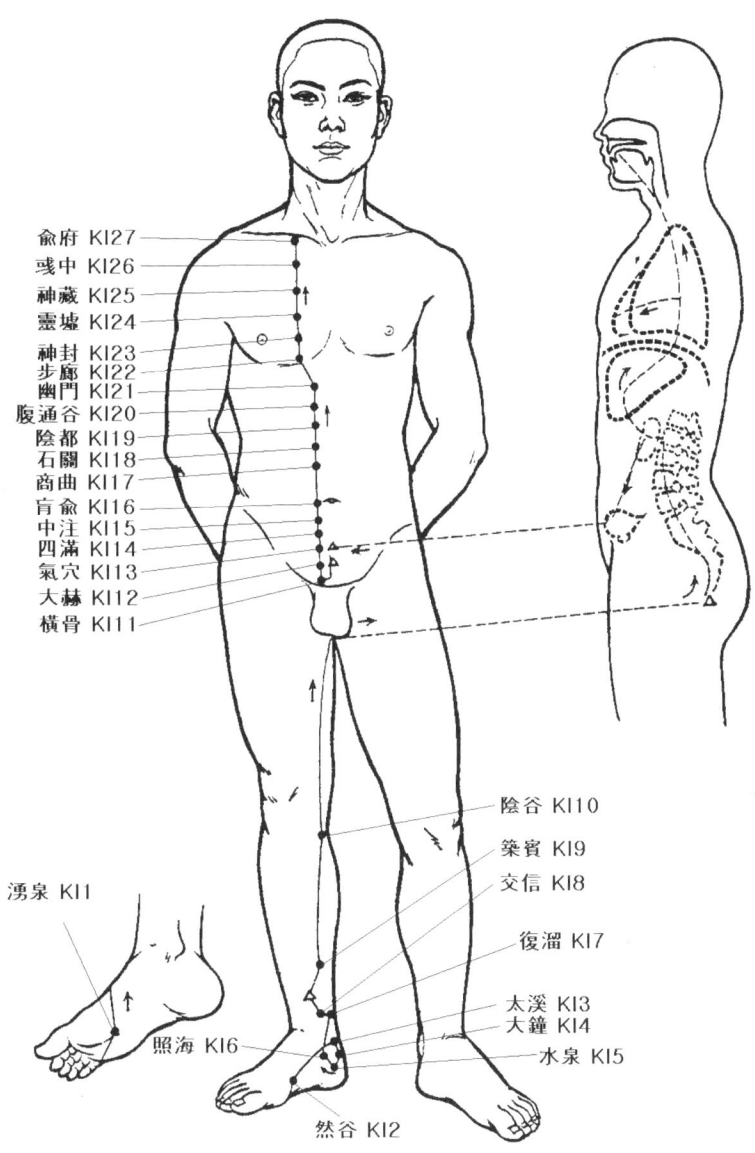

오목한 곳에서 찾는다. 신경(腎經)의 정혈(井穴)로서 자궁하수, 불임, 하복냉증 등에 두루 쓰이나 특히 말을 할 때 발음이 정확하지 않을 경우 9·6 補寫法사용하여 치료한다. 이때 발음이 정확해지면 즉시 발침한다.【의역삼침법】

KI2 연곡(然谷)
연곡(然谷)은 그대로 풀이하자면 그러려니한 골짜기란 말이니 불임에 신묘하다.

KI3 태계(太谿)
太는 크다. 谿는 물이 흐르는 계곡(溪)이란 뜻이니 용천(湧泉)에서 솟아 큰 계곡(溪)의 물처럼 흐른다 하여 태계(太谿)라 하였다. 안쪽 복사뼈 꼭대기와 아킬레스건 사이 오목한 곳에 있다. 신경(腎經)의 원혈(原穴)로서 원기를 북돋아주고 뼈를 튼튼하게 하는 요혈이다.【의역삼침법】

KI4 대종(大鍾)
大는 성대하다는 뜻이고 鍾은 하늘이 부여한 것 즉 발꿈치를 합쳐 대종(大鍾)이라 하였다. 그렇다면 발꿈치는 왜 하늘이 부여했다고 했을까? 인간은 직립보행하게 되어있고 이를 총체적으로 받치는 대들보 역할을 하는 곳이므로 소중하다는 뜻으로 하늘이 부여했다고 한다. 태계(太谿)에서 0.5寸 아래 뒤쪽으로 나가면서 아킬레스건 바로 옆에 위치하여 전신의 무게를 감당하고 있으니 힘줄이 무기력하여 서지 못 할 때 예풍과 함께 침 2개로 자침하여 치료하는 요처이다.

KI5 수천(水泉)
泉은 수원(水源)이다. 穴이 태계(太谿) 下 1寸에 있어 안쪽 복사뼈 아래에 위치한다. 족소음신경(足少陰腎經)의 극혈(郄穴)이니 신(腎)의 기혈(氣血)이 깊이 모이는 곳이다. 신(腎)은 물을 간직하고 주관한다. 穴이 깊은 수원(水源)과 비슷하고 물이 솟아 나오는 듯함으로 수천이라 하였다.

KI6 조해(照海)
照는 밝은 빛이 비치는 것이며 海는 수백의 내(川)와 강이 모여 들어가는 곳이다. 인체에서 해(海)는 눈(眼)이며, 이 穴이 눈에 병을 치료하여 시력을 밝게 하므로 조해(照海)라고 하였다. 음교맥이 시작되는 곳으로 8맥 교회 穴의 하나이며 陰氣를 자양하여 신(腎)을 보하며 열(熱)을 내리고 습(濕)을 내보내는 효과가 있다. 열결혈과 짝지어 치료하면 흉부질환에 효과가 큰 穴이다.

KI7 복유(復溜)   復은 다시 돌아선다는 뜻이며 溜는 물이 흐르는 모양이다. 안쪽 복사뼈 뒤쪽으로 태계에서 시작된 穴이 대종 수천으로 내려와 조해(照海)에 이르러 역(逆)으로 솟구쳐 오르는 穴의 모습을 이름하여 그대로 복유(復溜)라 하였다. 태계 위로 2寸 아킬레스건 앞쪽 끝에서 찾는다. 신경(腎經)의 금(金)혈로 도한(盜汗)에 탁월한 치료처 이다.

KI8 교신(交信)   交는 교회(交會)한다는 뜻이며 믿음(信)은 오행상 토(土)에 속한다. 토경(土經)인 비경(脾經)의 삼음교(三陰交)에서 만난다는 의미의 穴이다. 삼음교(三陰交) 아래 1寸 된 곳에서 찾는다.

KI9 축빈(築賓)   築은 단단하고 실하게 만든다는 것이며 賓은 머무는 곳을 말한다. 이 穴은 하퇴(下腿)를 높이 들어 올릴 때 비복근육이 수축되어 단단해지므로 축빈이라 하였다. 복유 위 3寸 된 곳에서 찾으며 모든 독성에 탁월한 해독 작용을 갖고 있는 穴이다. 여러 곳을 벌에 쏘였거나, 약물에 중독이 되었을 때 축빈(築賓)에 자침하고 瀉血한다.

KI10 음곡(陰谷)   陰은 안쪽에 있다는 것이며 谷은 오목하게 들어간 곳을 말한다. 무릎아래 견골 안쪽으로 돌출된 뼈의 뒤쪽에 위치하여 대근(大筋)의 아래와 소근(小筋)의 위로 양 근의 사이가 마치 계곡과 같으므로 이렇게 이름 하였다. 신수경(腎水經)의 수혈(水穴)로 중요한 穴 중의 하나이며 무릎 관절염, 자궁출혈, 요도방광염, 질 내염 등에 고루 쓰이며 효과가 탁월한 穴이다.【의역삼침법】

KI11 횡골(橫骨)   횡골(橫骨)은 치골(恥骨)이다. 치골결합(恥骨結合)에 양쪽에 있으므로 횡골(橫骨)이라 하였다. 횡골(橫骨)에서 위로 유문혈까지 임맥 양 옆으로 0.5寸에서 신경이 뻗어 올라간다. 횡골(橫骨)은 방광이 마비되어 소변이 불리하거나, 전립선염을 치료할 때 30~40분 유침하는 곳이며, 압봉을 붙여 2~3일 가도록 나두어도 치료효과가 큰 穴이다.

KI12 대혁(大赫)   대혁(大赫)은 크게 성(盛)하면서 밝은 곳이란 뜻으로 붙여진 이름이다. 생식기 질환, 적백대하, 조루증에 치료효과가 좋은 穴이며 횡골 1寸 위에서 찾는다.

KI13 기혈(氣穴)   기혈(氣穴)은 신기(腎氣)가 모여드는 곳이라 하여 붙여진 이름이다. 충맥과 만나는 곳으로 불임증, 신장염을 치료하는 穴이며, 대혁 1寸 위에서 찾는다.

KI14 사만(四滿)   四는 복부에 있는 신경의 경혈 중에서 4번째 있는 穴이라는 뜻이며, 滿은 가득 찰 만자로 배가 팽팽하게 차오르는 증상을 없애는데 효과가 있다하여 사만(四滿)이라 하였다.

KI15 중주(中注)   中은 집중한다는 것이며 注는 흘러들어간다는 뜻이니 신기(腎氣)가 모이는 곳이라 중주라고 하였다. 임맥의 음교혈 옆에 있으며, 하복통, 변비, 장염이 발생할 때 30-40분 유침하는 穴이다

KI16 황유(肓俞)   肓은 장부사이를 들러싼 막이다. 기(氣)가 여기서 복강 내로 깊이 들어가 황막(肓膜)에 주입되므로 황유라 하였다. 배꼽 옆 0.5寸에 있으며, 위경련, 자궁경련 등 장부경련증에 유효하게 쓰이는 穴이다.

KI17 상곡(商曲)   商은 금(金)이며 대장(大腸)이다. 이 穴의 안에 대장(大腸)이 상행결장에서 횡행결장으로 굽어지기 때문에 굽을 곡(曲)을 붙여 상곡(商曲)이라 하였다. 신궐(배꼽: 神闕) 위 2寸 양 옆 0.5寸에 있으며 위경련, 장산통 등이 발생하며, 역기(逆氣)하여 열이 안구를 충혈시키는 병증에 유효하게 쓰이는 穴이다.

KI18 석관(石關)   石은 통하지 않음이니 병이 완고하고 강할 때 석(石)이라 한다. 關은 단단함을 말하니 석관(石關)을 눌러 통증이 느껴지면 병이 깊어져 있음을 의자

(醫者)는 반드시 참고하여 쉽게 나을 수 있는 병이라고 장담하지 않아야 한다. 상곡 1寸 위에 있으며, 구토 시 방광경의 양강(陽綱)과 함께 엄지손가락으로 눌러 치료하는 穴이다.

KI19 음도(陰都)　　陰은 신(腎)이며 都는 도시(都市)이다. 신경과 충맥이 만나고 胃經의 가운데 위치하여 식궁(食宮)이라는 별명을 갖고 있는 穴로서 여러 경맥이 모여든다하여 음도(陰都)라 하였다. 배가 아프거나 장에서 소리가 나는 병증에 유효하게 쓰이는 穴이다.

KI20 복통곡(腹通谷)　　通은 통과한다는 것이며 谷은 골짜기이니 신경과 충맥의 氣가 여기를 통과하여 가슴 쪽으로 흩어지기 때문에 통곡(通谷)이라 하였으며, 음도(陰都) 1寸 위의 복부에 위치하여 복통곡이라 하는데 특히 배가 불룩해지며 소화가 잘 되지 않을 때 유효하게 쓰이는 穴이다.

KI21 유문(幽門)　　幽는 그윽할 유(幽)자로 안으로 감추어진 것을 말하며 門은 드나드는 곳이니 깊은 곳까지 출입한다는 뜻으로 유문이라 하였다. 통곡혈 1寸 위에서 찾는다. 임맥의 거궐, 구미혈에 사혈을 해야 할 때 함께 쓰는 穴이다.

KI22 보랑(步廊)　　步는 걸을 보(步)이니 穴이 천천히 배에서 가슴으로 진행하는 모습이며 廊은 돌아가는 길을 말하니. 이 穴이 유문에서 흉부로 나아가는 형상을 그대로 이름하여 보랑(步廊)이라 하였다. 임맥의 중정혈 양 옆 2寸에서 찾으며 이하 유부까지 찾는 방법이 같다. 제5늑간에 위치하며 늑간신경통, 늑막염에 유효하고 침은 횡자로 자침한다.

KI23 신봉(神封)　　神은 심(心)이고 封은 경계(境界)이니 이 穴이 심장과 가까운데 있으므로 붙여진 이름이다. 제4늑간에 있고 협심증, 흉만통, 유종(乳腫)에 유효하게 쓰이는 穴이다.

KI24 영허(靈墟)　　靈은 신(神)이요, 심(心)이고, 墟는 장소를 말함이니, 이 穴이 심(心)의 옆에 있어 신봉(神封)혈과 같은 역할을 한다. 제3늑간에서 찾는다.

KI25 신장(神臧)　　神은 심(心)이고 臧은 저장함을 말하니 의미로 살필 때 신봉(神封), 영허(靈墟)와 같고 효능은 기침을 하며 숨을 헐떡이거나 가슴이 아프며 구토하거나 가슴이 답답하며 입맛이 없는 복합적인 병증을 한꺼번에 치료하는데 유효하다. 제2늑간에서 찾는다.

KI26 욱중(彧中)　　彧은 화려한 무늬나 미적인 장식을 말하는 것으로 임맥의 화개혈과 나란히 있어 肺를 가리키는 말이다. 中은 잘 간직된다는 의미이니 폐의 질병을 치료할 때 유효한 穴이다. 제1늑간에서 찾는다.

KI27 유부(俞府)　　俞는 혈(穴)이요 府는 모이는 곳을 가리키니 신경(腎經)의 氣가 발에서 배를 지나 가슴을 통해 이곳으로 집결한다하여 유부라고 하였다. 쇄골아래에 있으며 불면증에 유효하게 쓰이는 穴이다.

9. 수궐음심포경(手厥陰心包經)

심포(心包)는 六氣의 相火개념에서부터 이해되어야 한다. 운기론(運氣論)에서 언급 되었듯이 심포는 계절에 바탕을 두지 않은 무근(無根)의 열적작용이니 급하게 변모하며 쉽게 가라앉는 특성을 가지며 열작용이 지속되면 심장에 열 영향을 미쳐 심장의 박동을 불규칙하게 한다. 형태가 눈에 보이는 장부는 아니지만 기능상으로 심경(心經)의 작용을 1차적으로 보좌하니 폐와 더불어 재상지관의 형태를 취하는 것이 寅申相火의 본 모습이다. 이는 또 하나의 相火경락인 삼초가 土 변화와 어우러져 인체의 상, 중, 하부를 조절하는 모습과 유사하나 심포는 혈류(血流)의 완급에 영향을 미친다면 삼초는 氣의 정체(停滯)와 소통(疏通)에 관여하니 이 점이 같은 相火이며 다른 역할이다. 하여 심포는 전신조절작용에 관여하며, 또한 심(心)을 보하고 심경(心經)에 사기(邪氣)가 침입하는 것을 1차적으로 방어하는 역할도 한다. 심포경(心包經)은 젖꼭지 옆의 천지(天池)에서 시작하여 가운데 손가락의 중충에서 끝나는데 좌우로 각각 9개씩 18개의 穴이 분포되어 있다.

PC1 천지(天池)   天은 인체의 상부를 가리키며 池는 심(心)을 가리키는 말인데 황정경(黃庭經)에 "중지(中池)에는 붉은 옷을 입은 선비가 있는데 단전(丹田) 3寸 아래가 신(神)이 있는 곳이다"라고 하였고, 지(池)는 또한 물이 머무는 곳이니 젖(乳汁)을 의미하기도 한다. 제4늑간 젖꼭지 밖 양 1寸에서 취하며 심장외막염

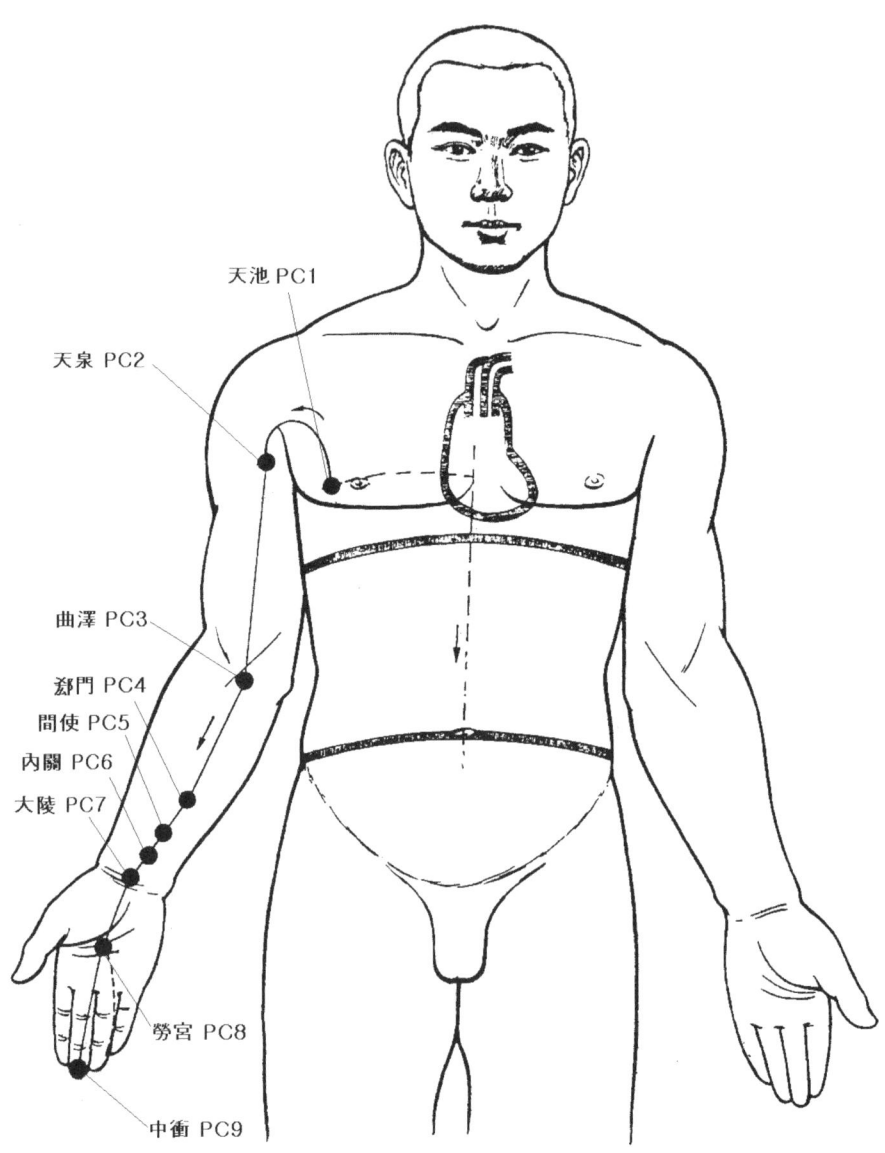

과 유방에 관한 제 질환에 유효한 穴이다.

PC2 천천(天泉)

天은 인체의 상부이며 泉은 물이 솟아나오는 곳인데, 가까이 있는 수소음심경(手少陰心經)의 극천혈(極泉穴)에서 천(泉)을 수태음폐경(手太陰肺經)의 천부혈(天府穴)에서 천(天)을 받아 천천(天泉)이라 하였다. 근육을 소통시키는 효능이 있으며 가슴이 아프거나 옆구리가 불룩해지는 것을 치료한다.

PC3 곡택(曲澤) 曲은 굴곡을 뜻하고 澤은 연못을 말하니, 팔을 구부릴 때 한 가운데 오목하게 들어간 자리라서 곡택이라고 하였다. 수궐음심포경(手厥陰心包經)의 합수혈(合水穴)로 심장의 염증이 발생하거나 심장의 열로 인해 발병한 기관지염 등을 주로 치료하는 穴이다. 심장의 열병시 반드시 취혈해야한다.

PC4 극문(郄門) 郄은 氣穴이 모이는 극혈이라는 뜻이고, 門은 출입을 말하니, 극혈의 문(門)이라 하여 극문이라 하였다. 손목에 있는 무늬(완횡문: 腕橫紋) 5寸 위에서 찾으며 늑간신경통으로 호흡이 곤란할 때 매일 15장씩 뜸을 뜨거나 2~3일간 압봉을 붙여둔다. 또한 갑자기 딸꾹질이 일어날 때 엄지손가락으로 극문(郄門)을 자극하면 신속하게 가라앉는다.

PC5 간사(間使) 間은 사이 간(間)자 틈을 말하며 使는 명령을 수행하는 사자(使者)라는 뜻이니 심포의 기(氣를) 전송하는 기능이 2개의 근 틈새에 있다하여 간사(間使)라고 하였다. 정신분열과 협심증에 유효하다.

PC6 내관(內關) 內는 뒤쪽에 있는 삼초경의 외관(TE5)혈 외(外)와 상대되는 말이고, 關은 연락의 의미로 내관이라 하였다. 양유맥과 통하는 8맥교회혈로써 정신을 안정시키고 마음을 편안하게 이끌어 주는 穴이다. 손목 무늬(완횡문: 腕橫紋) 2寸 위에서 찾는다. 중요 穴 중의 하나이다.【의역삼침법】

PC7 대릉(大陵) 大는 크고 높으며 숭고하다는 뜻이며 陵은 높이 솟아있는 것을 말한다. 이 穴이 손목의 월상골, 높이 솟아있는 곳에 있어 대릉(大陵)이라 하였다. 심기(心氣)가 쇠약해져 허열(虛熱)이 두통까지 치미는 정신질환에 유효하다.

PC8 노궁(勞宮) 勞는 힘든 일 즉 노동을 가리키며 宮은 중요한 자리이며 중앙을 의미한다. 사람은 손을 사용함으로써 다른 동물과 구별되는 만물의 영장이 되었으며,

손바닥 가운데 있는 이 혈을 그러한 의미로 노궁(勞宮)이라 하였다. 졸도 시 손끝과 발끝에서 사혈하고 귀 5점에서 점자 출혈시킨 다음 양 노궁(勞宮)을 엄지손가락으로 4~5초 누른 후 밖으로 튕겨내어 신속하게 탁기를 빼주는 穴이다.【의역삼침법】

PC9 중충(中衝)　　中은 중지이며 衝은 요충지라는 뜻으로 중충(中衝)이라 하였다. 실신, 쇼크의 구급혈이며, 편도선염에 20장 정도의 뜸을 뜨면 가라앉는 穴이다.

10. 수소양삼초경(手少陽三焦經)

삼초(三焦) 相火의 개념은 심포경락에서 설명하였으며 심포(心包)와 마찬가지로 눈에 보이는 장부는 아니지만 기능상의 장부로 전신조절작용을 한다. 특히 결독지관(決瀆之官)으로 물고랑을 터서 흘러내려가게 한다는 것이니, 우리 몸의 진액(津液)의 조절작용을 삼초(三焦)가 해당 장부와 함께 모두 관여한다고 보면 틀림이 없다. 난경(難經)에 의하면 삼초(三焦)는 상 중 하초로 나누며 상초(上焦)는 그 형상이 안개와 같고 횡격막의 아래 위의 상부까지를 관장하며, 받아들이기만 하고 배출하지는 않는다고 하였다. 치료 점은 젖꼭지와 젖꼭지 사이 정 중앙 전중혈(CV17)이며, 중초(中焦)는 그 형상이 물거품 중완(中脘)에 위치하여 음식물을 소화시키고, 영양을 흡수한다. 치료 점은 배꼽 양 옆 1.5寸 천추혈(天樞穴)이다. 하초(下焦)는 그 형상이 도랑과 같다고 하였고 방광 위에 있으며 청탁을 분별하여 체외로 배출시키고 받아들이지는 않는 곳이라 하였다. 치료 점은 배꼽아래 음교혈이다. 관충에서 사죽공에 이르는 23개의 穴이 양쪽으로 46개가 분포되어 있으며, 관충에서 천정혈, 청냉연에서 사죽공 까지를 2개의 부분으로 나누어 공부하되 앞부분에서 오수혈과 주요혈을 다 파악하여 공부해야 유리하다.

TE1 관충(關衝)   關은 출입하는 문이고 衝은 요충지를 말하니, 氣가 일어나 왕성한 것을 가리켜 관충이라 하였다. 4번째 손가락에서 시작되는 삼초경(三焦經)의 관충

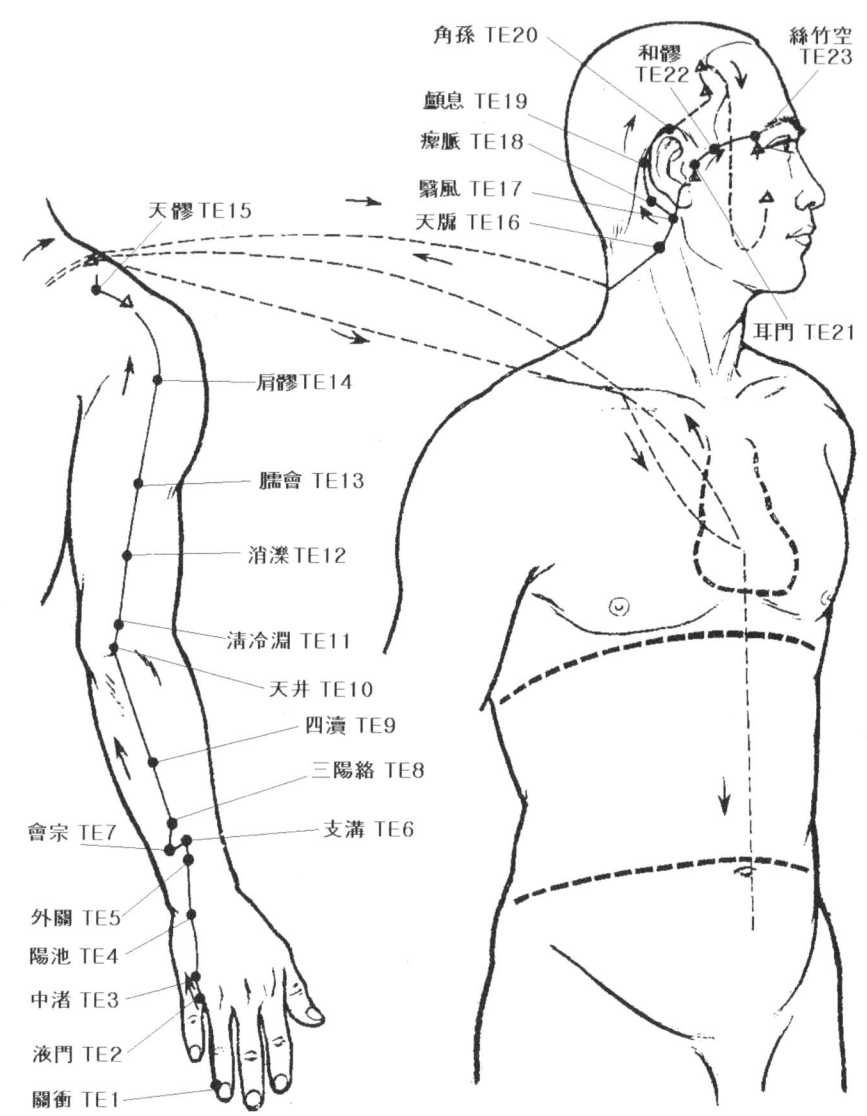

(關衝)은 모든 침구 시술시 일어나는 쇼크에 충분하게 瀉血을 시키는 자리이니 침자는 반드시 기억해야 하는 穴이다.

TE2 액문(液門)

液은 수액이고 門은 출입하는 곳이다. 삼초(三焦)가 수액대사를 조절하는 결독지관(決瀆之官)이라 하였으며, 이 穴은 이러한 수액의 氣가 출입한다 하여 액문(液澤)이라 하였다. 어지럼증에 침 하나로 치료하는 요혈이다.

TE3 중저(中渚)　　中은 가운데 중(中) 渚는 내(川) 가운데 있는 섬을 말하니, 이 穴이 가운데 손뼈 중간에 있다하여 중저라고 하였다. 편두통이 심할 때 족임읍(GB41)과 짝을 지어 신속하게 통증을 가라앉히는 요처이다.

TE4 양지(陽池)　　陽은 손등을 가리키며 池는 오목하게 들어간 곳을 말하는데 손목의 양계, 양곡혈 가운데 들어간 곳이라 하여 양지라고 하였다. 초기 감기에 압봉을 붙여서 치료하는 穴이다

TE5 외관(外關)　　外는 바깥 외로 심포경의 내관(內關)에 상대한 말이고 關은 출입하는 문이니, 바깥 즉 삼초경(三焦經)의 양기(陽氣)가 드나드는 곳이라 하여 외관(外關)이라 하였다. 양지(陽池) 2寸 위에 있으며, 척골과 요골[뼈와 뼈] 사이에서 찾는다. 모든 해당 장부의 경혈과 함께 쓸 수 있는 중요한 穴 중의 하나이다. 【의역삼침법】

TE6 지구(支溝)　　支는 가지이니 인체의 팔다리를 말하고 溝는 좁은 곳이다. 외관 1寸 위에 있으며 합곡(LI4)혈과 함께 만성변비에 쓰는 穴이다. 【의역삼침법】

TE7 회종(會宗)　　會는 합(合)이고 宗은 모인다(集)는 뜻으로 회종(會宗)이라 하였다. 수소양 삼초경(手少陽三焦經)의 극혈로서 삼초경(三焦經)의 氣가 지구혈(TE6)을 지나 삼양락(TE8)으로 갈 때 이 穴에 모였다가 간다는 뜻이다. 지구혈의 바깥 1寸에 있으며, 갑자기 귀가 멍멍하여 소리가 들리지 않을 때 급히 쓰는 穴이다.

TE8 삼양락(三陽絡)　　삼양(三陽)은 수삼양경을 말하고 락(絡)은 연락한다는 뜻이니, 태양, 소양, 양명 삼양으로 연락하는 작용을 함으로 삼양락이라 하였다. 외관 2寸 위에 있으며 실어증, 팔통증(엘보), 갑자기 피를 토할 때 쓰이는 穴이다.

TE9 사독(四瀆) 큰 도랑을 독(瀆)이라 한다. 옛날에는 강(江), 회(淮), 호(湖), 제(濟)를 사독(四瀆)이라 하였으며 이 穴이 기를 매끄럽게 하고 통하게 하는 힘을 지녔다 하여 사독(四瀆)이라 하였다. 외관 5寸 위 요골과 척골(뼈와 뼈)사이에서 찾으며 실어증, 팔통증(엘보) 등에 삼양락(三陽絡)과 함께 쓰이는 穴이다.

TE10 천정(天井) 天은 상부(上部)이고 상부는 양(陽)이다. 井은 우물인데, 이 穴이 팔꿈치 후방에 있는 뼈의 움푹 들어간 곳이 우물(井)같고 양기(陽氣)를 생(生)하므로 천정이라 하였다. 팔꿈치 위 1寸에 있으며 편도가 부어오를 때 신속하게 가라앉히는 穴이다.

TE11 청랭연(淸冷淵) 淸은 서늘하고 冷은 차다는 것이며 淵은 물이 가득 차 있다는 것이니, 차가운 샘물이 얼어붙은 형상인 것이다. 삼초(三焦)에 열이 쌓여 생긴 병을 청열(淸熱)시켜 열을 진정시키는 혈이므로 청냉연이라 하였다.

TE12 소락(消濼) 消는 흩어없애는 것이며 濼은 열로 인해 진액이 마르는 것을 말한다. 이 穴이 당뇨병의 초기인 입마름 즉 소갈병을 치료하는 효과가 크므로 소락이라고 하였다.

TE13 노회(臑會) 臑는 팔뚝이고 會는 모인다는 뜻이니 이 穴이 팔뚝에서 삼초경과 양유맥이 만난다하여 노회(臑會)라고 하였다. 견전염(肩前廉) 3寸의 움푹 들어간 곳에서 찾으며, 팔근육(臑肉)상의 병증에 쓰이는 穴이다.

TE14 견료(肩髎) 肩은 어깨 끝을 말하고 髎는 틈새이다. 어깨위쪽 끝에서 오목하게 들어간 자리에 있기 때문에 견료라 하였다. 근육신경통에 담경의 양릉천과 함께 써서 탁월한 효과를 볼 수 있는 穴이다.

TE15 천료(天髎) 天은 인체의 상부 髎는 틈새를 말한다. 이 穴이 어깨뼈 끝 곡원혈 1寸 위 틈새에 있다하여 천료라 하였다.

TE16 천유(天牖)   天은 두항부(頭項部)를 말한다. 牖는 창이라는 뜻으로 머리 부위에 구멍이 있다는 말이다. 머리에 위치한 귓속의 병을 치료한다하여 천유라 하였다. 인후염, 중이염 등을 치료하는 穴이다.

TE17 예풍(翳風)   翳는 감추는 것이며 풍(風)은 바람풍자로 중풍을 치료하는 풍지혈과 가까이 있어 취한 말이다. 귓볼 끝 뒤쪽 음푹 들어간 곳에 감춰져 있다하여 예풍(翳風)이라 하였다. 중풍에 의한 마비, 이명, 이하선염 등에 쓰이며 특히 고관절이하 무릎관절 통증이나 발목이 삐었을 때 건측(健側)에서 0.5寸 깊이로 자침하여 침자아래를 손가락으로 오른쪽 방향으로 문질러 주면서 서있는 채로 걷는 운동을 시키면 신속하게 치료되는 요혈이니 이는 하병상치(下病上治)의 표본임을 의자(醫者)는 반드시 기억해야 할 것이다.

TE18 계맥(瘈脈)   瘈는 경련, 간질병을 말하고 脈은 낙맥(絡脈)이라는 뜻이다. 이 穴은 귀 뒤 정맥(靜脈)위에 있고 소아경련이나 간질병을 치료할 수 있어 계맥이라 하였다.

TE19 노식(顱息)   顱는 머리이고 息은 휴식이다. 잠을 잘 때 베개가 닿는 곳으로 휴식과 관련이 있어 노식이라 하였다. 청랭연(淸冷淵)혈과 함께 삼초경에 발생하는 열을 내리는 작용을 하는 혈이다.

TE20 각손(角孫)   角은 귀 끝을 가리키고 孫은 낙맥(絡脈)의 분지인 손맥을 가리킨다. 이 穴이 귀 끝에 위치하고 여기에서 지맥(地脈)이 갈라져 나오므로 각손이라 하였다. 눈, 입, 귀, 코에 발생하는 염증을 치료할 때 해당 경락과 함께 쓰는 穴이다.

TE21 이문(耳門)   이문(耳門)은 귀로 출입하는 문이란 뜻으로 穴의 위치가 귀 앞에 있으며 귀에 관한 질환을 치료한다.

TE22 화료(和髎) 和는 조화를 이루어 정상이 된다는 뜻이고, 髎는 틈새를 말하니 이곳에 침을 놓으면 귀, 코, 입, 눈의 기능이 정상적으로 회복된다하여 화료라 하였다. 안질과 이명(耳鳴)에 필히 쓰는 穴이다

TE23 사죽공(絲竹空) 사죽(絲竹)은 가는 대나무 잎으로 눈썹 꼬리를 말하고 공(空)은 오목하게 들어간 곳이다. 이 穴이 눈썹 끝 오목하게 들어간 곳에 있고 그 모습이 사죽(絲竹)을 닮아 사죽공이라 하였다. 눈과 입이 같이 돌아가는 안면신경마비(구안와사)에 지창과 함께 건측(健側)에서 횡으로 사자(斜刺)하여 제삽하는 穴이다.

11. 족소양담경(足少陽膽經)

內徑에 담은 중정지관(中正之官)이요 결독출언(決斷出焉)이라 하였으니 六腑의 일종이기는 하지만 다른 腑와 직접 상통하지도 않으니 수곡(水穀) 또는 조박을 받아들이는 것도 없고 오직 담즙만을 저장했다가 지방분해의 소화액으로 내보내는 기능만을 하기 때문에 奇恒之腑라 한다. 또한 담은 정신의식의 기능 중에 결단기능을 주관한다 하였으니 정신적 무력감을 제거하여 주는 기능을 가지고 있다. 만약 담즙배설이 실조되면 지방에 의해 소화장애 및 황달현상이 일어나며 체지방이 쌓여 비만을 유발하는 근거가 된다. 비만은 소화기의 주체를 이루는 목극토의 [木剋土: 간담은 비위를 조절한다] 과정에서 해결하면 쉬우며 비습(脾濕)의 정체와 담 실조로 인한 체지방의 정체로 발생하니 이를 주의해 살펴보면 된다.

GB1 동자료(瞳子髎) 瞳子는 동공 髎는 뼈의 틈새를 말하니 이 穴이 안구와 가까이 있어 눈을 맑게 하는 힘이 있다 하여 동자료라 하였다.

GB2 청회(聽會) 聽은 청각, 청력을 말하고 會는 도시이고 모인다는 뜻이니 이 穴이 귀 앞에 위치하여 귓병을 주로 치료하고 귀 부위의 맥기가 모여 청각을 관리하는 도시와 같아 청회라 하였다.

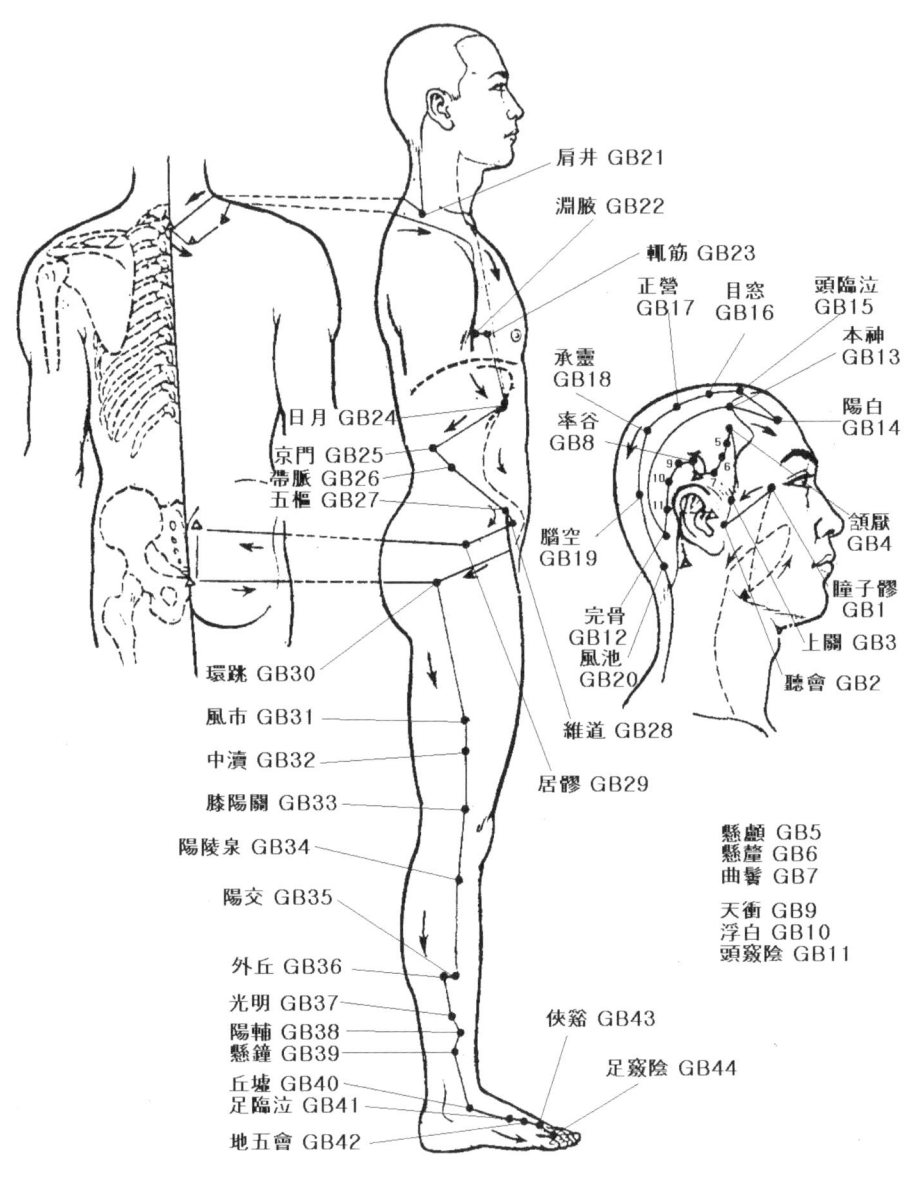

GB3 상관(上關)　　上은 위쪽 關은 기관을 말하니, 하악골에 있는 하관(ST7)과 상대적으로 상악골에 있다하여 상관이라 하였다.

GB4 함염(頷厭)　　頷은 턱 厭은 끌어당기는 것을 말하니, 음식물을 씹을때 턱 아래와 관자놀

이가 함께 움직이는데 이 穴이 턱 아래와 끌어당겨 합하는 것과 같아 함염이라 하였다.

GB5 현로(懸顱)　懸은 사물이 매달려 있는 것 顱는 머리를 말하니, 어지러움이 있을 경우 마치 두 다리에 뿌리가 없이 머리가 공중에 매달려 있는 것과 같다하여 현로라 하였다.

GB6 현리(懸釐)　懸은 매달려 있는 것 釐는 머리카락이 구부러진 이라는 뜻이 있으니 이 穴이 강하게 굽은 귀 앞머리의 긴 머리카락 부위에 있다하여 현리라 하였다.

GB7 곡빈(曲鬢)　曲은 굽어있는 것이요 鬢은 귀밑머리이니 이 穴이 구렛나루 부위 귀 위쪽의 머리카락의 경계되는 굽어진 곳에 위치하므로 곡빈이라 하였다.

GB8 솔곡(率谷)　率은 따라간다는 것이요 谷은 들어간 곳을 말하니 이 穴은 귀 위쪽 끝에서 머리카락쪽으로 1寸 5分 들어간 곳으로 측두골과 섬유골의 봉합된 곳에 있으면서 본 경맥이 이 봉합선을 따라 운행한다 하여 솔곡이라 하였다.

GB9 천충(天衝)　天은 인체 상부인 머리요 衝은 통한다는 말이니 이 穴의 효능이 머리와 통하게 하는데 있으므로 천충이라 하였다. 두통 및 모든 두뇌질환에 쓰인다.

GB10 부백(浮白)　浮는 위로 뜬다는 말로 맥기가 떠올라 상승함을 말하며 白은 百과 통하므로 이 穴은 맥기가 천충을 지나 머리꼭대기의 백회(百會)에 이르므로 부백이라 하였다.

GB11 두규음(頭竅陰)　頭는 머리부위 竅는 구멍 陰은 오장(五臟)의 陰을 가리키니 이 穴이 오장 음규(눈, 코, 귀, 입, 혀)의 병을 치료하는 효능이 있다하여 두규음이라 하였다. 눈은 肝의구멍이고, 귀는 腎의 구멍이며, 혀는 心의 구멍이고, 입은 脾의 구멍이고, 코는 肺의 구멍이다.

GB12 완골(完骨) 完은 굳고 완고함, 견고함을 말하니 완골은 예전에 쓰이던 해부 용어로써 지금의 유양돌기를 말하며 이 穴이 그곳에 있으므로 완골이라 하였다.

GB13 본신(本神) 本은 근본이고 본원이며 神은 정신을 말하니 이 穴이 있는 곳이 인체 원신(元神)의 근본이기에 본신이라 하였다. 뇌는 원신의 부(府)이며 이 穴은 대뇌와 통하고 정신의식과 관련된 모든 질환에 효능이 있다.

GB14 양백(陽白) 陽은 햇빛과 머리의 陽 부위를 말하며 白은 밝음이니 이 穴이 병든 눈으로 하여금 햇빛을 보게 하고 밝아지게 한다하여 양백이라 하였다. 족양명위경의 사백[ST2]과 같은 뜻 및 효능을 갖고 있으며 대조적으로 이 穴이 눈 위에 있는 것이 양백이고 눈 아래에 있는 것이 사백이다. 양유맥의 교회혈이기도 하다.

GB15 두임읍(頭臨泣) 頭는 足과 상대되는 말이며 臨은 감독하고 다스림이요 泣은 눈물이 그치지 않는 것을 말하니 이 혈이 머리 부위에 있는 눈을 맑게 하고 눈물을 그치게 하는 穴이라 하여 두임읍이라 하였다.

GB16 목창(目窗=目窓) 目은 눈이요 窓은 창문을 말하니 이 穴이 눈과 관련한 모든 증상을 치료하는데 있어 창을 열어 환하게 통하게 한다 하여 목창이라 하였다.

GB17 정영(正營) 正은 정확함이요 營은 영기(營氣)를 말한다. 영은 血을 주관하는데 눈이 血을 얻으면 밝으니 이 穴이 뇌에 정확하게 영기를 전할 수 있다하여 정영이라 하였다.

GB18 승령(承靈) 承은 이어 받는 것이요 靈은 신령스러움 이니 사람의 신령함은 뇌에 있고 이 穴이 그 신령스러움을 이어받아 정신 의식과 관련되므로 승령이라 하였다.

GB19 뇌공(腦空)　腦는 머리뼈를 가리키고 空은 구멍이나 움푹 들어간 곳을 말하니 이 穴이 후두골 아래 움푹 들어간 곳에 있다하여 뇌공이라 하였다.

GB20 풍지(風池)　風은 풍사를 말하며 池는 물이 돌아 모이는 곳이니 이 穴은 풍사(風邪)가 뇌로 들어갈 때 부딪히는 곳으로써 풍사가 멈춰 쌓이는 곳이라 하여 풍지라 하였다. 임상에서 상용하는 穴중의 하나로써 風邪나 熱을 제거하여 머리를 시원하게 하고 눈과 정신을 맑게 하는 효능이 있다.

GB21 견정(肩井)　肩은 어깨 井은 우물을 말하니 이 穴이 어깨 부위의 한 가운데 우물같이 움푹 파인 곳에 있으므로 견정이라 하였다. 肺의 끝이 이 穴 근처까지 올라와 있으므로 자침을 깊이 할 경우 훈침(暈鍼) 현상이 있으니 주의해야 한다. 이 혈은 대추(GV14)와 견봉을 이은선 중간에 위치한다.

GB22 연액(淵腋)　淵은 깊다 腋은 겨드랑이이니 이 穴이 겨드랑이 아래 보이지 않게 깊이 감추어진 곳에 있다하여 연액이라 하였다.

GB23 첩근(輒筋)　輒은 수레바퀴의 판을 말하며 筋은 근육이니 수레바퀴의 판 형태는 굽어 있는데 이 모양이 사람의 갈비뼈와 비슷하고 그 사이의 근육이라 하여 첩근이라 하였다.

GB24 일월(日月)　日은 해요 月은 달이다. 일과 월을 합하면 밝음[明]이요 바뀔역[易]인데 곧 自然을 말하며 그중 木의 3數인 생명의 용출을 이야기 하니 기문(LR14)과 함께 木經의 출입을 담당하는 곳이 이곳이다. 하여 간암이나 간경화로 생명의 위태로움을 처하면 반드시 이곳을 먼저 부항 발포하여 탁기를 제거하고 침과 뜸의 치료를 해야 한다. 【의역삼침법】

GB25 경문(京門)　京은 수도 門은 氣血이 출입하는 곳이니 이 穴은 腎의 복모혈로써 腎 부위에 있고, 腎이 水를 주관하여 수도불리(水道不利)등을 치료시 더 좋은 효과가 있다.

GB26 대맥(帶脈)   이 穴은 담경과 기경팔맥중 하나인 대맥과 교회하는 穴로써 인체에서 허리를 도는데 허리띠(帶)를 맨 것과 같아 대맥이라 하였다.

GB27 오추(五樞)   五는 자연수에서 가운데를 말하며, 樞는 중추, 주요하다라는 의미를 담고 있으니 이 穴의 위로는 경문(京門), 대맥(帶脈), 아래로는 유도(維道), 거료(居髎)가 있는데 五樞가 그 中間에 있어 이 穴이 臟氣의 주축(樞要)이 되므로 五樞라 하였다.

GB28 유도(維道)   維는 매는것, 묶는것이고 道는 통함을 말한다. 대맥(GB26), 오추(GB27), 유도(GB28) 세 穴은 담경과 대맥의 교회혈인데 대맥은 인체에서 모든 經을 묶어 주는 띠와 같다.

GB29 거료(居髎)   居는 쪼그려 앉는것이요 髎는 뼈의 틈새를 말하니 이 穴은 쪼그려 앉을 때 골반뼈 위에 이 穴이 나타난다하여 거료라 하였다.

GB30 환도(環跳)   環은 구부러진 것이요 跳는 뛰어 오르다, 도약하다 라는 뜻이니 도약하기 위해서는 몸을 구부리고 다리를 둥글게 해야 하며 구부려도 뛰어 오르지 못하는 대퇴부의 병을 치료하는 것을 비유하여 환도라 하였다. 이 穴은 대퇴부의 병 치료에 중요한 穴로써 취혈시엔 반드시 환자를 옆으로 눕히고 넓적다리를 올리고 종아리는 펴야 혈이 있는 곳이 나타난다.

GB31 풍시(風市)   風은 풍사(風邪), 풍기(風氣) 市는 모이는 장소이니 이 穴은 쉽게 풍사가 모이는 곳이고 또한 風을 치료하는데 중요한 穴이기에 풍시라 하였다. 임상에서 모든 風을 치료하는 중요한 穴이며, 특히 중풍으로 인하여 하지마비가 있을시 이 穴에 자침하여 강한자극을 주면 風邪를 떨쳐내는데 효능이 좋다.

GB32 중독(中瀆)　中은 중간 瀆은 도랑을 말한다. 이 穴이 있는 곳이 넓적다리 바깥쪽 방광경과 위경 사이로써 그 형태가 하천과 같고 큰 도랑중에 있음을 비유하여 중독이라 하였다.

GB33 슬양관(膝陽關) = 양관(陽關)　膝은 무릎, 陽은 인체의 바깥쪽, 關은 관절을 말하니 이 穴이 슬관절 바깥쪽의 중요한 곳에 있다하여 슬양관이라 하였다. 무릎부위 근육을 부드럽게 하고 관절이 잘 돌아가게 하는 효능이 있다.

GB34 양릉천(陽陵泉)　陽陵은 인체의 바깥쪽, 국부의 융기된 곳을 말하며 泉은 경기(經氣)가 깊게 모이는 곳을 뜻하니 이 穴이 무릎 관절 바깥쪽 융기된 곳에 있어 경기(經氣)가 깊게 모이는 곳이라 하여 양릉천이라 하였다. 이 穴은 팔회혈(八會穴)중 하나로써 근(筋)의 병을 다스리는 효능이 있으며 임상에서 상용하는 혈이다.【의역삼침법】

GB35 양교(陽交)　交는 모이는 것(會)을 가리키는데 이 穴은 담경과 양유맥(陽維脈)이 만난다 하여 양교라 하였다. 또한 양유맥의 극혈이다.

GB36 외구(外丘)　外는 바깥쪽 丘는 언덕을 말하니 이 穴이 양교(GB35)혈의 바깥쪽에 있으면서 살이 풍만하여 언덕 같은 곳에 있다하여 외구라 하였다.

GB37 광명(光明)　光은 빛이 비치는 것이요 明은 밝음이니 이 穴의 효능이 두뇌를 맑게 하고 눈을 밝고 빛나게 한다 하여 광명이라 하였다. 이 穴은 간경으로 이어지는 낙혈로써 간, 담이 주관하는 눈의 문제에 효능이 탁월하다.

GB38 양보(陽輔)　陽은 바깥쪽이며 비골을 예전엔 보골(輔骨)이라 했는데 이 穴이 보골의 바깥쪽에 있다하여 양보라 하였다.

GB39 현종(懸鍾)　懸은 매다는 것 鍾은 종 또는 방울을 말한다. 어린아이가 다리에 방울을 매다는 자리이기에 현종이라 했다. 또한 예전엔 이 穴을 절골(絕骨)이라고도 했는데 절골은 경골(脛骨)과 비골(腓骨) 두 뼈가 모였는데 붙어 있지 않은 곳, 중간에 틈이 있어 떨어진 곳에 있으므로 그렇게 이름 하였다. 팔회혈(八會穴)중 수(髓)회혈이다

GB40 구허(丘墟)   丘는 언덕 墟는 산 아래의 터를 말하니 이 穴이 위치한 곳이 복숭아뼈 바깥쪽 앞 아래에 있고 복숭아 뼈가 언덕처럼 높다 하여 구허라 하였다. 담경의 原穴이며 肝氣를 소통 시키는 효능이 있다.

GB41 족임읍(足臨泣)   足은 다리, 臨은 다스려 고친다, 泣은 눈물 또는 응체되고 막힌 것을 말하니 이 穴이 다리에 위치하여 막혀 있는 모든 것을 통하게 하는 효능이 있다하여 족임읍이라 하였다. 이 穴은 木의 木穴로써 간, 담의 모든 질환에 사용할 수 있는 임상에서 중요한 穴중의 하나이다. 팔맥교회혈 중의 하나이며 외관과 짝을 이룬다.【의역삼침법】

GB42 지오회(地五會)   地는 足을 가리키며 五는 족소양담경의 氣가 다른 다섯 개의 경맥의 氣와 만나는 것이며, 會는 두 경맥 이상이 서로 만나는 곳에 있는 穴을 말한다. 모든 경혈 이름에 합(合), 회(會)가 들어간 것은 모두 다른 경맥과 만나는 것임을 알 수 있다

GB43 협계(俠谿)   俠은 좁다는 의미이고 谿는 물이 있는 계곡을 뜻하니, 이 穴이 다섯 번째와 네 번째 발가락의 좁은 사이에 있어 협계라 하였다.

GB44 족규음(足竅陰)   竅陰穴은 陽이 陰에 사귀는 것으로 足少陽과 足厥陰이 서로 이 구멍(竅)에서 교통한다. 내부로는 肝과 膽이 서로 연계되고, 외부로는 經絡이 서로 관통하고 있어 脈氣의 表裏가 서로 교통하여 陰卵의 關竅로 흘러가는 고로 竅陰이라 이름 하였다. 또한 모든 양경맥(陽經脈)의 마지막 穴은 음상(陰象)을 취해서 이름 한다. 그 경맥이 아래로 내려가 陰經에 맞닿기 때문이다.

12. 족궐음간경(足厥陰肝經)

內徑에 간은 "目得血而能視, 手得血而能攝하고 掌得血而能握하며 足得血而能步"라 하였으니 간은 인체 각 부분에 혈류량의 증강과 조절을 하는 중요한 역할을 수행하고 있음이 이를 증명하며, 수면시나 휴식시에는 혈액의 수요량이 감소하는데 이때 혈액은 간장으로 복귀, 저장된다. 간은 강하고 급하며 움직임을 좋아하는 것이 본성이며 양의학에서는 침묵의 장기라 하나 동의학에서는 "오장육부는 肝爲之將"이라 하여 간의 기능과 형상을 장군의 직책에 비유하고 있으니 그 차이를 잘 살필 일이며, 내경에 "肝藏血이요 血舍魂"이라 하였으니 간은 혼(魂)의 집인 것이요 혼은 눈의 諸 구조를 담당하며 神明을 보필하니[木生火] 사망이라고 하는 것은 눈의 동공에 머물던 혼이 눈의 초점을 풀고 빠져나가는 것을 말한다. 또한 간은 간주근(肝主筋)하며 其華在爪라 하였으니 근(筋), 건(腱), 근막(筋膜)은 간이 주관한다는 것이며, 손톱의 마르고 윤택함도 간의 뜻이라는 것이다. 내경에는 간을 "五臟六腑之精氣 皆上注於目而之精"이라고 하였으니 이 말은 모든 정기는 눈으로 통하지만 그 중에서도 중요한 것은 간이다 라는 뜻이다. 간목이 이러하니 손목, 발목, 목, 팔목등 목이 인체에 자주 등장하는 이유는 또한 무엇일까?

LR1 대돈(大敦)   大는 크다는 것이며 敦은 두터움이니 엄지발가락에서 시작되는 족궐음간경의 井穴로써 氣가 충만하고 큰 氣가 마치 우물과 샘물이 끊이지 않고 흘러

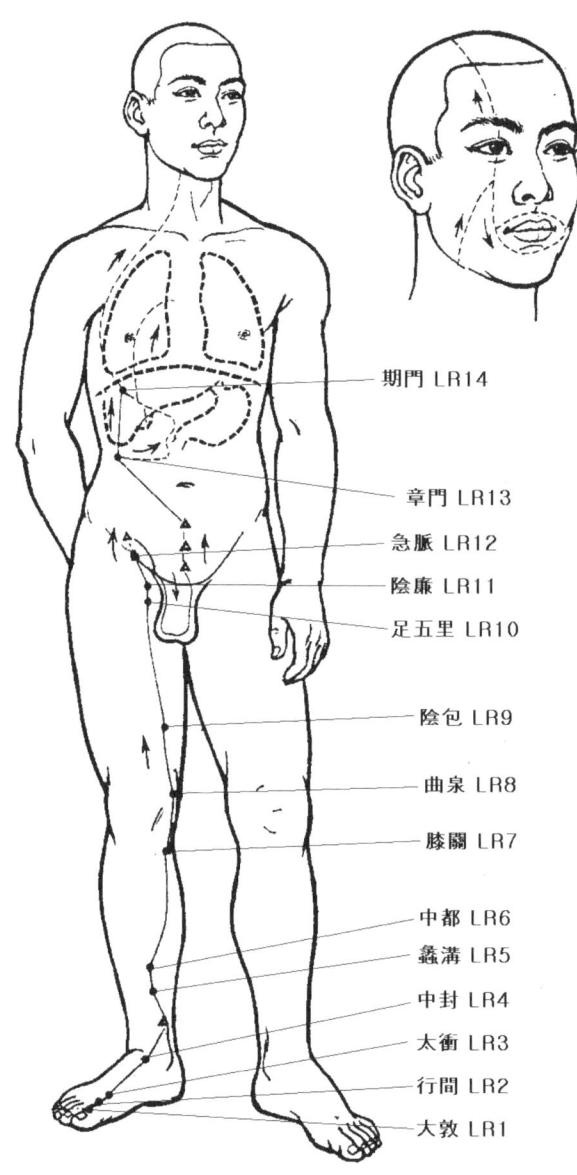

나오는 것과 같기 때문에 대돈이라 하였다. 木의 木穴로 생식기 질환에 쓰이는 주요 穴이다.【의역삼침법】

LR2 행간(行間)　　行은 나아간다는 것이며 間은 사이에 있다 라는 뜻이다. 엄지발가락과 둘째발가락 사이로 지나가는 곳에 있으므로 행간이라 하였다.

LR3 태충(太衝) 太는 크다 衝은 돌진한다는 뜻으로 태충이라 하였다. 임상에서 상용하는 중요한 穴로써 간경의 원혈(原穴)이며, 합곡과 함께 사관혈(四關穴)이다. 음경맥의 原穴은 심경맥을 제외하고 모두 태(太)자가 붙는다(肝-太衝, 脾-太白, 肺-太淵, 腎-太谿, 心包-太陵, 心-神門).【의역삼침법】

LR4 중봉(中封) 中은 중앙 封은 볼록하게 나온 것이니 이 穴이 상구(SP5), 구허(GB40) 두 돌기의 사이에 있으므로 중봉이라 하였다.

LR5 여구(蠡溝) 蠡는 나무에 조그만 벌레가 좀슬게 한다는 뜻이며 溝는 조그만 도랑이라는 말로 여구라 하였다. 단어의 의미가 스물스물 하면서 가렵다는 느낌을 주고 있는데 실제 간에서 저장하는 血이 탁해졌거나, 부족했을 때 생기는 인체의 가려움증 즉, 소양증을 치료하는 穴이다. 안쪽경골 앞 중도 2촌 아래에 위치한다.

LR6 중도(中都) 中은 중앙 都는 도시이니 모이는 곳이다. 이 穴은 안쪽 복사뼈 7寸에서 찾으며 氣血이 깊게 모이는 극혈이고 무릎과 복사뼈 중간쯤에 위치하므로 중도라 하였다. 산후(産後) 병증을 진단하고 치료하는데 유효하다.

LR7 슬관(膝關) 膝은 무릎 關은 출입하는 곳인데 이 穴이 음릉천 뒤에 있고 무릎에 가깝다 하여 슬관이라 하였다. 근육이 약해져 무릎기능 이상이 발생했을 때 유효하다.

LR8 곡천(曲泉) 曲은 굴곡(屈曲) 泉은 오목하게 파인 곳이다. 무릎을 구부리면 오목하게 들어간 곳에 이 穴이 있어 곡천이라 하였다. 중풍에 의한 하지마비에 효과가 좋은 穴이다.

LR9 음포(陰胞) 陰은 안쪽이고 胞는 포태 즉, 임신(妊)을 뜻한다. 여자의 자궁에 발생하는 병증에 유효하다 하여 음포라 하였다. 무릎 4촌위 안쪽 대퇴골에서 찾는다.

LR10 족오리(足五里) 足은 하지 五里는 오장(五臟)의 안을 가리킨다. 이 穴이 하지와 오장 안에 있는 병에 대해서 모두 관계가 있다하여 족오리 라고 하였다. 수오리, 수삼리 그리고 족삼리와 서로 대응한다. 갑자기 호흡이 곤란할 때 중부, 전중, 구미, 거궐, 중완, 관원을 엄지 손가락으로 지압하여 푼 다음 족오리에서 마무리 한다.

LR11 음렴(陰廉) 陰은 깊은 곳이라는 의미이고 廉은 가장자리, 튀어나온 곳이다. 아랫배에 열이 있을때 가래톳이 스는 자리이니 깊은 곳이고 그 곳을 만져보면 穴이 팥알 처럼 느껴지는 곳에 있다하여 음렴이라 하였다.

LR12 급맥(急脈) 급하게 맥이 뛰는 것을 급맥이라 하니, 이 穴은 사타구니 동맥 박동이 손에 응하는 곳에 있는데 전음 및 하복부의 근맥 이상에 효능이 있으므로 급맥이라 하였다.

LR13 장문(章門) 章은 마무리 한다는 뜻이다. 門은 출입하는 곳이니 족삼음경(足三陰經)에 이상이 생겨 발생한 하복부 통증에 유효하게 쓰는 穴이다. 제11늑간에서 찾으며 간암, 간경화, 만성간염시 부항발포 하는 중요한 穴중의 하나다.

LR14 기문(期門) 期는 주기 즉, 일주(一周)이고 門은 열어 통하는 곳이니 중부(LU1)에서 시작하여 다시 중부까지 돌아오는 309혈의 氣를 받아들여 중초(中脘)로 보낸다는 뜻으로 기문이라 하였다. 간암 및 간경화 치료시 담경의 일월혈(GB24)과 함께 부항발포 하는 자리이다. 【의역삼침법】

임독맥 개술

임독맥은 日 月과 음양에서 함께 파악하는 것이 쉽다. 임독맥은 기경팔맥에 속하나 이 두 맥을 제외한 나머지 맥은 자기 穴을 갖지 않고 12正經 穴을 빌어 유주하므로 14경맥에 포함시키지 않았으니 맥혈중 임독맥만이 자기 혈을 갖고 있다는 것이다. 임맥은 六陰經이 교회하고 諸 음경(陰經)을 관할통솔 하므로 陰脈之海라 한다. 독맥은 六陽經이 교회하고 제 양경(陽經)을 관할통솔 하므로 陽脈之海라 한다. 임독맥은 오행혈과 원혈, 극혈, 모혈, 배유혈이 없고 또한 일정한 운행순서도 없으며 낙혈만 있는 것이 정경과 다른 점이며 모든 음양경이 임독맥과 연결되어 음양경의 氣血을 조절한다. 또한 각 경맥간의 표리속락 관계도 없다. 임맥과 독맥은 인체의 전후면을 흐르고 있어 나누어진 것처럼 보이나 남자는 정장(精藏) 여자는 포중(胞中)으로 하나이며 서로 이어져 그 근원은 회음부에 두고 있으며 은교와 승장혈의 만남을 통해 혀와 입술을 움직여 소리를 만들어 내니 해와 달이 교차하여 지구에 어떠한 영향을 끼치는가는 이를 통해 알 수 있다. 임맥은 흉복부의 穴을 취하는 기준이 되고 독맥은 배부혈을 취하는 기준이 되며 임독맥의 반응처를 통해 복부의 진단과 척추 진단을 용이하게 할 수 있으며 곧 치료처로도 활용된다.

13. 임맥(任脈)

CV1 회음(會陰)　會는 만나서 모이는 곳이니 회음은 음(陰)이 만나서 모이는 곳이란 뜻으로 붙여진 이름이며, 임맥 독맥 충맥의 시작점이고 간비신(肝脾腎)의 삼음맥이 만나는 곳이다. 穴 주위가 습하거나 땀이 차거나 하는 모든 생식기 질환에 쓸 수 있는 요혈이다.

CV2 곡골(曲骨)　曲은 굽은 모양이니 뼈의 모양을 본떠 곡골이라 하였다. 다른 명칭으로는 횡골(橫骨), 치골(恥骨)이라고도 한다.

CV3 중극(中極)　中은 가운데서 모이는 것이고 極은 끝이란 뜻으로 한 점을 나타내니 족삼음, 임맥이 모이는 곳으로 안으로는 수액을 저장하는 방광에 가까워 방광의 氣가 모이는 곳의 한 점이라는 뜻으로 중극이라 하였다. 중극은 방광염, 전립선염, 골반염, 신장염 등에 널리 쓰이며, 1촌 아래 穴인 곡골은 위에 열거한 병증의 구조적인 문제점을, 중극은 기능상의 문제점을 해결하며 봉침(蜂針)을 사용 했을 때 신속하면서 큰 효과가 있다.

CV4 관원(關元)　關은 출입이며 元은 원기(元氣)이니 원기의 출입처이며 저장처라 하여 관원이라 하였다. 나이가 들어 元氣가 쇠할 때 뜸을 뜨는 중요한 穴이다.

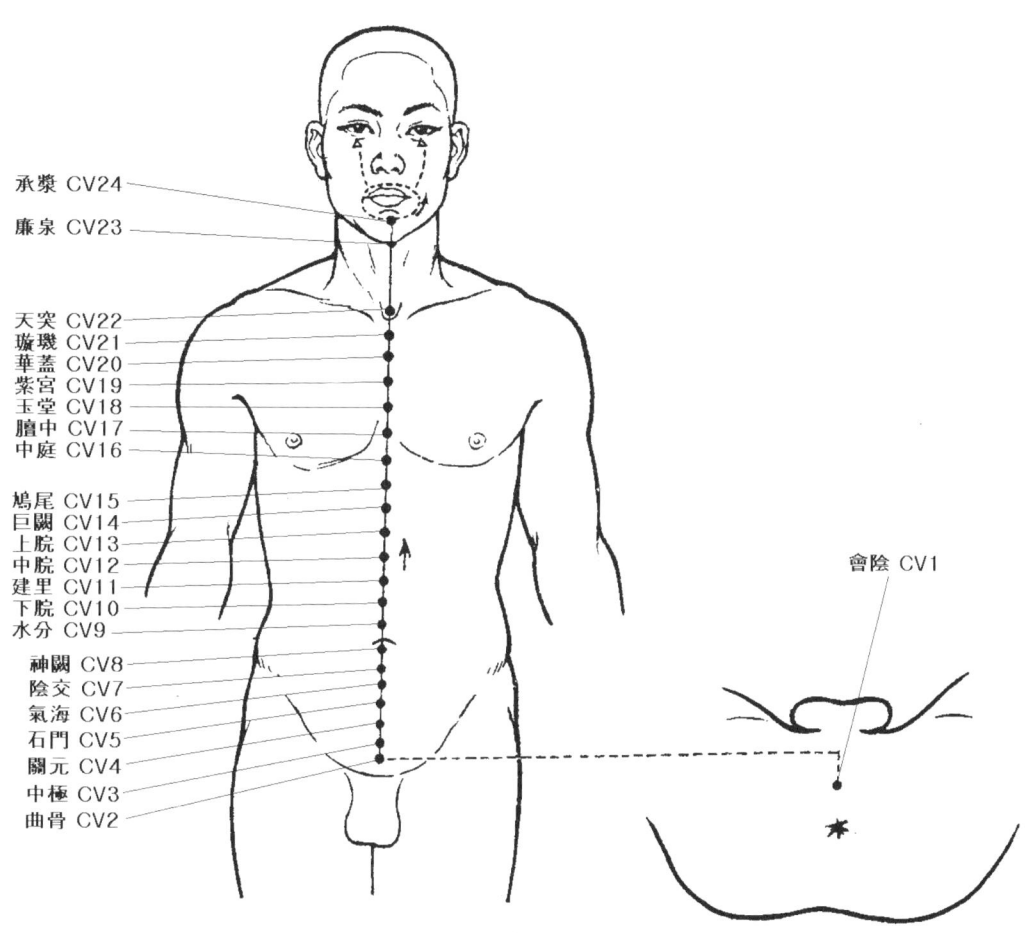

CV5 석문(石門)   石은 단단하고 통하지 않는 것이니 피임과 불임의 문제를 동시에 풀 수 있는 문이다. 부인병의 완고한 질병에 자침하되 온침(溫針)하여 큰 효과를 보는 穴이다. 온침을 사용하고자 할 때는 장침[2.5촌~5촌]으로 사자(斜刺) 하여 침에 구판을 놓고 구관에 불을 붙여 간접구를 뜨는 것처럼 한다. 침身을 따라 열이 깊게 전달되는 효과가 있다.【의역삼침법】

CV6 기해(氣海)   하단전(下丹田)의 시작이며 氣의 바다라는 뜻으로 기해라 하였다. 석문에서 설명한 온침의 시작처이며, 기해에서 맥을 잡아 맥이 뛰는 아래에서 시작하니 기해와 석문사이가 자침의 시작처로 생각하면 틀림없다. 관원과 함께 뜸자리로 사용되는 요처이다.

CV7 음교(陰交)   임맥, 충맥, 족소음맥이 만나는 곳이므로 음교라 하였다.

CV8 신궐(神闕)   神은 心이니 장부표리관계상 소장의 정점인 이곳에 心열이 머물고 부모가 상교(相交)하여 태(胎)를 이룰 때 탯줄로 어머니의 命門과 연결되는 곳으로 선천의 神氣를 받는 곳이니 그 변화를 가히 측량하기 어렵다 하여 신궐이라 하였다. 침을 쓰지 않는 곳이며 하복부의 모든 무력증에 마늘과 생강 등을 깔고 간접구를 하는 중요한 혈이다.

CV9 수분(水分)   水는 수액을 말하고 分은 나누어지는 것이니 이 穴의 안에 소장이 있어 수액은 방광으로 찌꺼기는 대장으로 보내는 청탁분별작용을 하므로 수분이라 하였다. 수액의 질환은 부종이나 복부팽만, 신장염, 피부 발진등으로 나타날 수 있는데 급성에는 자침을, 7일 이상의 만성시에는 뜸을 하면 큰 효과를 보는 穴이다.

CV10 하완(下脘)   脘은 위(胃)를 뜻하며 상중하 세부분으로 나뉘어서 위(胃)의 상구(上口)는 오른쪽으로 기울었고, 위(胃) 중부(中部)는 왼쪽을 향했으며, 위(胃)의 하구(下口)는 가운데를 향하였다. 이 穴이 상중하 세부분 중 胃의 下口에 있다하여 하완이라 하였다. 胃가 확장되어 밑으로 쳐진 위하수 병증에 필히 쓰는 穴이며 자침 전에 거꾸로 매달려 서기를 1분씩 3회 정도 하면 효과가 극대화 된다.

CV11 건리(健里)   健은 세운다는 뜻이고 里는 거(居)한다는 뜻이다. 이 穴은 중완(中脘) 1촌 아래 하완(下脘) 위에 있으며 위부(胃部)의 中下의 사이에 있는 것 같으므로 건리라고 하였다.

CV12 중완(中脘)   中은 중앙이며 脘은 胃이니 이 穴이 위(胃)의 모혈로써 胃의 중앙에 위치한다 하여 중완이라 하였다. 土는 사계절 변화의 작용을 주관하니 오장육부의 가운데 위치한 중완의 작용은 자연의 모습 그대로를 보는 바와 같고 실제 해부해 보면 위(胃)가 지축의 기울기로 23.5도 기울어져 있는 모습이 지구 그대로의 모습인 것이다. 여 36세, 남 45세 이상이면 하루도 거르지 말고 쌀알크기의 쑥뜸을 5장 이상씩 직구하면 100세 건강을 보증할 수 있는 자리이다.【의역삼침법】

CV13 상완(上脘) 脘은 위(胃)를 말하니 이 穴은 거궐(巨闕) 아래 1寸에 있어서 胃의 上口에 있다하여 상완이라고 하였다. 상복부 비만에 거궐, 구미, 상완에 부항 맛사지 하는 곳이다. 중완 2촌위에 위치한다.【의역삼침법】

CV14 거궐(巨闕) 巨는 크다는 말이고 闕은 임금이 머무는 궁궐이니 군주지관(君主之官)인 心이 머무는 곳이다. 心의 모혈로 여기를 통과하니 상부에 있는 심부에 도달한다 하여 거궐이라 하였다.

CV15 구미(鳩尾) 鳩는 비둘기를 말하니 검상돌기가 내리 뻗은 형상이 비둘기[鳩]의 꼬리와 비슷하여 鳩尾라고 하였다.

CV16 중정(中庭) 중정(中庭)은 궁전의 앞마당을 말하니 군주지관인 心이 이 穴의 아래에 있으므로 중정이라 하였다.

CV17 전중(膻中) 膻은 군주의 궁성을 말하며 이 穴이 흉막의 가운데에 있으므로 전중이라 하였다. 심포경의 모혈이며 팔회혈(八會穴)중 하나이다. 심장질환에 상용하는 요혈로써 흉통, 심통, 부정맥 등의 문제가 있을 때 자침하면 효과가 탁월하다. 특히 자침의 지속적인 효과를 위해서는 이 穴에 피내침(皮內針)을 이용하여 자침하면 편리하다. 나이 든 환자의 경우 유두의 위치가 아래로 처질 수 있으므로 취혈시에는 제4늑간을 확인하여 정확한 자리를 잡는 것이 중요하다.

CV18 옥당(玉堂) 玉은 귀한 것을 말하며 堂은 머무는 곳을 뜻하니 心이 머무는 곳이 고귀하다 하여 옥당이라 하였다.

CV19 자궁(紫宮) 紫는 적색을 말하고 중앙은 宮을 말하니, 임맥이 여기에 이르러 안으로는 心과 만나며 혈맥을 주관하는 心이 이곳에 해당한다 하여 자궁이라 하였다.

CV20 화개(華蓋) 華蓋는 옛 제왕의 수레 덮개를 가리키며 폐를 오장의 화개라고도 하는데, 폐는 인체 장부중에서 가장 높은 곳에 위치하여 덮개처럼 드리워 이 穴에서 군주지관인 心을 보필함을 비유하여 이름한 것이다.

CV21 선기(璇璣) 璇과 璣는 각각 북두칠성의 별을 말하는데, 마치 북두칠성이 하늘을 운행하는 것과 같이 인체 내부에서도 기기(氣機)가 운행하는 것과 같다하여 선기라 하였다.

CV22 천돌(天突) 天은 인체의 상부를 말하고 여기에서 突은 돌출, 돌기 즉 여기서는 후두 융기를 가리킨다. 이 穴은 후두질환이나 기침, 천식을 멎게 하는 효과가 탁월하여 임상에서 상용하는 穴이다.

CV23 염천(廉泉) 廉은 혀를 가리키며 또한 모서리라는 뜻이 있는데 이 穴이 후두결절 위 가장자리에 있어 안쪽으로는 혀뿌리 근처에 있으면서 또 혀뿌리 아래에 타액선이 있으니 혀를 움직이면 진액이 나오는 것이 마치 맑은 샘[泉]과 같다 하여 염천이라 하였다.

CV24 승장(承漿) 承은 받는 것 이며 漿은 침을 말하니 침이 흘러나오는 것을 받는다 하여 승장이라 하였다.

14. 독맥(督脈)

GV1 장강(長强) 순환하여 끝이 없음을 長이라 하고 쉬지 않는 힘을 强이라 말하니 독맥은 양경맥의 으뜸으로 그 氣가 강성한데 이 穴이 그곳에 있어 오르고 내리고 돌고 순환하는 것이 멈춤이 없고 쉼이 없다하여 장강이라 하였다.

GV2 요수(腰俞) 腰는 허리이며 俞는 경기(經氣)가 흘러가는 곳을 말하니 이 穴이 허리의 기를 움직여 허리병을 치료하는 요혈이기에 요수라 하였다.

GV3 요양관(腰陽關) 腰는 허리이며 양관(陽關)은 陽氣가 통하는 기관이나 문호를 말하니, 이 穴이 허리 부위의 요충지에 해당하여 하초가 저장하고 있는 元氣가 머무는 곳이 되고 또한 허리 부위 운동의 기관이 된다하여 요양관이라 하였다. 임상에서 상용하는 穴이며 특히 요통이나 좌골신경통 증상이 있을때 이 穴에 피내침(皮內針)을 자침하면 그 자리에서 통증을 완화 시킬 수 있는 요혈이다. 요추 4번과 5번 사이에 위치한다.【의역삼침법】

GV4 명문(命門) 命은 생명을 가리키고 중요하다는 뜻이며 門은 生氣가 출입하여 생명을 유지하는 곳을 말하니, 명문은 두 신장(腎臟) 사이에 위치해 있는데 이 穴이 신유[BL23]의 중간에 위치하여 생명의 중요한 문호가 된다하여 명문이라 하였다. 인체의 근본인 신(腎)을 보하고 원기(原氣)를 기르는 효능이 있다.

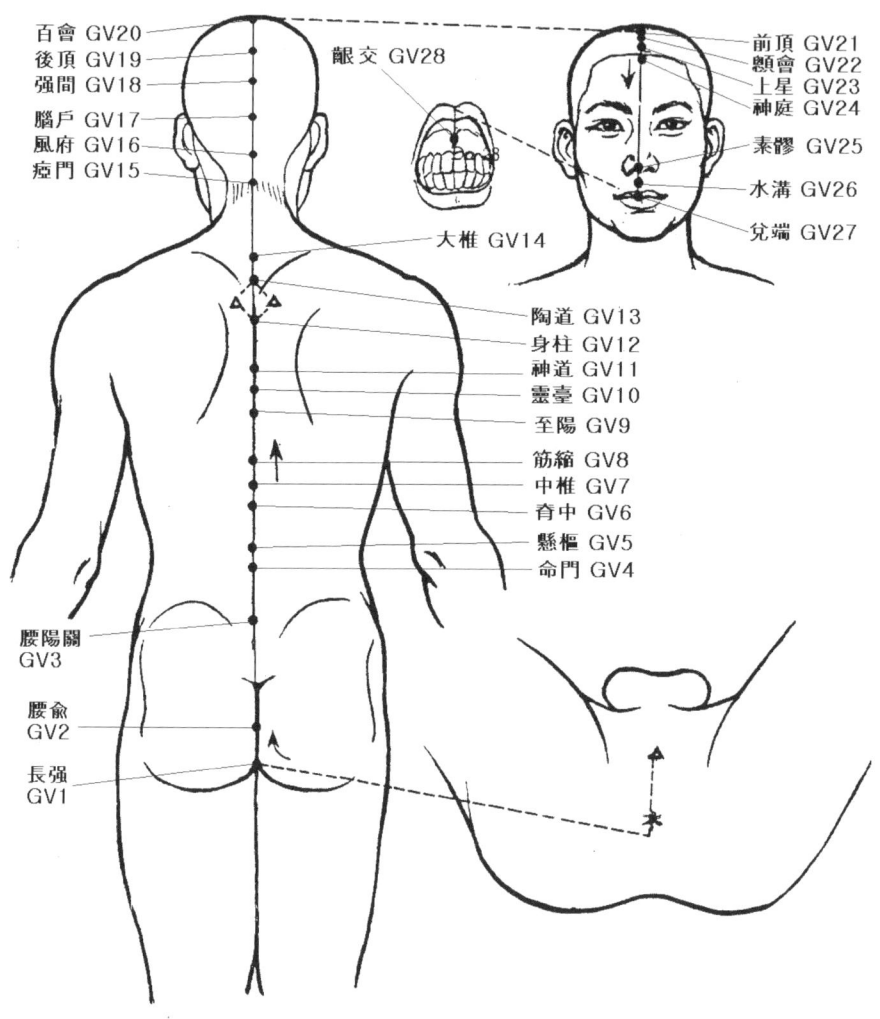

GV5 현추(懸樞) 懸은 공중에 매달려 있음이고 樞는 움직이게 하는 기구를 말하니, 이 穴은 사람이 위를 보고 누우면 이 부위가 바닥에 닿지 않고 공중에 매달리듯이 들린다 하여 현추라 하였다.

GV6 척중(脊中) 脊은 척추를 말하고 中은 중간을 의미하니 이 穴이 위치한 곳이 등쪽의 제 11흉추 아래에 있는데 척추에서 정중앙에 있으므로 척중이라 하였다.

GV7 중추(中樞)   中樞는 척중(GV6) 바로 위에 있는 穴인데, 척주의 중심부와 가깝고 등을 회전시키는 운동을 하게 하는 추(樞)가 되므로 중추라 하였다.

GV8 근축(筋縮)   筋은 근육이요 縮은 수축하거나 오그라드는 것을 말하니, 이 穴이 있는 곳이 간수(BL18)의 중간에 있고 맥기가 간유(肝輸)와 통한다. 하여 肝이 주관하는 것이 근육이니 근(筋)의 병을 치료한다 하여 근축이라 하였다.

GV9 지양(至陽)   至는 지극하다는 뜻이고 陽은 등이 陽이 됨을 말한다. 독맥의 氣가 위로 올라가다가 이곳에 이르러 陽中의 陰으로부터 陽中의 陽에 이르렀다고 하여 지양이라 하였다.

GV10 영대(靈臺)   靈은 영험하고 신령스러운 것을 말하고 臺는 높은 누각을 뜻한다. 즉 영대는 심장을 가리킨다. 이 穴은 모든 정신질환과 관련된 병이나 심장질환에 효능이 있다.

GV11 신도(神道)   神은 심장이 주관하는 心을 말하며 道는 통로를 의미하니 이 穴은 심유(BL15) 중간에 위치하여 心의 氣가 통하는 통로라 하여 신도라 하였다.

GV12 신주(身柱)   身은 몸이요 柱는 지탱하는 것을 말하니 이 穴이 위로는 머리를 받치고 아래로는 등, 허리와 통하며 양 어깨와 나란하여 몸을 지지해주는 전신의 기둥과 같다하여 신주라 하였다. 정신과 의지를 안정되게 하고, 폐를 보하는 효능이 있다.

GV13 도도(陶道)   陶는 언덕이고 흐뭇함이요 道는 도로이니, 이 穴은 척주에서 두 번째로 높이 솟은 모양이 언덕과 같고 또 정신을 맑게 해서 흐뭇하게 하는 작용이 있다하여 도도라고 하였다.

GV14 대추(大椎)   大는 높고 큰것 이며 椎는 척추를 말하니, 이 穴은 제7번 경추 아래에 있는데 이 경추가 가장 크고 높다하여 대추라 하였다. 손에 있는 三陽經과 독맥이 만나는 교회혈(交會穴)이며, 열을 내리는 작용이 강하여 인체에 발생하는 모든 열증 질환 치료에 탁월하다.

GV15 아문(瘂門)   瘂는 벙어리 이며 門은 문호를 말하니, 이 穴이 벙어리를 치료하는 중요한 문호가 된다하여 아문이라 하였다. 이 穴은 안으로 혀와 인후에 통하여 주로 아증(瘂症)을 치료하여 발음이 부정확한 경우에 효능이 탁월하다. 다만 벙어리가 아닌 사람에게 잘못 자침하면 벙어리를 만들 수도 있으니 깊이 자침하지 않도록 명심해야 한다. 또한 이 穴이 뇌와 가까이 있어 벙어리를 만들 수 있으므로 열을 가하는 뜸을 뜨지 않아야 한다. 임상에서 발음이 부정확한 것을 치료하고자 한다면 안전하게 용천(K1)혈에 자침하는 것이 좋다. 자침방법은 양쪽 용천에 자침후 양쪽 침을 잡은 상태에서 양쪽다 바깥쪽으로 한바퀴 돌린후 발음이 제대로 되는지 확인해 가면서 같은 방법으로 5분에 한번씩 5회 정도 자극하면 된다.

GV16 풍부(風府)   風은 풍사 府는 모이는 곳을 말하니 이 穴이 풍사(風邪)가 가장 쉽게 쌓이고 모든 풍사와 관련된 질환에 효능이 있어 풍부라고 하였다. 그밖에 모든 풍자(風字)가 들어간 穴(풍부, 풍지, 풍문, 예풍, 병풍)은 풍사를 치료하는데 쓰임이 있다.

GV17 뇌호(腦戶)   腦는 뇌 戶는 출입하는 문호를 말하니, 이 穴이 위치한곳이 뒷머리 융기한 곳 위쪽에 있어 뇌의 氣가 출입하는 곳이기에 뇌호라 하였다.

GV18 강간(强間)   强은 강함이요 間은 틈새를 말하니, 이 穴이 정수리뼈(頭頂骨)와 뒷머리뼈(枕骨)가 강하게 결합하는 사이에 있다하여 강간이라 하였다.

GV19 후정(後頂)   頂은 머리 꼭대기를 말하니, 이 穴이 위치한곳이 정수리의 뒤(백회혈 뒤)에 있다하여 후정이라 하였다.

GV20 백회(百會) 百은 모든 것 많음을 말하니, 이 穴이 손과 발의 三陽經과 督脈이 모이는 (會)穴이 되어 백회라고 하였다. 이 穴은 모든 양경이 만나는 곳으로써 인체의 氣를 강력하게 끌어 올리는 작용이 있다. 머리를 맑게 하여 두통에 효능이 있으며, 氣를 끌어 올리는 작용이 강력하여 탈항 등에도 좋은 효과가 있다. 탈항이 있을 때에는 간편하게 수지침을 이용하여 횡자로 자침해 두면 일상생활에 지장 없이 치료가 가능하다.

GV21 전정(前頂) 頂은 머리 꼭대기이다. 그 위치가 머리 꼭대기의 백회(GV20)혈 앞(前)에 있어 후정(GV19)穴과 서로 대응하므로 전정이라 하였다.

GV22 신회(顖會) 顖은 신(囟-정수리)과 같은 뜻으로 머리 꼭대기 앞에 있는 머리뼈를 말하는데 옛날엔 신문(囟門)이라고도 하였다. 즉 두개골이 만나서 결합되는 곳이라 하여 신회라고 하였다. 8세가 되기 이전에는 머리뼈가 봉합되지 않으므로 침을 놓아서는 아니된다. 이 부위에 두통이 심한 경우 부항 瀉血을 하면 효과가 좋다.

GV23 상성(上星) 上은 높은 곳 즉 머리 부위를 가리키며 星은 하늘에 있는 별로써 여기에서는 정미로운 氣를 의미한다. 이 穴은 앞머리 정중앙에 있고 양정(陽精)이 모이는 곳이기에 상성이라 하였다. 눈이나 코와 관련된 질환에 쓰이는 요혈이다.

GV24 신정(神庭) 神은 정신을 말하며 庭은 뜰, 앞마당을 뜻하니 이 穴은 머리뼈의 위에 있는데 腦가 그 안에 있으며, 腦는 원신(元神)이 있는 곳(府)이고 精神이 출입하는 곳이므로 신정이라 하였다. 사람의 정신과 지능이 발생하는 곳이므로 정신의식과 관계된 모든 질환에 효능이 있다.

GV25 소료(素髎) 흰색을 소색(素色)이라고도 하는데 素는 흰색을 말하며, 髎는 뼈에 있는 틈새를 뜻한다. 흰색은 오행에서 金이며 肺를 의미하는데 이 穴이 코 끝 가운데에 위치하여 肺의 통로가 되기 때문에 소료라 하였다. 코가 막히거나 콧물, 코피 등을 치료하는 효능이 있다.

GV26 인중(人中)　코는 天氣와 통하고 입은 地氣와 통하니 이 穴이 위치한 곳이 입과 코의 중간에 있고, 사람은 하늘과 땅의 사이에 있다하여 인중이라 하였다. 예전에는 이 穴을 수구(水溝)라고도 했는데 단순한 의미로는 콧물이 흐르는 도랑이라는 의미도 있다.

GV27 태단(兌端)　兌는 입(口)이요 端은 끝을 말하니, 이 穴이 윗입술의 끝이면서 한 가운데에 있고 또한 독맥의 말단이 되므로 태단이라 하였다.

GV28 은교(齦交)　齦은 잇몸이며 交는 만나고 이어지는 것이니, 이 穴이 잇몸과 윗 입술의 안쪽 이어지는 곳에 있고, 또한 임맥, 독맥이 족양명경과 만나는 곳이므로 은교라 하였다.

연구논문

醫易三鍼法에 대한 연구*
— 命理理論을 활용한 체질 분류 및 침치료법

丁彰炫** 慶熙大學校 韓醫科大學 原典學敎室

I. 서론

최근 한의학계에서는 침에 대한 관심이 날로 증가하고 있다. 이에 따라 여러 가지 다양한 침법들이 새로이 개발되거나 또는 재조명되고 있다. 특히 舍巖鍼, 平鍼, 和鍼 등은 모두 五輸穴을 이용하고 오행의 相生相克의 원리에 근거한 오행침법으로서 최근 임상가에서 많이 활용되고 있는 침법이다. 본 논문에서는 오행침법의 또다른 형태인 가칭 醫易三鍼法(이하 三鍼法이라 簡稱)을 소개하고 그 의의를 고찰하였다.

醫易三鍼法은 명리학의 이론을 활용하여 선천적인 臟腑氣血의 허실을 판단하고, 五行生克理論에 근거해서 刺鍼穴位를 선정해서 補瀉를 시행하는 침법이다. 삼침법은 東吾 박용욱 선생이 정립한 것으로 아직 학계에는 정식으로 보고된 바가 없다. 삼침법은 명리이론을 응용하여 장부와 기혈의 허실을 판단하는 것이 특징이다. 명리이론을 응용한다는 점은 자칫 삼침법에 대한 여러 가지 오해와 편견을 부를 수 있다. 복잡하고 혼란스럽고 어렵고 신뢰성이 떨어질 것이라고 지레 짐작할 수 있다. 그러나 三鍼法에서의 체질 판단과정은 간단명료하며, 침치료는 더더욱 간단하다.

---

*이 논문은 대한한의학 원전학회지 통권35호에 발표된 의역삼침법에 관한 내용임.
**교신저자 정창현, 경희대학교 한의과대학 원전학교실, jeongch@khu.ac.kr

명리학에 대한 여러 가지 편견과 오해에도 불구하고 그 이론이 오랜 세월 명맥을 유지할 수 있었던 것은 그 나름의 합리성을 갖추고 있기 때문이라고 생각된다.

이에 본 논문에서는 한의학과 명리학이 어떤 공통점을 가지고 있는지 살펴보고, 다음으로 명리 이론을 응용하여 체질을 판단하는 방법, 이를 근거로 혈위를 선정하는 방법을 소개하였다.

II. 본론

1. 명리학과 한의학

명리학과 의학은 道家에서는 예로부터 命卜醫相山 五術 중에 포함되어 있으면서 그 뿌리가 같은 것으로 여겨졌다. 이런 생각은 다음과 같은 말에 잘 나타난다.

　　術에는 다섯 종류가 있는데, 命術, 卜術, 相術, 醫術, 山術이니, 이것을 오술이라 부른다."[1]
　　"이로부터 命術, 卜術, 相術, 醫術, 山述의 五術이 형성되었다."[2]

命은 인간 삶 전체의 변화를 파악하는 것이 위주이고, 卜은 하나의 사건에 일어나는 변화를 예측하는 것이며, 醫는 인체의 변화를 파악하는 것이 위주이고, 相은 인체를 포함한 사물에 드러나는 형상의 변화를 파악하는 것이 위주이며, 山은 인간의 본성 방면에서의 변화를 파악하는 것이다. 특히 山術

---

1) 왕리핑 지음, 금선학회 편역. 靈寶畢法. 서울, 여강출판사. 2009, p. 26.
2) 沈志剛, 劉亞丕 編著. 行大道. 北京, 中國世界語出版社. 1995. p. 68쪽.

은 의학의 양생방면에 많은 영향을 미쳤고, 相術은 진단 방면과 밀접한 연관이 있다. 命術은 주관적인 측면이 강해서 신뢰성이 떨어진다는 이유로 의학의 주류에 들지 못하고 항상 변방에 표류해왔다. 운기의학 같은 것이 이에 속한다고 볼 수 있다. 이처럼 五術은 각기 직간접적으로 의학과 관련되어 있다. 五術이 같은 뿌리에서 비롯되었다는 인식은 아래 문장을 보면 더 뚜렷하게 나타난다.

"術이란 易의 원리를 이용하여 수련의 기술과 방법을 지도하는 것을 가리킨다. 術에는 다섯 종류가 있는데, 命術, 卜術, 相術, 醫術, 山述이니, 이것을 오술이라 부른다."[3]

"도가 양생술은 노자의 도를 핵심으로 삼고 易의 이치를 이론적 근간으로 삼고 五術을 구체적 내용으로 하여 인체, 천체, 우주를 연구하는 하나의 독특한 기술이다"[4]

"五術은 「易」과 서로 짝이 되어 나눌 수 없다. 「역」은 오술의 이치이며 오술은 「역」의 활용이다."[5]

이로 볼 때, 五術은 사실은 모두 도가양생술로서 易學이라는 하나의 뿌리에서 비롯된 것이다. 易學은 곧 변화의 학문으로 그 이론적 도구가 氣論, 陰陽五行論이다.

명리학과 한의학 역시 뿌리가 같다고 볼 수 있다. 즉 역의 이치를 그 이론적 기반으로 하고 있다는 것이다. 모든 만물은 끊임없이 운동 변화하고 있다고 보고 그 변화 가운데서 변화의 주체와 변화의 이치를 파악하고 나아가 조화와 부조화를 판단하며 이를 바탕으로 조화를 유지하거나 회복하는 방안을 찾는 것이 둘의 공통점이라 할 수 있다. 둘은 동일한 세계관, 동일한 인간관을 갖고 있으며, 그 사유방식이나 서술도구가 모두 일치한다. 동일한 세계

---

[3] 왕리핑 지음. 앞의 책. p. 26.
[4] 沈志剛, 劉亞조 編著. 앞의 책. p. 67.
[5] 沈志剛, 劉亞조 編著. p. 68.

관과 인간관이란 곧 정체관, 좀더 구체적으로 말하면 천인합일사상을 말한 것이며, 동일한 사유방식이란 取象比類를 두고 한 말이며, 서술도구란 음양오행, 천간지지 등을 말한 것이다. 이외에도 天人相應, 時空統一, 恒動循環, 動態平衡 등 여러 공통점을 찾아 볼 수 있는데, 이들 공통점이 존재하게 된 것은 결국 다음 세 가지 핵심 이론을 명리학과 한의학이 공유하고 있기 때문이다. 즉, 氣論, 陰陽論, 五行論이다. 이 세 가지 이론이 한의학의 핵심이론임은 졸고 "黃帝內經의 思惟體系와 그 特徵"에서 자세히 밝힌 바 있다. 이를 요약해 보면, 다음과 같다.[6]

    모든 사물은 본체와 운행(작용) 두 방면으로 나누어 살펴볼 수 있다. 『內經』의 氣論은 바로 본체에 대한 思惟體系라고 볼 수 있다. 이는 氣를 만물의 생성과 변화의 주체로 인식하였기 때문이다. 사물의 작용방면에서 본체인 氣가 어떻게 運行하고 變化하는가를 이해하고 설명하는 사고체계는 陰陽五行論이 이에 해당한다.
    『內經』에서 말하는 氣는 無時不有, 無處不在, 運動不息, 無形有徵의 실체로서 자연만물과 인간생명의 근원이며, 동시에 운동변화의 주체이다.
    『內經』에서 기의 운행 또는 작용을 설명하는 방식에는 두 가지가 사유체계가 있다. 하나는 陰陽論이고, 다른 하나는 五行論이다. 음양의 승강과 진퇴소장운동은 천지만물의 본체인 기가 운동변화는 기본 형식으로 사시의 계절 변화와 만물이 생성, 변화, 발전하는 규율이 되며, 만물은 모두 이 법칙에서 벗어날 수 없다. 『內經』 오행론의 가장 큰 특징은 계통화이다. 즉 인간을 포함한 우주의 모든 사물을 다섯가지로 계통화하고, 대표하는 사물의 속성에 따라 각 계통의 특성을 규정하였다. 동시에 이들 다섯가지 계통을 만물의 운동 변화를 주도하는 다섯가지 세력

---

[6] 丁彰炫. 黃帝內經의 思惟體系와 그 特徵. 대한한의학원전학회지, 2004. 17(4). pp. 28~29.

으로 인식하고, 만물의 운동 변화를 다섯가지 세력 간의 상호 유기적인 작용으로 파악하였다.

『內經』은 氣論과 陰陽五行論을 근간으로 자연의 이치, 인간 생명활동의 이치, 또 자연과 인간의 관계를 설명하였는데, 그 과정에서 몇 가지 독특한 관점을 찾아볼 수 있다. 天人相應觀, 形神合一觀, 時空統一觀, 恒動循環觀, 系統層次觀 등이다.

陸致極은 명리학의 시초를 왕충의 '自然命定論'이라고 하였다. 王充은 개인의 性命은 태어날 당시의 갖추어진 氣稟에 의해 결정된다고 보았다.[7] 그 이론적 바탕은 곧 元氣說이다.

"하늘과 땅이 기운을 합함에 만물이 저절로 생겨난다(天地合氣, 萬物自生)."[8] 『論衡·自然』

"하늘과 땅은 기를 머금고 있는 자연이다(天地, 含氣之自然)"[9] 『論衡·談天』

"원기는 하늘과 땅의 정미로운 기운이다(元氣者, 天地之精微)"[10] 『論衡·四諱』

"만물이 생겨날 때는 모두 원기를 받는다(萬物之生, 皆稟元氣)"[11] 『論衡·言毒』

"사람이 하늘에서 원기를 받을 때 각각 장수와 요절의 운명을 받으며 그에 따라 길고 짧은 형체가 세워진다. ……기로써 性을 만들고 性이 이루어지면 命이 정해진다(人稟元氣於天, 各受壽夭之命, 以立長短之形, ……用氣爲性, 性成命定)."[12] 『論衡·無形』

그는 기를 가지고 만물의 생성, 운동변화, 멸망, 전화를 해석하여 先秦

---

7) 陸致極. 八字與中國智慧. 臺北, 益群書店. 1998. p. 14.
8) 王充. 論衡. 劉安 著, 高誘 注. 諸子集成. 上海. 上海書店出版社. 1992. p. 177.
9) 王充. 論衡. 앞의 책. p. 105.
10) 王充. 論衡. 앞의 책. p. 228.
11) 王充. 論衡. 앞의 책. p. 223.
12) 王充. 論衡. 앞의 책. p. 13.

이래 가장 계통적인 氣一元論을 제시하였다. 그의 운명론은 순전히 이같은 기일원론의 기초위에서 형성된 것이다.[13] 현재 命理學이 사람이 이 세상에 태어난 순간의 타고난 기품의 음양오행구조를 가지고 일생의 명운을 推斷하는데, 이것이 모두 여기에서 비롯된 것이다. 태어난 순간의 기품에는 天과 地라는 공간적 특성과 年, 月, 日, 時라는 시간적 특성이 모두 포함되어 있다. 이는 결국 태어난 순간에 펼쳐진 우주의 氣場이 한 사람의 命運에 있어 지대한 영향을 미친다고 본 것이다.

음양오행론 역시 명리학의 기초가 되며, 특히 오행론이 중시된다. 명리에서의 오행론은 한의학에서와 마찬가지로 사물을 다섯가지 부류로 계통화함과 동시에 이 다섯 가지 부류간의 상호 유기적인 관계를 살핌으로써 명운의 변화를 판단하고 있다. 상호유기적인 관계란 바로 오행간의 相生, 相克, 相乘, 相侮와 간지상호간의 相合, 刑, 衝, 破, 害 등을 포괄한다. 음양론은 사주 중의 干支가 갖는 음양 속성에 따라 그 사람의 성격, 체질, 기혈의 다소 등을 판단하는 데 활용된다.

끝으로 빼놓을 수 없는 공통점은 한의학이든 명리학이든 모두 조화를 중시한다는 점이다. 이를 和, 中和, 太和, 平衡 등 여러 가지 말로 표현할 수 있는데, 쉽게 말하면 지나침도 모자람도 없는 평형상태를 가리킨다. 오행 중의 어느 하나는 나머지 넷과 모두 특수한 관계를 맺고 있다. 生하거나 生함을 당하거나 克하거나 克을 당한다. 명리학은 四柱의 八字에 내재된 오행세력의 이같은 유기적인 관계를 살펴 명운을 판단하고, 세력의 불균형을 평형상태로 만들 수 있는 인자(이를 用神이라 부른다)를 찾는 것이 주목적이다. 이는 한의학이 인체 내 여러 가지 부조화를 조화롭게 만드는 것과 의미상 크게 다르지 않은 것이다. 이외에도 한의학과 명리학은 많은 공통점을 찾을 수 있지만, 지금까지 언급한 것만으로 한의학과 명리학의 상호 접목 가능성은 충분하다고 볼 수 있다.

---

13) 陸致極, 앞의 책, p. 36.

2. 명리학의 기본이론

1) 四柱八字의 의미

사주팔자는 명리학의 기본틀로서, 時空을 포괄하고 있다. 사주는 年柱, 月柱, 日柱, 時柱를 가리키며, 각각 태어난 순간의 年, 月, 日, 時에 해당하는 干支로 표기한다. 명리에서는 각각의 柱에 특정한 의미를 부여한다. 년, 월, 일, 시 순서대로 소년기, 청년기, 장년기, 노년기를 의미한다고 본다. 이것은 사주팔자가 갖고 있는 時間特性이다.

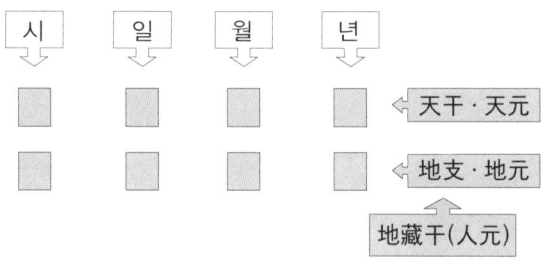

[그림 1] 四柱八字의 구조

八字는 각 柱의 천간과 지지를 합치면 모두 여덟 글자가 되므로 이를 합쳐서 八字라고 부른다. 天干은 天元이라 하고, 地支는 地元이라 하는데, 地支는 天干의 뿌리에 해당한다고 본다. 또 地支는 내부에 天干을 간직하고 있는데 이를 地藏干이라하고 人元이라 한다. 天元, 地元, 人元을 합쳐서 三元이라 하는데 이는 三才의 또 다른 표현으로 天地人統一을 의미하는 것이다. 任鐵樵도 "天干은 天元이요 地支는 地元이요 地支 속에 감추어진 것은 人元

	子	丑	寅	卯	辰	巳	午	未	申	酉	戌	亥
地藏干	壬癸	癸辛己	戊丙甲	甲乙	乙癸戊	戊庚丙	丙己丁	丁乙己	戊壬庚	庚辛	辛丁戊	戊甲壬

[표 1] 地藏干

이다. 사람이 하늘에서 받는 命은 만 가지로 같지 아니하나 모두 이 三元의 이치를 벗어나지 않으니, 이른바 萬法의 으뜸이다(干爲天元, 地爲地元, 地中所藏爲人元, 人之禀命, 萬有不齊, 總不越此三元之理, 所謂萬法宗也)."[14]라고 하였다. 또 명리학에서는 천간과 지지가 상생의 관계에 있으면 順으로 吉하고 상극의 관계에 있으면 逆으로 凶하다고 보았다. 任鐵樵가 "사람은 하늘이 덮고 땅이 싣고 있는 한 가운데에 거처하여 위로는 하늘을 머리에 이고 아래로는 땅을 밟고 있다. 그러므로 八字는 天干과 地支가 順하여 어그러지지 않는 것을 귀하게 여긴다. 순한 것은 이어져 서로를 생하지만, 어그러진 것은 도리어 克해서 害가 된다. 그러므로 吉하고 凶함이 확연히 다르다(人居覆載之中, 戴天履地, 八字貴乎天干地支順而不悖也, 順者接續相生, 悖者反剋爲害, 故吉凶判然)."[15]라고 하였는데, 이는 天氣와 地氣가 서로 通應해야 함을 의미한다. 이는 八字의 공간적인 특성이다.

이처럼 사주팔자의 기본 구조에는 시공의 의미가 동시에 내포되어 있다. 따라서 명리학은 時空學이라고도 말할 수 있다. 나의 사주팔자에는 내가 태어난 순간의 우주질서 즉 시공간 정보가 고스란히 담겨져 있으며, 나의 생명활동은 그 시공구조를 바탕으로 펼쳐지게 된다는 인식이 모두 여기에서 비롯된 것이다.

2) 干支의 陰陽五行 및 장부배속

천간의 음양오행 및 장부 배속은 별다른 이견이 없으나, 지지에 관해서는 이견이 존재한다. 즉 巳午를 火에, 亥子를 水에 배속하는 것은 일치하지만, 각각의 음양배속에 대해서 한편에서는 巳와 亥를 陰에 午와 子를 陽에 배속하고 있으며, 다른 한편에서는 그 반대의 견해를 취하고 있다.

본 논문에서는 후자의 견해를 따라 巳와 亥를 陽에 午와 子를 陰에 배속하였다. 그 이유는 다음 세 가지 정도로 요약할 수 있다. 첫째, 地藏干을 살

---

14) 任鐵樵 增注, 袁樹珊 撰輯. 滴天髓闡微. 臺北. 武陵出版有限公司, 2003, p. 11.
15) 任鐵樵 增注, 앞의 책, p. 12.

	木		火		土		金		水	
	陽	陰	陽	陰	陽	陰	陽	陰	陽	陰
天干	甲	乙	丙	丁	戊	己	庚	辛	壬	癸
地支	寅	卯	巳	午	辰戌	丑未	申	酉	亥	子
臟腑	膽	肝	小腸	心	胃	脾	大腸	肺	膀胱	腎

[표 2] 干支의 陰陽五行 및 臟腑配屬

펴보면 巳와 亥는 지장간이 모두 陽干이고, 午와 子는 陰干이 많다. 둘째, 火의 시작은 巳에서 시작하므로 巳가 陽이 되고, 水의 시작은 亥에서 시작하므로 亥가 陽이 된다. 셋째, 子午는 卯酉와 함께 軸으로서 안정된 것이므로 陰에 속하며, 五臟에 속한다.

3. 체질판단

체질판단은 우선 木火土金水 다섯가지 세력 중 어느 것이 가장 왕성한가를 따지는데, 기본적으로 가장 왕성한 세력에 해당하는 장부가 실한 것으로 본다. 단, 주의할 것은 여덟 글자가 각각 동등한 세력을 갖는 것이 아니고 자리에 따라 그 가중치가 다르다는 점이다. 명리에서는 天干을 식물로 비유하면 줄기나 가지에 해당한다고 보고, 地支는 뿌리에 해당한다고 본다. 즉 천간은 기능, 현상, 작용이며 지지는 기능이나 현상, 작용이 있게 한 본체이자 근본이라는 것이다. 따라서 천간보다 지지가 중시되며, 지지 중에서도 月支가 가장 영향력이 크다고 보고 그 다음으로 日支, 그 다음으로 年支와 時支 순서로 점차 그 영향력이 작아진다고 보았다. 대체적으로 전체 세력을 100으로 본다면 지지가 70, 천간이 30정도 차지한다고 보면 된다. 지지 중에서는 월지가 30, 일지가 20, 년지와 시지가 각각 10정도 차지한다. 이와 같은 원칙에 근거해서 八字의 세력을 따져 오행 중 어느 세력이 가장 강성한가를 확인한다.

둘째, 음양의 세력을 따져보아 氣血의 허실과 장부의 허실을 구분한다. 천간과 지지를 합쳐서 양에 속하는 것이 많을 때는 인체의 腑와 氣가 실한 것으로 보고, 음에 속하는 것이 많을 때는 臟과 血이 實한 것으로 본다. 예를 들면, 木이 가장 왕성하고 陽에 속하는 간지가 많은 경우는 膽實, 氣實이며, 木이 가장 왕성하면서 陰에 속하는 간지가 많은 경우는 肝實, 血實이라고 판단한다.

4. 병증

오행 중 어느 한 기운이 왕성하면 나머지 기운에 모두 영향을 미치게 되는데 특히 상극관계에 있는 두 기운이 크게 영향을 받게 된다.

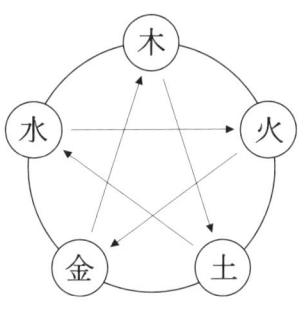

[그림 2] 五行生剋圖

예를 들어, 木이 가장 왕성하다면 木을 克하는 金과 木에 의해 克을 당하는 土가 억압을 받는 상태이므로 그에 해당하는 장부가 허해진다. 따라서 이 경우는 肝膽의 실증과 함께 肺大腸의 허증, 脾胃의 허증이 동시에 나타날 수 있다. 그런데, 또 한가지 짚고 넘어갈 것은 음양은 서로 번갈아 消長하므로 臟이 실하면 腑가 허하고 腑가 실하면 臟이 허하다고 본다. 따라서 선천적으로 膽이 실한 경우라면, 허한 곳은 金과 土에 해당하면서 陰에 속하는 肺와 脾가 된다.

증상은 대개 실한 장부와 허한 장부의 병증이 함께 나타난다. 물론 경우에 따라서는 실하거나 허한 장부 어느 한쪽의 증상만 나타날 수도 있다. 이는 나타나는 증상을 세밀히 관찰해서 종합적으로 판단해야 한다.

오장의 허실에 따라 호소하는 증상이 각기 다르므로 정확한 진찰을 거쳐 명리이론에 근거한 체질판단이 실제 증상과 얼마나 부합하는지 살펴볼 필요가 있다.

肝膽이 허하거나 실하면 해독능력이 떨어져 많이 피곤해하거나[藏血], 근육이나 생식기능의 문제[主筋], 눈의 구조적 문제[主目], 손톱의 병변, 결단력의 약화, 인체 측면부위의 병변 등이 흔히 발생한다. 心小腸의 경우는 혈액순환의 문제와 그로 인한 관절질환[主血脈], 정신질환, 땀의 실조, 언어장애[主舌], 가슴과 명치·겨드랑이 부위의 병변, 소장의 淸濁不分 등이 흔히 발생한다. 脾胃의 경우는 脾主運化하므로 식욕이나 음식물의 소화 흡수 전달 방면에 문제가 생기거나 입이나 입술 구강[主口脣]쪽의 질환이 생길 수 있고, 生血과 統血을 주관하므로 빈혈이나 출혈 등의 질환이 생길 수 있으며 水濕의 운화를 주관하므로 설사, 부종 등이 생길 수 있고 四肢를 주관하므로 권태, 사지무력 등이 생길 수 있다. 肺大腸의 경우는 기에 관한 문제[主氣], 해수·천식 등 호흡에 관련된 질환[主呼吸], 피부에 관한 문제[主皮毛], 목·기도·코 쪽의 문제, 항문 및 대장 쪽의 문제 등이 주로 생긴다. 腎膀胱의 경우는 遺精·滑精 등 정액과 관련된 문제, 뼈·골수·뇌수·치아의 문제[主骨], 前陰과 後陰의 문제, 난청·이명 등 귀와 관련된 문제, 하복부와 허리의 병변 등이 주로 생긴다.

5. 침치료법

針穴은 해당 장부의 五兪穴을 사용한다. 한 穴位만을 사용할 수도 있고, 또는 두 개, 세 개의 혈위를 사용할 수도 있는데 기본은 세 혈위를 사용하는 것이다. 그래서 이를 三針法이라고 명명한 것이다. 한 혈위를 쓰는 경우는 대개 가장 실한 장부의 기운을 瀉하는 것이다. 따라서 첫 번째 침은 대개 瀉하는 것이다. 나머지 두 혈위는 克과 侮를 당하여 허한 상태에 있는 두 장부의 기운을 보하는 것이다. 따라서 두 번째, 세 번째 침은 대개 補하는 것이다.

이는 오행상극이론을 따른 것으로 가장 실한 장부의 기운을 먼저 덜어내고 그 다음에 허한 장부의 기운을 보충하는 것이다.

예를 들면, 木氣가 가장 실한 경우는 肝膽의 기운이 가장 왕성하므로 간담을 瀉하고, 土氣와 金氣가 각각 克侮를 당하여 脾胃와 肺大腸의 기운이 허약하므로 脾胃와 肺大腸을 補한다.

6. 실례[16]

1) 이●자, 女, 500920-2○○○○○○(음력 50년 9월 20일 사시)

時	日	月	年	五行/陰陽
수/-	화/-	금/+	금/+	五行/陰陽
丁	戊	丙	庚	天干
巳	戌	戌	寅	地支
목/-	수/+	목/+	목/-	五行/陰陽

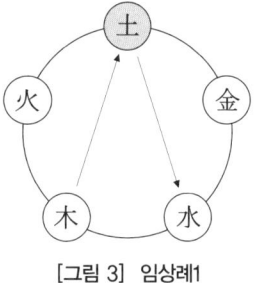

[그림 3] 임상례1

【내원일】 2006년 6월 13일

【主訴】 당뇨

3년 전부터 인슐린 48단위를 맞고 있음.

2달 전에 당뇨성 망막변성 수술을 받았음.

신장 기능이 약 30% 정도만 남아있다고 함(한약 복용을 거부).

매우 어지러움(1년반 전부터, 누워있으면 한참 후에 괜찮아지고 하루 종일 어지러움).

두통, 손저림, 좌측발바닥에 뭔가 붙은 것 같은 느낌.

---

16) 본 임상자료는 경기도 남양주시 소재 ○○○한의원의 마해진 원장이 제공한 것임.

소변이 좀 힘들 때 있음, 많이 붓는다.(오후에는 좀 빠짐, 얼굴, 다리)

左脈緩滑/右脈緩滑(寸澁), 좌측 脇痛 심함

【명리변증】

土의 기운이 가장 왕성하고, 음에 비해 양이 세다. 따라서 胃가 실한 체질이다. 당뇨환자의 경우 胃가 실한 사람이 많다.

【치료】

土가 實하고 氣가 實하므로 상대적으로 木과 水가 虛하고 血이 虛하다. 따라서 침은 胃氣를 瀉하고 肝氣와 腎氣을 補해야 한다. 이 원칙에 따라 胃經의 土穴인 足三里를 瀉하고 肝經의 原穴인 太衝[17]과 腎經의 水穴인 陰谷을 補했다.

【경과】

2006.06.13 足三里-, 陰谷 太衝+

2006.06.23 어지러움 호전됨. 머리가 가볍다.

2006.07.04 脇痛 호전됨. 아직도 밥을 많이 먹으면 아픈 듯한 느낌은 있다.

2006.07.11 소변이 잘 나오는 느낌이 있음. 붓기가 덜하다.

2) 이●희, 女, 560221-2○○○○○○(양력 56년 2월 21일 묘시)

時	日	月	年	
木/-	土/+	金/+	火/+	五行/陰陽
乙	戊	庚	丙	天干
卯	午	寅	申	地支
木/-	火/+	木/+	金/-	五行/陰陽

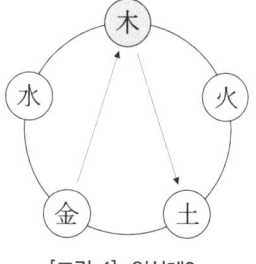

[그림 4] 임상례2

---

17) 肝經의 木穴인 大敦을 쓰는 것이 원칙이나, 肝經과 大腸經의 경우는 原穴인 太衝이나 合谷을 대신 사용하기도 한다.

【內원일】 2006년 3월 29일

【主訴】 요통

2년 반 전 요통 시작, 1년 반 후 할머님 치매 간호.

진단결과 3~4번 요추문제 발견.

2년 동안 자○한방병원에서 치료.

左脈緩滑/右脈緩滑(滑脈이 매우 뚜렷함).

右脇下壓痛拒按甚 (간혹 心下痛徹背), 心下痞滿.

【명리변증】

木의 기운이 가장 왕성하고 음보다 양이 많다. 따라서 膽이 實한 체질이다.

【치료】

木이 실하고 氣가 실하므로 상대적으로 土와 金이 허하고 혈이 허하다. 따라서 침은 膽經을 瀉하고 脾經과 肺經을 補해야 한다. 이 원칙에 따라 膽經의 木穴인 足臨泣을 사하고 脾經의 土穴인 太白과 肺經의 金穴인 經渠를 보했다.

【경과】

2006.03.29 임읍-, 태백 경거+ 자침 후 脇下痛 절반 이상 감소. 깊게 누르면 조금 아프다.

2006.03.31 협하통 거의 없어짐

2006.04.02 요통 많이 좋아짐. 아직 앉아있으면 통증이 있다.

2006.04.20 많이 호전. 감정의 변화에 따라 통증의 증감이 심하다.

2006.05.15 평소 요통은 거의 느끼지 않음. 약 2시간 정도 앉아있으면 허리가 아프다.

3) 양●●, 女, 830712-2○○○○○○(음력 83년 7월 12일 오시)

時	日	月	年	年
水/+	金/+	金/+	水/-	五行/陰陽
壬	庚	庚	癸	天干
午	辰	申	亥	地支
火/-	土/+	金/-	水/+	五行/陰陽

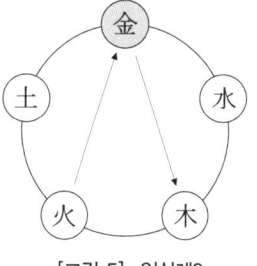

[그림 5] 임상례3

【내원일】 2006년 6월 23일

【主訴】 피부질환

이마부위, 관골부위에 검붉은 여드름이 생김.

장무력증 진단. 혼자 힘으로 대변을 보기가 힘들다.

脈滑, 좌맥이 우맥에 비해 상당히 약한 편.

心下痞硬, 兩脇下痛. 우측 천추 통증. 우측 소복부 압통 심.

【명리변증】

金의 기운이 가장 왕성하고 양이 음보다 많다. 따라서 大腸이 實한 체질이다.

【치료】

金이 실하고 氣가 실하므로 상대적으로 木과 火가 허하고 혈이 허하다. 따라서 침은 大腸經을 瀉하고 肝經과 心經을 補해야 한다. 이 원칙에 따라 大腸經의 金穴인 商陽을 사하고 肝經의 原穴인 太衝(木穴인 大敦을 대신해서)과 心經의 火穴인 少府를 보했다.

【경과】

2006.06.24 아침에 혼자 힘으로 변을 봤음. 몸이 매우 가볍다.

2006.07.24 전반적인 몸 상태가 좋아졌음. 몸이 편하다.

2006.08.29 피부 증상 개선. 여드름의 크기가 작아졌고 숫자도 좀 줄었다.

7. 醫易三鍼法의 의의

의역삼침법은 두 가지 방면에서 그 의학적 가치가 있다. 첫째, 새로운 형태의 오행침법으로서 오행이론의 응용폭을 넓히고 鍼法의 다양성을 보여주고 있다. 현재 五行生克理論을 활용한 대표적인 鍼法으로 舍巖鍼法, 和鍼法 등이 있다. 세 가지가 모두 오행이론을 응용한 것이기는 하지만 구체적 내용은 서로 다르다. 사암침법은 『難經·69難』의 "虛者補其母, 實者瀉其子"[18]를 원칙으로 하기 때문에 自經의 自穴(예: 木經의 木穴, 火經의 火穴, 土經의 土穴 등)을 사용하는 경우는 원칙적으로 없다. 그러나 삼침법은 自經의 自穴을 직접 자침한다. 또 사암침법에서는 自經에서 두 穴位를 사용하는데 補瀉가 서로 상충한다. 즉 한 경락에서 동시에 補瀉를 시행하는 모순이 있다. 또 사암침법에서는 상생과 상극을 모두 활용하지만, 삼침법에서는 주로 相克을 활용한다. 和鍼法은 사암침법에 비해 삼침법과 좀더 비슷하다. 즉 木이 實하면 金이 허해지고 火가 실하면 水가 허해진다거나, 腑가 實하면 臟이 虛하고 臟이 實하면 腑가 虛하다고 본 것은 둘의 공통점이다. 단, 삼침법이 허하거나 실한 장부를 직접 보사하는 데 비해, 和鍼法에서는 그 장부가 허하고 실한 것은 그 이전에 근본적인 원인이 있다고 보아, 그 원인이 되는 장부를 먼저 다스리고 그 다음에 해당 장부를 다스린다. 예를 들어, 木實金虛한 것은 水虛火實이 근원이라는 것이다. 그래서 일차로 補水瀉火하고 그 다음으로 補金瀉木한다.[19] 이는 『難經·75難』의 "瀉南補北"說[20]을 근거로 한 것이다.

이처럼 한 가지 이론을 응용하면서도 구체적인 실행에 있어서는 다양한 형태로 나타나고 있다. 그만큼 오행이론의 응용폭이 넓다는 것을 알 수 있다. 다만, 여기서 문제가 되는 것은 동일한 병증에 대해 각각의 침법에 따라 사용하는 혈위가 달라지는 모순을 설명해야 한다. 아마도 이 문제는 각 침법

---

18) 凌耀星 主編. 難經校注. 北京. 人民衛生出版社. 1991, p. 120.
19) 감철우, 박동일. 五行和鍼法에 대한 연구(臟方을 중심으로), 동의생리병리학회지 2005, 19(2), 363~369.
20) 凌耀星 主編. p. 128.

에 대한 심도있는 비교 연구가 진행되면서 차차 해결되리라 여겨진다.

두 번째 의의는 체질과 병증을 판단하는 데 있어 명리이론을 응용함으로서 명리체질변증이라는 새로운 변증방법을 제시하였다는 점이다. 三鍼法은 명리이론을 응용하여 臟腑와 氣血의 선천적인 허실을 파악하고 이를 진단과 치료의 근거로 삼는다. 결국 이 과정은 하나의 독립적인 변증시치과정이다. 이외에도 삼침법을 시행함으로써 장부변증, 팔강변증, 육경변증 등 기존의 변증방법을 통해 얻어진 결과의 정확성을 확인해 볼 수도 있다. 이런 점에서 기존의 여러 변증방법을 보완할 수 있는 새로운 변증방법으로 명리이론을 활용할 수 있는 가능성은 충분하다.

III. 결론

지금까지 醫易三鍼法의 개요를 살펴보았다. 본 논문을 쓴 의도는 크게 두 가지이다. 하나는 새로운 형태의 오행침법을 소개함으로써 오행이론이 실제 임상에서 다양하게 활용될 수 있음을 밝히고, 나아가 또 다른 형태의 새로운 오행침법이 개발될 수 있음을 밝히고자 함이다. 다른 하나는, 명리학과 한의학의 연관성을 살펴보고 이를 토대로 소위 명리체질변증이라는 새로운 변증가설을 제기하고자 함이다. 명리변증을 통해 기존의 변증법으로 다 알 수 없었던 부분, 특히 선천적인 소인, 내면의 심리적인 소인 등에 대해 다양한 정보를 얻을 수 있을 것이다.

아직까지는 여러 가지로 부족한 점이 많다. 가장 문제가 되는 것은 명리변증의 정확도가 아직까지 학문적으로 충분히 입증되지 못했다는 점일 것이다. 이에 대해서는 앞으로 많은 연구가 필요할 것으로 사료된다.

IV. 참고문헌

1. 왕리핑 지음, 금선학회 편역. 靈寶畢法. 서울, 여강출판사, 2009.
2. 沈志剛, 劉亞丕 編著. 行大道. 北京, 中國世界語出版社, 1995.
3. 丁彰炫. 黃帝內經의 思惟體系와 그 特徵. 대한한의학원전학회지, 2004, 17(4).
4. 陸致極. 八字與中國智慧. 臺北, 益群書店, 1998.
5. 任鐵樵 增注, 袁樹珊 撰輯. 滴天髓闡微. 臺北. 武陵出版有限公司, 2003.
6. 凌耀星 主編. 難經校注. 北京. 人民衛生出版社, 1991.
7. 감철우, 박동일. 五行和鍼法에 대한 연구(臟 方을 중심으로), 동의생리병리학회지 2005. 19(2).

醫易三針法

지은이	羅祥熏
펴낸이	李甲燮

1판 1쇄 인쇄 ──── 2008년 6월 10일
1판 1쇄 발행 ──── 2008년 6월 15일

발행처 ──── 杏林書院
          주소 서울 종로구 종로5가 231-32
          전화 02-2279-1980, 1981
          팩스 02-2275-8750
          홈페이지 www.haenglim.com
출판등록 ──── 1995년 6월 13일(제300-1995-87호)

ⓒ 나상훈 2008

ISBN 978-89-954501-4-7 93510

* 이 책은 저작권법에 따라 보호받는 저작물이므로 무단전재와 무단복제를 금합니다.
* 이 책의 전부 또는 일부를 이용하려면 반드시 저자와 출판사의 허락을 받아야 합니다.
* 잘못된 책은 구입하신 서점에서 바꾸어드립니다.